식욕의 과학

우리 몸을 지배하는 식욕에 대한 모든 것

식욕의 과학

앤드루 젠킨슨 지음 | 제효영 옮김

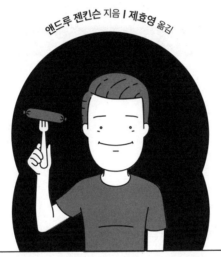

 WHY WE EAT 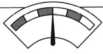 TOO MUCH

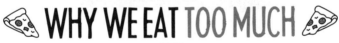

현암사

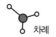
차례

3부 | 현실적인 프로젝트 |

건강한 삶을 위해

비만은 정말
의지의 문제인가

∶

K클리닉은 위 제거술 상담을 한다.

유니버시티 칼리지 런던 병원UCLH 건물 1층의 한쪽 면 전체를 차지한 이 클리닉에는 바닥부터 천장까지 탁 트인 창문이 있고 그 너머로 런던 풍경이 보인다. 유스턴 로드를 달리는 빨간 버스와 검은색 택시들을 바라보다가, 병원 현관에 들어서는 환자 한 명을 발견했던 기억이 떠오른다. 폭풍에 마구 흔들리는 우산으로 커다란 몸을 가리려고 애를 쓰는 모습, 진료실에 최대한 덜 젖은 상태로 들어오려는 노력이 느껴져 안타까운 마음이 들었다.

몇 분 뒤에 진료실로 들어온 그의 얼굴에는 두려움과 절망이 짙게 드리워져 있었다. 그는 마침내 항복을 선언하고 백기를 든 상태였다. 체중과의 싸움에서 무릎을 꿇었고, 내게 위의 대부분을 제거해달라고 했다. 그리고는 큼직한 진료실 의자에 풀썩 앉아 지난 수년간의 식생활이 모두 실패로 끝났다고 눈물을 흘리며 이야기했다.

나는 그 이야기에 귀 기울였고 또 무언가를 배웠다.

이 책은 그날 만났던 환자와 아주 비슷한 경험을 가진 여러 사람들을 만나면서 탄생한 결과물이다. 모두 오랫동안 체중 때문에 힘들어했던 평범한 사람들, 나를 찾아와 치료를 부탁했던 사람들이다.

환자들은 내게 이 책을 써보라고 독려했다. 오랜 세월 그들이 해준 이야기는 내가 기존에 알고 있던 비만과 달랐다. 과학자, 의사, 식이요법 전문가들이 말하는 비만에 대처하는 법과 내가 만난 환자들이 실제로 겪는 일 사이에는 틈이 있었고, 나는 그 틈을 메우고 싶었다. 전문가의 이야기와 환자의 경험이 일치하지 않는다면 어느 한쪽이 틀렸다는 의미니까.

과학자들은 식단을 조절하고 운동을 하면 체중이 줄어든다고 말한다. 체중 감량이 그렇게 간단한 일이라면, 개개인의 행복과 자신감, 건강, 경제적 측면에까지 득이 되는 이 일을 왜 많은 사람들이 이루지 못할까? 나는 5년 넘게 의문을 떨치지 못했다. 어째서 아주 간단해 보이는 일이 실제로는 굉장히 어려운 일이 되는 것일까? 왜 사람들은 식욕을 억제하지 못할까? 식단을 조절해서 체중을 줄이는 일이 대체 얼마나 어렵기에 위 절제술이나 위 우회술과 같은 극단적인 방법을 쓰려고 할까?

UCLH에는 내 동료인 레이철 배터햄Rachel Batterham 교수가 운영하는 훌륭한 인체 대사 연구부서가 있다. 나는 배터햄 교수가 최근에 일궈낸 연구 덕분에 유리한 고지에서 시작할 수 있었다. 그로써 우리가 느끼는 식욕이 위와 장에서 분비되는 강력한 호르몬의 영향을 받고, 그로 인해 먹는 음식과 먹는 양이 크게 좌우되며 식욕은 의식적으로 조절되기보다는 새롭게 발견된 호르몬의 지배를 받는다는 사실을 알게 됐다.

식욕에 관한 연구는 인체 대사에 관한 관심으로 이어졌다. 몸에서 연소하는 에너지의 양은 어떻게 조절될까? 여기에는 더 많은 호르몬이 관여하는 것 같았다. 희한한 사실도 알게 됐는데, 인체 대사를 밝힌 획기적인 연구 결과들이 대부분 주류 의학계의 관심을 받지 못했다는 사실이었다. 어떻게 된 일일까?

식욕과 대사가 호르몬의 강력한 영향으로 조절된다면, 내가 만난 환자들이 겪은 것처럼 의지력으로 간단히 체중을 감량하기란 어려운 일이다. 음식을 먹고 휴식을 취하는 행동은 호르몬의 자극으로 촉발되며 이 자극은 주로 환경 변화에 영향을 받아 시작되는 것으로 보인다.

이 책은 인체 대사와 식욕에 관해 새롭게 밝혀진 과학적 사실을 전하고 이 지식이 지난 수년 동안 사람들이 살을 빼기 위해 시도해온 노력과 어떤 관련이 있는지 설명한다. 지금까지 우리가 접해온 비만에 관한 정보는 특정 기득권 집단에서 나온 것이며 대부분 헛소문이라는 사실도 설명할 예정이다. 구체적으로는 다음과 같은 의문을 제기하고 답을 찾아본다.

- 의학 전문가와 영양 전문가들이 제시하는 방법을 잘 지켜

도 살이 잘 빠지지 않는 이유는 무엇일까?
- 건강한 식생활 지침 중에는 생산성이 떨어지고 오히려 살이 찌도록 하는 정보도 있다. 어떤 정보일까?
- 2.5킬로그램만 빼고 싶은 사람부터 30킬로그램 넘게 감량하고 싶은 사람까지, 이들이 모두 건강하게 살 수 있는 가장 효과적인 방법은 무엇일까?
- 초고도비만인 사람들 중 상당수가 아무리 열심히 노력해도 덫에 걸린 것처럼 현재 상태에서 빠져나갈 수 없다고 느낀다. 왜 그럴까?

이 책을 읽고 나면 지금까지 의학계 전문가들의 입에서 나온 체중 감량법이 어째서 어떤 사람에게는 그 긴 세월 동안 효과가 없었는지 충분히 이해하게 될 것이다. 그보다 중요한 것은 이 책이 전하는 내용을 통해 더 건강하고 행복해지는 것이다. 마지막 책장을 덮었을 때 설명이 충분했을 뿐 아니라 마침내 해결 방법을 알게 됐다고 안도하길 바란다. 읽어나가는 데 방해가 되지 않도록 의학 용어를 과도하게 사용하지 않았고 꼭 필요한 경우에는 설명을 덧붙였다. 누구나 쉽게 이해할 수 있게, 때로는 편안하게 들을 수 있도록 내 생각을 이야기했다.

그 전에 먼저 배경지식이 좀 필요하다. 나는 UCLH에서 일하는 외과의사다. 식단 조절로 체중을 줄일 수 없어 막다른 길에 다다른 사람들을 치료한다. 이들은 체중 감량에 실패했고 체중을 줄이더라

비만은 정말 의지의 문제인가

도 곧 다시 늘어난다는 사실을 스스로 받아들였다. 극단적인 조치를 취하지 않으면 겹겹이 쌓인 지방 속에 꼼짝없이 갇혀 시간이 갈수록 병들고, 더 무거운 좌절과 불행을 느끼며 평생을 살게 되리라는 사실을 잘 안다. 지난 15년 동안 나는 이런 상황에 놓인 사람들을 2,000명 넘게 만나서 이야기를 나누었다.

환자들은 해결책으로 수술을 원한다. 체지방을 없애는 지방흡입술 수준이 아니라 위와 장에 변화를 줘서 체중을 좀 더 쉽게 줄일 수 있는 비만대사 수술을 원한다. 언론을 통해 이러한 수술에 관해 들어본 독자도 있을 것이다. 잘 알려진 비만대사 수술로는 위 밴드 수술이 있다. 위 윗부분에 크기 조절이 가능한 비닐 소재의 밴드를 끼우면 아주 조금만 먹어도 배가 불러서 또는 속이 불편해서 음식을 빨리 먹을 수 없게 된다. 최근에는 위 밴드 수술보다 다른 두 가지 수술법이 더 유명해졌다. 하나는 음식물이 위를 통과하지 않고 우회하도록 하는 수술이고, 다른 하나는 위의 4분의 3을 완전히 제거한 후 남은 부분을 좁은 관 형태로 만드는 수술이다. 두 번째 수술은 위 소매 절제술로 불린다(6장에서 다시 설명한다).

2004년 내가 처음으로 집도한 체중 감량 수술은 복강경을 이용한 위 우회술이었다. 키홀key hole(열쇠 구멍) 수술로도 불리는 이 방법은 상당히 까다롭다. 충분히 훈련을 했는데도 막상 수술 당일 아침이 오고 환자 얼굴을 보니 마음이 불안했다. 그날 수술을 받기로 한 잭이라는 환자는 정통파 유대교도 청년이었다. 체중이 210킬로그램으로 상당히 많이 나가 꽤 위험한 수술이었다.

수술은 무사히 끝났다. 총 2시간 30분이 걸렸지만 사실 그렇게 길게 느껴지지 않았다. 수술할 때는 집중력을 엄청나게 쏟게 되고 그러다 보면 마치 다른 세상에 온 것 같다. 일단 수술이 시작되면 짊어져야 할 책임 때문에 불안한 마음도 거의 사라진다. 문제가 생겨도 대부분 처리할 수 있다는 사실을 잘 알기 때문이다. 수술은 익숙해지고 나면 거의 명상에 가까워져 아주 편안하게 해낼 수 있다.

잭은 회복 속도가 굉장히 빨랐다. 키홀 수술이라는 이름답게 작은 자국 외에는 복부에 크게 칼을 댄 흔적도 없었고 수술 후 통증도 아주 적었다. 잭은 수술 후 얼마 지나지 않아 아무런 이상 없이 기쁜 마음으로 퇴원했다.

동료 의사 중에는 비만대사 수술이 불필요하게 신체를 훼손한다고 생각하는 사람이 많다. "환자가 식단을 조절해서 살을 빼고 의지를 좀 더 굳건히 다지면 되잖아?" 그렇게 생각하고 실제로도 이런 말을 한다. 의사들만 그런 것이 아니다. 수많은 정치인, 기자, 전문가들도 이런 수술이 정말로 필요할 리 만무하며 계속 시행되도록 두어서는 안 된다고 주장한다. 하지만 나는 그들이 틀렸다고 생각한다. 이 책을 쓴 것도 비만의 원인인 식욕과 그에 대한 정보가 근본적으로 잘못됐다는 사실을 알리기 위해서다. 과체중이 되어 가거나 체중으로 문제를 겪는 모든 사람들이 날이 갈수록 더 큰 절망에 빠지는 원인은 수많은 전문가와 조언자들이 이처럼 잘못된 생각에 빠져 있기 때문이다. 우리 사회가 이 문제를 제대로 이해하게 된다면 언젠가 내 직업은 사라질 것이다. 체중 감량을 돕는 외과의사가 더

비만은 정말 의지의 문제인가

이상 필요하지 않은 날이 올 것이다.

2004년 첫 번째 수술을 성공적으로 마친 후 나는 위 우회술, 위 밴드, 위 소매 절제술 등으로 비만대사 수술의 범위를 넓혀갔다. 수술을 점점 능숙하게 해낼수록 내가 처음 컨설턴트로 근무했던 호머튼 대학병원은 런던에서 가장 많은 환자들로 북적이는 비만 치료 외과 병원으로 성장했다. 경험이 쌓이자 1시간 이내로 수술을 마칠 수 있었다. 환자 대다수가 병원에 딱 하루 입원했고 일주일만 쉬면 직장에 복귀할 수 있었다.

그렇게 수개월, 수년이 지나고 외래 환자 클리닉에는 비만 정도가 다양한 환자들이 점점 더 많이 몰려왔다. 나는 환자 수백 명에게서 현재 상태에 관한 견해와 그동안 겪은 일들을 직접 들었다. 그러다 문득 깨달았다. 모두가 똑같은 이야기를 하고 있다는 것을. 물론 환자들끼리 공모한 것은 아닐 터였다. 환자들은 진료실 안에서 누가 무슨 말을 하는지 알 턱이 없었다. 환자들의 생각과 경험은 의사, 식이요법 전문가 그리고 다른 의료 보건 전문가들이 말하는 전형적인 이야기와 달랐다. 그래서 나는 환자들이 직접 들려주는 이야기에 귀를 기울이고 생각하기 시작했다.

왕립 런던 병원에서 함께 일했던 외과의사 데이비드 매클린David Maclean의 가르침이 떠올랐다. 매클린은 늘 말끔한 차림을 하고 은퇴할 나이가 한참 지난 예순여덟에도 현장에서 계속 일을 했었다. 병원에서 그를 대체할 적임자를 찾지 못해서였다. 매클린은 내 눈을 바라보면서 이런 말을 했었다. "환자들이 하는 말은 늘 '자세히' 들어야 하네." 나는 그 조언을 기억하며 귀를 기울였다. 환자들은 다음과 같은 말을 수도 없이 반복해서 전했다.

- "살을 뺄 수가 없어요, 선생님. 그렇다고 완전히 포기할 수도 없고요."
- "제 생각에 저는 한집에 사는 다른 식구들보다 신진대사가 느린 것 같습니다."
- "이렇게 살이 찐 건 유전적인 이유 같아요."

또는,

- "다이어트를 해도 소용이 없어요. 전부 다 시도해봤지만 결국엔 다이어트를 시작할 때보다 몸무게가 더 늘어나버려요."
- "크림이 잔뜩 들어간 케이크를 먹지 않고는 못 배깁니다. 그러니 살이 찌고 말죠!"
- "허기를 어떻게 할 수가 없어요. 안 먹으면 온몸에 힘이 다 빠지거든요."

처음 일을 시작했던 시절 내가 아는 비만에 관한 지식이라곤 의과대학에서 배운 한정된 내용이 전부였다. 곧 수술로 능숙하게 비만을 치료할 줄 아는 의사가 되었지만, 비만 환자를 대하는 다른 수

많은 의사들과 마찬가지로 나 역시 공감 능력이 부족했다. 환자들이 무슨 일을 겪고 있는지 '제대로' 알지 못했다. 음식으로 유입되는 에너지가 운동으로 연소되는 에너지보다 크면, 남는 에너지는 몸에 지방으로 저장된다는 단순한 에너지 균형의 원리만 알 뿐이었다. 그래서 체중 감량도 아주 단순한 일이라고 생각했다. 그냥 덜 먹고 더 많이 운동하면 되는 일 아닌가. 의학계가 이해하는 체중 감량이 바로 이런 식이다. 하지만 내가 만난 환자들에게는 그렇게 단순한 일이 아니었다.

비만 환자들을 치료한 처음 몇 년 동안 나는 수술 후 환자들이 겪는 변화를 보고 놀랐다. 한 사람의 인생이 그야말로 완전히 바뀌었다. 평생을 붙들고 싸운 비만이라는 병이 사라지자 예전의 자신으로, 비만에 시달리기 전으로 되돌아간 것 같다고 이야기하는 사람이 많았다. 다이어트를 거듭하는 만큼 반복되던 절망과 오랜 세월 자신을 괴롭히던 문제가 해결되자 그들은 마침내 비만이라는 덫에서 풀려났다.

수술을 받은 환자마다 자신이 아예 다른 사람이 되었다고 이야기했다. 나는 정말로 그런지 궁금해졌다. 지금까지 우리 의사들이 비만에 관해 가져온 전형적인 견해와 생각이 틀린 건 아닐까? 비만은 환자 스스로 막을 수 없는 병은 아닐까? 다시 말해서 비만은 개개인이 선택한 생활방식의 결과를 넘어선 하나의 질병으로 봐야 하지 않을까? 나는 이 의문을 해결하고 싶었다.

기자와 의사들, 정책 수립자, 일반 시민, 정치인들은 내게 찾아온 환자들에게 손가락질하며 말한다. "이건 당신 문제요. 당신이 자초한 일이고, 의지가 충분했다면 해결할 수 있었을 거요." 하지만 환자들의 말은 달랐다. "뭐든 할 수 있어요. 하지만 무언가에 붙들려버린 것 같습니다." 나는 진실을 찾고 진실이 뿌리내리도록 하고 싶었다. 만약 환자들의 말이 옳고 의학계가 틀렸다면?

나는 책을 펴고 인체 대사와 체중 조절, 식욕에 관한 모든 것을 처음부터 다시 공부하고 조사했다. 수년 동안 비만 환자들과 이야기를 나누고 이들을 치료하면서 내가 보고 들은 것들에 관한 설명을 의학계 연구 논문에서 찾고 싶었다. 인체 대사를 더 깊게 공부했다. 비만의 유전적, 후생적 특성을 연구했고 인류학, 지리, 경제가 식생활에 끼치는 영향, 과학자와 로비스트가 우리 일상에 끼치는 영향도 조사했다.

이 모든 연구를 끝낸 후 답을 찾았다. 왜 비만에서 벗어날 수 없었는지 내가 찾아낸 답을 설명하자, 환자들은 자신의 경험과 정확히 일치한다고 수긍했다. 식욕은 의식적으로 조절되지 않으며 따라서 그런 생각으로는 살을 뺄 수 없다. 몸이 가벼워지려면 몸에서 일상적으로 발생하는 신호를 바꿔야 한다. 이것이 이 책의 기본 토대다.

체중 조절에 관심이 있지만 다이어트에는 질린 모든 분들이 꼭 이 책을 읽어보기를 희망한다. 비만과 우리 몸에 관해 제대로 알고 싶은 사람, 식욕에서 벗어나려고 갖은 애를 쓰지만 해결하지 못하는 친구나 가족을 둔 모든 사람이 읽어봤으면 좋겠다. 그리고 정치인, 기자, 감히 말하건대 의사까지, 사회에 영향력을 가진 사람들이 이

　　　　　　　　비만은 정말 의지의 문제인가

책을 읽었으면 한다. 비만에 관한 인식이 바뀔 것이고, 그 변화는 미래 세대가 같은 고통을 겪지 않도록 막는 데 도움이 될 것이다.

몸은 체중을
어떻게 조절할까

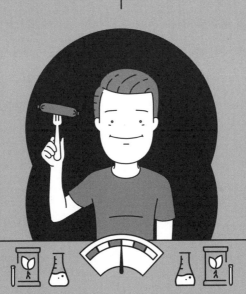

01 대사학의 두 가지 법칙
덜 먹고 더 움직이면 빠질까

•

인간이 말하고, 글을 쓰고, 사랑할 때 쓰는 초당 에너지의 양은 빛을 내고 뜨거워지는 기구일 뿐인 전구와 동일하다. 이 놀라운 사실은 인간의 가치를 깎아내리는 것이 아니라 인체가 얼마나 효율적인지 보여준다. 더욱이 인체가 아주 작은 것으로 너무나 많은 것을 할 수 있을 정도로 경탄스러울 만큼 복잡하다는 사실을 증명한다.

피터 M. 호프만Peter M. Hoffmann,

『톱니바퀴 인생: 분자 기계가 혼돈 속에서 명령을 추출하는 방법

Life's Ratchet: How Molecular Machines Extract Order from Chaos』

의과대학 1학년 수업 첫날이 지금도 또렷하게 기억난다. 풀을 먹여 빳빳해진 하얀 가운을 한 벌씩 나눠 받은 우리는 학교 로고가 새겨진 스웨터와 찢어진 청바지 위에 걸치고, 관리인의 안내를 받으며 눈이 시릴 정도로 조명이 쨍한 교실로 들어갔다. 내부는 대형 냉장고처럼 추웠고 한쪽 벽 전체에는 좁은 테이블이 일정한 간격으로 늘어져 있었다. 테이블마다 면 시트가 덮여 있어서 그 아래에 뭐가 있는지 알 수 없었다. 두 사람이 한 조가 되어 각 테이블에 배정됐고 키득대며 라텍스 장갑을 집었다. 1시간 뒤, 의대 첫 수업을 마치고 교실을 나선 열여덟 살 학생들의 얼굴을 당신이 직접 보았다면 수업을 들으러 갈 때와는 달라졌음을 알아챘을 것이다. 두 명은 부축을 받아 겨우 교실 밖으로 나왔고 의사의 길을 가려던 마음을 접었다. 나를 비롯한 나머지 학생들은 얼굴이 잿빛으로 변했다. 테이블마다 덮인 시트 아래에는 시체가 있었다. 피를 다 빼내고 머리카락을 전부 제거한 회색빛 몸에서는 부패를 막으려고 사용한 포르말린의 시큼하고 톡 쏘는 냄새가 진동했다. 우리의 첫 수업은 해부학이었다.

우리는 1년 동안 해부학 수업을 들으며 인체의 모든 기관을 해부하고 조사했다. 몸을 구성하는 각 부분이 건강을 유지하기 위해 어떻게 기능하는지 배웠다. 우리가 배운 기관계는 다음과 같았다.

- 심장학 - 심장이 기능하고 혈액이 순환하는 방식
- 호흡기학 - 폐가 혈액에 산소를 공급하는 방식

- 소화기학 - 음식을 소화하고 흡수하는 방식
- 비뇨기학 - 신장이 체액 균형을 유지하는 방식
- 내분비학 - 분비샘과 호르몬이 기능하는 방식

위와 같은 기관계는 인체 기능 전체를 이해하는 바탕이 되었고 이어 각 기관에 영향을 주는 질병을 공부하는 밑거름이 되었다. 의대 수업에서 우리는 미래에 의사가 되었을 때 접하게 될 모든 질병을 공부했다고 생각했다. 그러나 중요한 내용이 하나 빠져 있었다. 그때 배운 기관계 중 어디에서도 비만을 제대로 설명하지 않았다. 비만은 의사로 일하면서 만나게 될 환자 4분의 1과 관련 있는 당뇨, 혈압, 심장 문제를 전례 없이 가속화시킨 주범이었는데 말이다.

해부학 수업에서 날카로운 메스를 쥐고 시체를 해부할 때 우리는 맨 처음 피부와 지방을 제거했다. 인체에서 나온 이 몇 줌의 찐득한 부분은 모두 쓰레기통으로 들어갔고 나중에 소각됐다. 지방을 그렇게 떼어냄으로써 인체의 중요한 구성요소를 거부했다는 사실을 그때는 알지 못했다. 대사와 식욕을 조절하고 에너지를 조정해서 저장하고 보존하는 기관은 어디로 가버렸나? 폐와 심장, 신장을 해부하느라 분주하게 움직이는 동안 이 필수 기관은 폐기할 조직들을 모아 두는 통에 담겨 있었다. 그렇게 버려지고 경시됐다.

지금은 달라졌을까? 내가 가르치는 학생들에게 어떤 수업에서 비만을 배우는지 물어보니 아주 사소한 부분이 바뀐 것 외에는 1980년대 커리큘럼과 거의 같았다. 그러니 비만 전문가는 혼자 공부할 수밖에 없고 의과대학의 한정된 교육 범위에 여전히 의존하는 일반 의사와 의견이 다른 경우가 많다.

이 책에서 우리가 함께 공부할 가상의 의학수업에는 의대 커리큘럼에 반드시 포함되어야 하지만 안타깝게도 계속 경시되고 있는 과목을 포함시키려고 한다. 우선 새로운 의학 명칭을 써서 과목명부터 정해보자. 세포가 에너지를 다루는 과학적 과정인 '대사metabolism'의 앞부분과 '학문'을 뜻하는 접미사를 붙여서-logy '대사학metabology'이라 부르기로 하자.

- **대사학 - 식욕과 인체 대사, 지방의 저장 또는 손실에 관한 학문. 몸 내부로 유입되고 외부로 빠져나가는 에너지에 관한 학문**

대사학은 단순하다. 이 과목에 통달하기 위해 꼭 기억해야 하는 중요한 규칙은 단 두 가지다. 그중 하나는 이미 알고 있다. 음식으로 들어오는 에너지에서 운동으로 나가는 에너지를 뺀 양이 몸에 저장된다는 것이다. 이때 에너지는 주로 지방으로 저장된다. 다른 한 가지 규칙은 별로 많이 알려지지 않았는데, 음성 피드백이라는 과정을 통해 체내 환경이 건강하게 유지된다는 것이다. 인체는 음성 피드백을 통해 체중이 과도하게 빨리 줄어들거나 늘어나지 않도록 관리한다. 이 두 가지 규칙을 기억하면 비만과 비만의 원인, 치료 방법을 웬만한 사람보다 잘 알 수 있다. 대부분의 의사와 비교해도 비만에 관해서라면 월등히 더 많은 것을 이해할 수 있고 과거에 체중 조절로 고생한 적이 있다면 왜 그렇게 힘들었는지 훨씬 명확히 알게 될 것이다.

대사학의 두 가지 법칙을 본격적으로 논의하기 전에, 먼저 해부학 수업에서 쓰레기통으로 던져진 그 기관부터 살펴보자. 지방 또는 의학 용어로 지방 조직이라 불리는 이 기관은 사실 인체의 필수 요소이자 생명을 보존하는 곳이다. 지방은 인체의 살아 있는 부분에 속하지만 다른 기관과 구별되는 기능을 수행한다. 그 기능이란 바로 에너지 조절이다. 앞으로 살펴보겠지만 지방의 기능은 에너지 저장에 그치지 않는다. 에너지 사용량을 조절하는 곳도 지방이다.

효율적이고 영리한
지방 세포

지방은 지방 세포라는 개별 세포들로 구성된다. 지방 세포는 물개, 낙타부터 인간까지 모든 포유동물의 생존에 핵심 역할을 한다. 지방은 크게 세 가지 특징이 있다. 첫째, 근육이나 뼈에 비해 가벼워서 이동이 효율적이다. 둘째, 저온 환경에서 단열 기능을 발휘한다. 공기 중에 열에너지로 빠져나가는 양이 과도하게 늘어나지 않도록 방지하는 이 기능은 추운 기후에서 특히 빛을 발한다. 물개는 몸이 두툼한 지방에 꽁꽁 둘러싸인 덕분에 얼음처럼 차가운 바다에서도 헤엄칠 수 있지만, 기온이 40도로 펄펄 끓는 사막에서 낙타의 몸이 지방으로 둘러싸여 있다면 도움이 될 리가 없다. 그래서 낙타는 커다란 혹에 지방을 전부 따로 저장하고 몸의 나머지 부분은 편하게 호흡한다. 지방의 세 번째 특징은 에너지를 아주 많이 저장할 수 있다는 것이다. 한마디로 지방은 효율성이 높고 열손실을 막아주는 가벼운 에너지원이다.

각각의 지방 세포는 나중에 필요할 때를 대비해 에너지를 저장해 두는 독특한 기능이 있다. 저장된 에너지가 많을수록 세포는 부풀어 오르고 크기가 커진다. 살이 찌기 시작할 때는 지방 세포가 늘어나지 않는다. 세포 수는 그대로고 지방 세포마다 더 많은 에너지를 저장하면서 부풀어 올라 원래 크기보다 여섯 배까지 커진다. 그러다 세포 내부에 더 이상 에너지를 저장할 공간이 없으면 세포 수가 늘어난다. 지방 세포는 평균적으로 400억 개 정도이고 일부 사람의 경우 천억 개가 넘는다. 성형외과에서 비만의 단기 해결책으로 지방흡입술로 지방 세포를 제거하는데 그러면 몸이 사라진 세포를 채우려고 더 많은 세포를 만들어내는 안타까운 결과가 초래된다.

에너지 서상은 지방이 인체에서 수행하는 가장 중요한 기능이다. 굶주리고 먹을 것이 부족할 때 살아남기 위해서는 반드시 에너지를 비축해두어야 한다. 뇌가 제대로 기능하려면 혈액의 포도당 농도, 즉 혈당이 일정하게 유지되어야 한다. 음식을 바로바로 구할 수 없을 때 지방 세포는 즉시 부족한 에너지를 채운다. 사람을 포함한 포유동물의 상당수는 저장된 지방을 써야 할 만큼 실질적인 기근에 시달리지 않는다. 다른 지역으로 이동할 때, 서식지를 지키기 위해 싸울 때, 짝짓기 할 대상을 두고 싸울 때, 짝짓기, 임신, 모유 수유 중에는 필요한 에너지는 늘어나는데 음식으로 얻는 에너지는 줄어 들 수 있다. 이럴 때 저장해둔 에너지가 쓸모를 발휘한다. 자동차의 연료통처럼 에너지를 비축해둘 수 있는 지방은 생존을 위해 그리고 다음 세대를 낳고 키우기 위해 반드시 필요한 기관이다.

에너지를 많이 비축하면 진화에 훨씬 유리하다고 생각하는 사람 도 있을 것이다. 하지만 몸에 저장된 에너지가 늘어나면 사냥이나 굶주린 포식자로부터 재빨리 달아나는 것과 같은 일반적인 생존 활 동에 제약이 생긴다. 따라서 지방 저장고의 크기를 조절할 수 있는 메커니즘이 필요하다. 우리의 지방은 굉장히 영리하고 효율적이며 자가 조절이 가능하다.

대사학의 첫 번째 규칙:
에너지 이용과 저장

기억해야 할 대사학의 첫 번째 규칙은 의과대학 커 리큘럼에도 나온다. 대부분의 사람들이 비만을 이 규칙으로 정의할 수 있다고 생각한다. 에너지의 이용과 저장 방식을 간단하면서도 정확하게 설명하기 때문이다. 그러나 체중을 조절하느라 고생하는 사람들을 향한 뿌리 깊은 편견이 시작된 것도 바로 이 규칙 때문이다. '열역학 제1법칙'이라는 멋진 이름이 붙여진 이 규칙은 바위, 식물, 동물 등 모든 물체에 저장된 에너지의 양을 계산할 때 활용된다. 기본 전제는 다음과 같다. '물체에 저장된 에너지의 양은 유입된 에너지에서 방출된 에너지를 뺀 양이다.'

사람을 상자로 생각하면 간단히 이해할 수 있다. 상자 안으로 음식을 통해 화학 에너지가 들어온다. 이 화학 에너지는 열과 운동, 생각으로 전환되며 남으면 저장된다.

(들어온 에너지) - (나간 에너지) = 저장되는 에너지

사람의 경우 '들어온 에너지'는 먹은 음식이다. 음식은 단백질과 지방, 탄수화물로 이루어진다. '나간 에너지'도 똑같이 중요하지만 여기에는 종종 오해가 있다. 사람들은 깨어 있는 동안의 활동량에 따라 또는 헬스장에 다녀왔느냐에 따라 하루에 쓰는 에너지의 양이 크게 좌우된다고 생각하지만 그렇지 않다. 에너지 소비는 대부분 몸을 움직이는 것과 무관하다. 하루 종일 내내 침대에 가만히 누워만 있어도 평소에 쓰는 에너지의 70퍼센트가 소비된다. 숨을 쉬고 심장이 뛰고 체온을 유지하고 인체 세포에서 이루어지는 모든 화학 반응을 하는 데 그만큼의 에너지가 소모되는 것이다. 이처럼 무의식적인 기능으로 소비되는 에너지의 양을 '기초대사율'이라고 한다. 매일 쓰는 에너지의 3분의 2 이상이 의식으로 조절되지 않는다는 사실은 인체 대사를 이해할 때 중요한 부분이다. 이는 체중이 조절되는 방식과 비만의 원인과도 관련이 있다.

몸은 체중을 어떻게 조절할까

그럼 평상시에 소비되는 에너지 중 나머지 30퍼센트는 어디에 쓰일까? 크게 두 부분으로 나뉜다.

1. 수동적 에너지 소비 - 일상생활에서 사용하는 에너지. 일터까지 걷기, 청소하기, 사무실 안에서 움직이기, 취미생활 하기 등이 포함된다. 헬스장에 다니지 않지만 육체노동을 하는 사람은 나머지 30퍼센트가 대부분 이런 활동으로 소비된다.

2. 능동적 에너지 소비 - 운동할 때 소비하는 에너지. 헬스장에 다니거나 조깅을 하는 경우도 있고 집을 직접 짓는 영국인, 릭쇼(자전거를 개조한 인도식 택시-역주)를 모는 인도인, 사냥을 다니는 아프리카 사바나 사람들처럼 운동이 일상생활의 한 부분인 경우도 있다. 도시에 살고 주로 앉아서 생활하는 사람들에게 능동적인 에너지 소비는 버스를 놓칠까 봐 잠깐 달리거나 계단을 몇 층 걸어서 올라가는 정도에 그친다. 이 에너지는 하루에 소비되는 총 에너지의 2퍼센트 내지 3퍼센트에 그친다.

위의 공식에서 '저장되는 에너지'는 훨씬 간단하다. 들어온 에너지에서 나간 에너지를 빼고 남은 에너지는 먼저 당의 형태로 간에 저장되고 그 다음 지방으로 지방 세포에 저장된다. 간에는 이틀 정

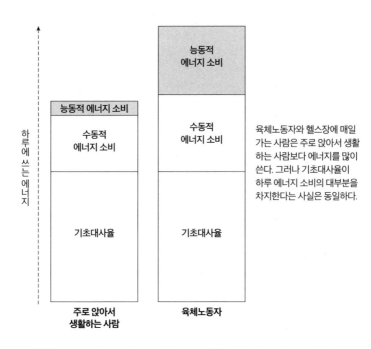

세로축: 하루에 쓰는 에너지

주로 앉아서 생활하는 사람
- 능동적 에너지 소비
- 수동적 에너지 소비
- 기초대사율

육체노동자
- 능동적 에너지 소비
- 수동적 에너지 소비
- 기초대사율

육체노동자와 헬스장에 매일 가는 사람은 주로 앉아서 생활하는 사람보다 에너지를 많이 쓴다. 그러나 기초대사율이 하루 에너지 소비의 대부분을 차지한다는 사실은 동일하다.

그림 1.1 신체 활동이 많은 사람과 주로 앉아서 생활하는 사람의 하루 에너지 소비

빠진 건 지방이 아니라 물

당으로 얻은 에너지가 간에 저장되려면 물이 있어야 한다. 물은 지방보다 훨씬 무겁기 때문에 간은 상당히 무거운 에너지원이다. 섭취 열량을 크게 줄이면 가장 먼저 간에 저장된 에너지부터 사용된다. 간에 있던 당이 다 소진되고 나면 물도 배출되므로 며칠 사이에 체중이 많이 빠진 것처럼 보인다. 하지만 줄어든 체중은 대부분 물이지 지방이 아니다. 대부분 다이어트법의 핵심 전략이 바로 이것이다. 사람들은 체중이 줄어드니 효과가 있다고 생각하지만, 대부분 체액이므로 체중 감량 효과는 금방 끝난다.

몸은 체중을 어떻게 조절할까

도 사용할 수 있는 양만 저장된다. 대체로 그 정도가 최대 용량이므로 남는 에너지는 사실상 거의 다 지방으로 저장된다고 볼 수 있다. 지방에는 약 30일간 음식을 먹지 않아도 생존할 수 있는 에너지가 저장된다. 이 특징은 대사학의 두 번째 규칙이자 비만을 설명할 때 거의 간과되는 사실과도 연결된다.

대사학의 두 번째 규칙: 음성 피드백 시스템

두 번째 규칙은 음성 피드백 시스템이다. 이름만 들으면 지각한 날 하필 상사 눈에 딱 걸렸을 때 듣는 잔소리가 떠오른다는 분도 있으리라. 어떤 면에서는 그런 상황도 해당된다. 음성 피드백은 시스템을 조절하는 방식인데, 이때 시스템이란 사무실이 될 수도 있고 기계가 될 수도 있고 사람 같은 생물이 될 수도 있다. 또한 음성 피드백 시스템에는 예컨대 업무 시간은 9시부터 5시까지라는 정해진 작동 방식이 있다. 이 규칙에서 벗어나는 상황이 감지되면 자동으로 바로잡으려고 한다.

음성 피드백 시스템은 간단하다. 구성요소는 센서 그리고 센서와 연결되어 시스템이 어긋나면 다시 제자리로 돌려놓는 스위치가 전부다. 사무실을 예로 들면, 지각한 직원을 본 상사가 센서이고 상사의 경고는 그 직원의 향후 행동에 변화를 준다는 점에서 스위치에 해당한다.

기계 장치로는 가정의 온도조절기를 예로 들 수 있다. 온도조절기는 설정된 온도를 유지하기 위해 집 안 온도가 설정 온도보다 떨어지면 중앙난방을 가동시킨다. 반대로 온도가 설정 온도보다 높아지면 자동으로 난방을 끈다.

의과대학에서 공부했던 시절, 인체 기관계에도 여러 가지 생물학적 음성 피드백 시스템이 있다는 것을 알게 됐다. 인체의 음성 피드백 시스템은 몸이 안정된 상태를 유지하도록, 의학 용어로는 '항상성'을 유지하도록 보호하는 메커니즘이다. 즉 몸에 해로운 변화가 감지되면 자동으로 대응한다. 인체는 질서와 건강을 유지하기 위해 이러한 시스템을 갖춘다. 시스템이 구체적으로 어떻게 기능하는지 몇 가지 예를 들어서 살펴보자. 인체가 효율적으로 기능하려면 체온이 적정 범위여야 하고 수분 비율도 적절해야 한다. 음성 피드백 시스템은 이런 조건이 유지되도록 자동으로 기능한다.

인체의 온도 조절기

체온은 반드시 37도 안팎으로 유지되어야 한다. 우리 몸에서 일어나는 모든 화학반응은 몸의 원자가 특정한 속도로 움직이는 열운동에 의존한다. 그리고 이 특정 속도는 체온으로 맞춰진다. 체온이 40도까지 오르면 열사병에 걸리고 35도보다 낮아지면 저체온증에 걸린다.

인체의 온도조절기는 체온을 조절하여 매우 좁은 범위 내로 유지하려고 한다. 날씨가 너무 덥거나 너무 추울 때 어떤 일이 벌어지는지 다들 경험해보았을 것이다. 센서가 너무 덥다고 인식하면 냉각 모드가 켜지고 땀이 나기 시작한다. 땀이 증발하면 몸의 열이 함께 빠져나가고 체온이 낮아진다. 반대로 센서가 너무 춥다고 인식하면 발열 모드가 켜지고 몸이 떨리기 시작한다. 몸이 떨리는 근육 활동으로 몸에 열이 생긴다.

수분 공급 시스템

수분 공급 시스템도 음성 피드백의 한 예다. 인체가 수분 함량을 조절하는 방식을 알면 에너지 양을 조절하는 방식도 쉽게 이해할 수 있고 몸에 지방이 얼마나 저장되는지도 알 수 있다. 수분 공급 시스템과 에너지 저장 시스템이 비슷하기 때문이다. 의사라면 누구나 몸에서 수분을 어떻게 조절하는지 잘 안다. 의과대학에서 '이 내용은' 가르친다. 하지만 에너지 조절에 관해 잘 아는 의사는 별로 없을 것이다.

수분 공급 시스템을 살펴보자. 이 음성 피드백 시스템은 센서 하나가 스위치 두 개와 연결된다. 물은 인체의 70퍼센트를 차지한다. 피부 안쪽은 37도가 유지되는 염수 항온수조와 같다. 이 물은 염도가 너무 높아서도 안 되고 낮아서도 안 된다. 몸에 수분이 과도하게 많으면 발작이 일어나고 심하게 부족하면 힘이 빠지고 어지러워진다. 두 경우 모두 사망에 이를 수 있다.

수분 센서 - 신장

혈액의 수분 부족이나 수분 과다를 감지하는 센서는 신장이다. 변화가 감지되면 신장에서 레닌이라는 호르몬이 분비되고 센서와 연결된 스위치 두 곳으로 메시지가 전달된다. 각 스위치는 체내 수분을 갈증과 소변으로 조절한다.

1. 몸에 들어오는 물의 양 - 갈증으로 조절
2. 몸에서 빠져나가는 물의 양 - 소변으로 조절

하루에 생성되는 소변 700시시

소변이 만들어지려면 신장에서 혈액 노폐물인 요소를 걸러내야 한다. 이 과정을 통해 하루 동안 생성되는 소변의 양은 700시시뿐이다.* 소변을 이보다 적게 배출하면 컨디션이 나빠지고 신장 기능에 이상이 생기기 시작하므로 신장에서는 수분을 건강 유지에 꼭 필요한 최소량의 두 배 정도를 마시도록 신호를 보낸다. 그래서 우리는 하루에 약 1.5리터의 물을 마시고 소변도 그만큼 만든다. 하루에 물을 700밀리리터만 마셔도 생존은 가능하므로 반드시 1.5리터까지 마시지 않아도 되지만, 일종의 보험과 같은 이 메커니즘에 따

---

* 중증 환자의 경우, 신장 기능부전을 예방하고 생명을 유지하려면 소변이 시간당 최소 30밀리리터는 배출되어야 한다. 이는 하루 총 700밀리리터에 해당하는 양이다. 수분은 호흡(400밀리리터)과 땀(400밀리리터), 대변(100밀리리터)으로도 배출되지만 이렇게 빠져나가는 양은 대사로 생성되는 수분(400밀리리터)과 먹는 음식에 포함된 수분(500밀리리터)으로 상쇄된다.

라 갈증 스위치는 몸에 필수 성분인 물을 충분히 확보하도록 하루 동안 마시는 물의 양을 단계적으로 늘린다.

생명 활동 시스템은 안전을 중시하는 방식을 선호한다. 따라서 우리는 필요한 양보다 훨씬 더 많은 물을 마시는 습관을 갖게 된다. 생명 활동 시스템은 이처럼 안전 유지를 위한 완충장치를 선호한다. 이 특징은 수분 조절 시스템과 에너지 조절 시스템을 비교할 때 꼭 기억해야 할 중요한 요점이다. 물을 몇 시간 동안 마시지 않으면 신장이 이를 감지하고 뇌에 갈증 조절 스위치가 켜지도록 신호를 보내 물이 공급되게 한다. 뇌가 갈증 신호를 받으면 우리는 어서 물을 마시고 싶다는 생각 외에는 아무것도 할 수 없게 된다. 탈수가 심해질수록 갈증 신호는 강력해진다. 신장은 갈증 스위치를 켜는 동시에 수분 배출 스위치를 끄는 신호도 함께 보낸다. 그러면 농도가 높고 색이 짙은 소변이 최소량만 만들어진다. 수분이 덜 배출될수록 몸에 남아 있는 수분이 많아지기 때문이다. 수분이 부족한 상황을 이렇게 해결한다.

수분 센서는 반대 방향으로도 작동한다. 물을 너무 많이 마셔서 혈액에 수분이 과도하게 많아지면 뇌로 전달되는 갈증 신호가 중단된다. 그러면 물을 더 이상 마시지 않게 된다. 더불어 신장이 두 번째 스위치를 켜서 묽은 소변을 많이 생성한다. 몸에 들어오는 물은 줄이고 배출되는 물은 늘려서 수분 과다 상태를 바로잡는다.

물은 계산해가면서 마시지 않는다

위와 같은 음성 피드백 시스템이 쉴 새 없이 작동하면서 체내 수분 양을 조절한다. 이 기능은 무의식적으로 이루어진다. 1년 동안 우리가 마시는 액체는 550리터가 넘는다. 해마다 욕조를 다섯 번이나 가득 채울 정도의 물이 들어왔다가 나가는 것이다. 하지만 우리는 물을 딱 그만큼 마시는지 일일이 재지 않는다. 의사들은 물을 6리터 이상 마시면 인체가 배출할 수 있는 양을 넘어서서 과다수분으로 사망에 이를 수 있다고 굳이 경고하지 않는다. 의식하지 않아도 체내 수분 양이 강력하게 조절된다는 것을 알고 있기 때문이다. '들어온 물의 양 - 배출된 물의 양 = 저장되는 물의 양' 같은 공식을 떠올리지 않아도 된다. 수분 균형은 생명 활동 음성 피드백으로 조절되며 이 메커니즘은 매우 정교하고 정확하다. 우리는 1년 동안 물을 550리터 마시고 그만큼 수분이 몸 바깥으로 빠져나가지만 이 모든 과정은 의식적인 사고를 거치지 않고 이루어진다.

물을 너무 많이 마셔서 사망에 이르는 사례가 간혹 발생한다. 단시간에 6리터를 마시는 경우인데, 이런 경우 의식적으로 수분을 과도하게 공급한 것이 원인이다. 마라톤 초심자가 탈수를 두려워한 나머지 억지로 물을 많이 마시거나 음료 많이 마시기 대회에 참가한 어린 학생이 드물게 이런 일을 겪는다. 이같이 이 물을 한꺼번에 많이 마시면 단시간에 치명적인 상태가 될 수 있다.

수분 조절 시스템과 마찬가지로 몸에 에너지가 들어오고 사용되고 저장되는 에너지 대사 역시 모든 생물의 생존에 반드시 필요한 기능이다. 어떤 생물이든 마음껏 포식할 때도 있고 굶주릴 때도 있다. 필요한 에너지의 양을 정확하게 예측할 수 있는 생물과 미래를 대비해 에너지를 적절히 저장해둘 수 있는 생물이 살아남고 번성한다.

빅맥 여섯 개, 프렌치프라이 여섯 개
그리고 콜라 여섯 잔

다시 대사학의 첫 번째 규칙으로 돌아가자. (들어온 에너지) - (나간 에너지) = 저장되는 에너지. 대다수가 이 규칙에 따라 비만을 이해한다. 과학자들은 지방 1킬로그램이 몸에 저장되려면 7,000킬로칼로리(식품 영양가를 열량으로 환산한 단위. 1킬로칼로리는 1,000칼로리다-역주)를 추가로 섭취해야 한다는 계산 결과를 내놓았다.[1] 빅맥 여섯 개와 프렌치프라이 여섯 개, 콜라 여섯 잔에 해당하는 양이다. 일상생활에 필요한 열량에 이만큼의 열량을 추가로 공급하면, 즉 월요일부터 토요일까지 6일 동안 기본 식사에 빅맥 세트를 추가해서 먹으면 체중이 1킬로그램 늘어난다는 의미다.

지난 30년간 비만 인구가 감당하지 못할 정도로 급증한 원인으로 사람들이 기름진 서구 문화권 음식과 빅맥 같은 메뉴를 과도하게 섭취했기 때문이라는 설명이 오래전부터 꾸준히 나왔다. 자가용과 식기세척기 등이 늘어나서 몸을 예전보다 덜 움직이게 된 것도 원

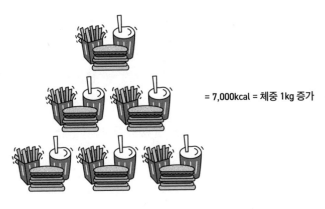

= 7,000kcal = 체중 1kg 증가

그림1.2 7,000kcal를 더 섭취하면 체중이 1kg 늘어난다.

인으로 꼽힌다. 식탐은 많아지고 몸은 너무 게을러져서 살이 찌기 쉬운 사회가 되었다는 시각이 보편적이다. 그렇게 전부 우리 잘못이라는 결론이 내려진다. 대사학의 첫 번째 규칙으로만 비만을 해석하면 이 결론은 틀림없는 것처럼 들린다.

그럼에도 300킬로그램을 넘지 않는 이유는?

데이터만 보자면 이 결론은 정확한 것 같다. 비만 인구의 비율은 1980년대 초부터 증가했고 이 시기는 미국인의 섭취 열량이 늘어난 때와 일치한다. 실제로 통계를 보면 식품으로 섭취한 열량 증가 추세와 비만율 증가 추세가 정확하게 일치한다.[*2] 1980년에 미국

---

* 인구군 전체의 섭취 열량은 식품 공급량에서 폐기된 식품의 양을 제외한 뒤 구하는 방식이 가장 정확하다. 일부 연구에서는 참가자가 섭취한 식품의 양을 자가 보고하면 이를 토대로 섭취 열량을 추정하는데 최근 영국 국가통계국 분석에서 이는 심한 경우 부정확도가 최대 70퍼센트에 이르는 것으로 확인됐다.

남성이 하루 평균 섭취한 열량은 2,200킬로칼로리였고 2000년에는 2,700킬로칼로리였다.[3] 1990년에 82킬로그램이었던 미국 남성의 평균 체중은 12년 뒤 88킬로그램으로 늘어났다. 이러한 데이터는 비만의 전통적인 이론, 즉 들어온 에너지에서 나간 에너지를 뺀 만큼 저장된다는 단순한 공식을 잘 뒷받침하는 것 같다. 하지만 여기에는 더 많은 이야기가 숨어 있다.

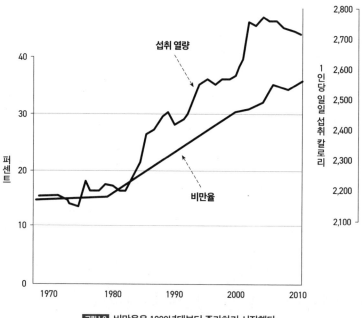

그림1.3 비만율은 1980년대부터 증가하기 시작했다.
섭취 열량이 늘어난 시기와 일치한다.

출처: C.L. 오그던(C. L. Ogden)과 M. D. 캐럴(M. D. Carroll) (2008). 성인 인구의 과체중, 비만, 고도비만 발생률: 1960~1962년부터 2007년~2008년까지 미국 동향. 국가 건강영양조사(NHANES), 6월. 국립보건통계센터.

언뜻 보면 분명 섭취 열량이 비만의 원인인 것처럼 보인다. 그런데 잠깐만 위의 수치를 좀 더 자세히 들여다보면 뭔가 이상하다. 1980년부터 2000년까지 '하루'에 500킬로칼로리를 더 먹었다는 소리 아닌가? 1년이면 500 × 365 = 182,500킬로칼로리를 추가로 섭취했다는 계산이 나온다. 미국 평균 남성 한 명이 1년 동안 열량을 이만큼 더 섭취했다면 대사학 첫 번째 법칙을 적용할 때 체중은 얼마나 늘어나야 할까?

신체 활동이 더 늘어났다는 증거는 없기 때문에 신체 활동량은 그대로라고 가정하고 첫 번째 법칙을 적용하면 이와 같은 결론이 나온다.

1년간 매일 500킬로칼로리를 더 섭취하면
추가로 들어온 에너지 - 추가로 빠져나간 에너지
= 저장되는 에너지
182,500kcal - 0kcal = 182,500kcal
지방 1kg = 추가 섭취 열량 7,000kcal
따라서 1년 동안 늘어나는 체중 = 182,500 / 7,000
= 26kg

1년에 체중이 26킬로그램 늘어난다는 결과가 나온다. 이런 일이 12년 동안 이어졌다면 현재 미국 남성의 평균 체중은 312킬로그램이어야 한다. 하지만 실제 수치를 보면 이 기간 동안 6킬로그램이

몸은 체중을 어떻게 조절할까

늘어났다. 1년에 26킬로그램이 아니라 0.5킬로그램씩 늘어난 셈이다. 대사학의 첫 번째 규칙을 적용했는데 왜 실제와 다른 결과가 나왔을까?

미국에 방문했던 기억이 떠올랐다. 대부분 학회에 참석하거나 수술법을 가르치러 갔었는데, 처음에 받은 인상은 모든 것이 다 크다는 것이었다. 사람도 마찬가지였다. 미국 사람들이 한 번에 먹는 음식 양과 섭취하는 음식의 종류를 직접 보았고 주유소나 슈퍼마켓에 들렀을 때 눈에 들어오는 모든 것이 큼직하다는 사실을 확인했다. 게다가 음식에는 설탕과 지방이 어마어마하게 들어 있었다. 그때 이런 생각을 했다. '미국 사람들은 몸집이 지금보다 더 커야 정상인데?' 위의 계산 결과를 보자 그 의문이 되살아났다. 12년 동안 1년에 182,500킬로칼로리씩 추가로 섭취했다면 체중은 300킬로그램 이상이어야 하는데 실제로는 왜 그렇지 않은지 궁금했다.

미국 인구군 전체를 기준으로 할 때, 매일 500킬로칼로리씩 더 먹고도 실제로 늘어난 체중은 1년에 겨우 0.5킬로그램이다. 1년 동안 추가로 지방으로 저장된 열량이 3,500킬로칼로리이고 이를 거꾸로 계산하면 하루에 추가로 섭취한 열량이 고작 11킬로칼로리라는 소리가 된다. 하루 동안 필요한 열량 외에 더 먹은 열량이 감자칩 한 봉지도 아니고 달랑 한 개에 불과하다는 소리다. 그러므로 미국인은 평균적으로 필요한 양보다 에너지를 훨씬 더 많이 섭취하지만 인체 에너지 균형은 적정선의 0.4퍼센트 안팎으로 조절된다는 것을 알 수 있다. 별도로 진행된 검증 연구에서 1년간 소비한 에너지와 증가한 체중을 보다 정확하게 측정했는데 섭취한 전체 에너지 중에서 지방으로 저장된 양은 0.2퍼센트에 불과했다.[4]

매일 500킬로칼로리를 더 먹었는데도 저장된 열량은 11킬로칼로리라면 나머지 489킬로칼로리는 어디로 '사라졌을까?' 이 의문에 답을 찾으려면 비만을 설명할 때 대부분 간과하는 다른 한 가지 규칙인 음성 피드백으로 돌아가야 한다.

에너지
비축하기

음성 피드백은 건강에 해로운 변화가 일어났을 때 그 변화와 정반대되는 과정을 활성화시켜 인체를 보호한다. 인체는 건강한 상태를 유지하기 위해 그와 같은 메커니즘을 다수 가지고 있다. 체온과 수분 조절은 그중 두 가지 예시일 뿐이다. 동물이 생존하려면 에너지를 조절하고 저장하는 기능이 반드시 필요하다. 나중에 필요한 때를 대비해서 에너지를 저장해두는 것이지만 그렇다고 무한정 비축할 수는 없다. 모으는 것이 무엇이든 무작정 모으다 보면 엉망진창 지저분해지고 여유 공간이 없어진다. 그러므로 인체에 저장되는 에너지의 양이 수분과 마찬가지로 음성 피드백 메커니즘을 통해 조절되는 것은 지극히 자연스러운 일이다. 미국인들이 적정치보다 훨씬 더 많은 음식을 섭취하는데도 체중은 예측 결과보다 한

참 낮은 이유도 이 기능으로 설명할 수 있다.

음성 피드백 시스템으로 어떻게 이토록 엄청난 체중 증가를 막을 수 있을까? 몸에 들어온 에너지는 많은데 저장되지 않았다면 어딘가에 쓰인 것이 분명하다. 어디에 쓰였을까? 인체의 에너지 소비량을 다시 정리해보자.

에너지 소비량 = 능동적 에너지 소비(헬스장 등)
+ 수동적 에너지 소비(걷기, 일상적인 움직임)
+ 기초대사율(호흡, 심장 박동, 체온 조절)

남는 에너지는 이 중 어디에 쓰일까? 사람들은 과식을 하면 운동을 해야 한다고 느낄까? 대부분은 잠깐 그런 생각을 하지만 실행에 옮기지는 않는다. 그러니 능동적 에너지 소비가 늘어났다는 추정은 가장 그럴듯한 시나리오로 볼 수 없다. 일부 과학자들은 많이 먹으면 몸을 가만두지 못하고 더 많이 움직이게 되므로 여분의 에너지가 수동적 에너지 소비로 쓰인다고 추정한다.[5] 하지만 1.6킬로미터를 걸어도 100킬로칼로리를 채 소비하지 못한다는 사실을 감안하면 매일 500킬로칼로리에 가까운 추가 에너지가 그저 몸을 가만히 두지 못하는 정도로 소비될 수 없다는 것을 알 수 있다. 나는 그런 식으로 그 많은 열량이 소비된다고 생각하지 않는다. 그럼 기초대사율이 정답일까? 에너지가 과도하게 비축되지 않도록 인체가 기초대사율을 끌어올리는 것일까?

버몬트 교도소에서
벌어진 잔치

　　　　　답을 찾기 위해서는 50년 전에 실시된 놀라운 실험으로 거슬러 올라가야 한다.[6] 과학자 이선 심스Ethan Sims가 이끈 미국 연구진은 버몬트주 벌링턴에 위치한 주립 교도소에 연구실을 꾸렸다. 이들은 비만을 연구하고 있었고 계획적으로 과식을 해서 3개월간 체중이 25퍼센트까지 늘어나면 어떤 일이 일어나는지 조사하고 분석하고자 했다. 그러려면 실험 참가자는 일정 기간 동안 과식을 해야 했고 연구팀은 그 과정을 감독해야 할 필요가 있었다. 처음에는 학생들을 대상으로 연구를 시작했으나 학업에 바쁜 학생들은 관리감독을 받으면서 장기간 과식을 할 시간 여유가 없었고 결국 연구도 중단됐다. 한편 교도소 수감자들은 이런 방식의 연구에 훨씬 적합했다. 특별히 하는 일이 없었고 연구진은 수감자가 금지된 신체 운동을 하는지 모니터링할 수도 있다. 이에 연구진은 수감자가 연구 목표에 맞게 체중이 증가하면 출소 날짜를 앞당겨주기로 협상하고 교도소에서 연구를 진행했다.

　　연구진은 수감자들에게 식사를 제공할 전용 요리사를 채용했고 식기도 철제 그릇에서 도자기로 업그레이드했다. 아침 식사는 달걀, 해시브라운, 베이컨, 토스트로 구성된 정통 미국식 메뉴였다. 점심에는 샌드위치를 먹고 싶은 만큼 먹을 수 있었고 저녁에는 스테이크나 치킨 요리에 감자와 채소가 함께 나왔다. 그리고 잠자리에 들기 전에 한 번 더 정통 미국식 아침 식사가 푸짐하게 나왔다. 수감자들이 하루에 섭취하는 열량은 2,200킬로칼로리에서 4,000킬로칼로리로 늘어났다. 연구진은 체중이 꾸준히 늘어나는 과정을 지켜보았다. 그런데 연구진을 미궁에 빠뜨린 이상한 일이 일어났다. 계속해서 매일 4,000킬로칼로리씩 먹고 있는데 체중 증가세가 멈춘 것이다. 체중은 더 이상 늘지 않았고 연구 목표인 25퍼센트 증가는 까마득했다.

하루에 1만 킬로칼로리를 섭취하면?

그래서 연구진은 섭취 열량을 더 늘렸다. 참가자 대다수가 체중이 더 늘어나도록 하루에 8,000~1만 킬로칼로리를 섭취해야 했다. 이 양은 연구진이 체중 증가에 필요한 수준으로 처음 계산한 열량의 네 배에 달하는 양이었다. 그런데 더욱 놀랍게도, 일부 수감자는 매일 1만 킬로칼로리씩 먹어도 체중이 증가하지 않았다. 어떻게 체중이 더 늘지 않을 수 있었을까? 연구진은 많이 먹고 과체중이 된 수감자들의 대사율을 측정한 후에야 의문을 해소할 수 있었다.

모든 수감자의 대사율이 크게 높아진 상태였다. 체중이 폭발적으로 늘어나지 않도록 인체가 스스로를 보호하기 위해서 과식 환경에 맞춰 에너지를 더 많이 연소하는 적응이 일어난 것 같았다. 어디서 본 듯한 상황이지 않은가? 미국에서 가공식품 섭취량이 늘어난 1980년대와 1990년대 이후 미국 남성의 평균 체중이 300킬로그램을 넘지 않고 6킬로그램 정도 늘어난 것에 그친 이유도 이렇게 설명할 수 있을지 모른다.

1995년 뉴욕의 록펠러 대학병원 연구진은 환자를 두 그룹으로 나누고 체중이 10퍼센트 증가하면 어떤 영향이 나타나는지 조사했다.[7] 연구를 시작할 때 한쪽 그룹은 정상 체중이었고 다른 그룹은 비만이었다. 그런데 체중을 늘리기 전, 연구 시작 시점에서 안정 상태일 때 비만 그룹의 대사율이 정상 체중 그룹보다 더 높다는 흥미로운 사실이 확인됐다. 이 연구에서는 체중을 늘리기 위해 단백질과 지방, 탄수화물이 함유된 고열량 음료를 사용했다. 연구진이 섭취 열량을 보다 정확하게 계산할 수 있는 방법이었다. 체중이 10퍼센트 증가했을 때 두 그룹의 에너지 소비량은 어떻게 변했을까? 버몬트 교도소 연구에서와 마찬가지로 록펠러 연구에서도 모든 참가자의 기초대사율이 증가했다. 정상 체중 그룹은 에너지 소비량이 일일 600킬로칼로리 이상으로 늘어났고 비만 그룹은 그보다 많은 일일 800킬로칼로리로 늘어났다.

2006년에 미네소타주 로체스터의 메이요 클리닉 연구진은 자체 연구를 포함하여 과거에 실시된 과식 연구 21건의 결과를 모아서 분석했다.[8] 그 결과 과식을 하면 그에 대한 반응으로 기초대사율이 평균 10퍼센트 증가하는 것으로 나타났다. 많이 먹어서 체내로 유입되는 에너지가 늘어날수록 인체는 남는 열량을 더 많이 태워서 체중 증가를 막는다.

땔감이 늘어나면 불은 더 타오른다

위와 같은 과식 연구에서도 나타났듯이 인체에는 체중을 조절하고 단시간에 체중이 과도하게 늘어나지 않도록 방지하는 음성 피드백 메커니즘이 존재한다. 집에 벽난로가 있다고 상상해보라. 겨울이 되면 매일 집 앞에 통나무가 한 다발씩 배달되고, 저녁마다 그날 받은 장작을 태워서 집 안을 따뜻하게 데운다고 하자. 그런데 어느 날부터 장작이 세 다발씩 배달되면 어떨까. 그런 일이 생기면 우리는 보통 어떻게 반응할까? 집에 장작을 쌓아둘 공간이 없다면 아마도 남는 장작을 난방용으로 더 많이 태우고 집 안을 더 훈훈하게 만들어서 추위를 피할 것이다.

과식하면 몸이 열량을 더 태워서 변화를 상쇄시킨다는 사실이 과학적으로 확인됐다. 너무나 흥미로운 결과다. 체중이 1년에 26킬로그램씩 늘어나지 않고 0.5킬로그램씩 늘어나는 것에 그쳤다는 역학 연구 결과와도 일치한다. 하지만 식이요법 전문가나 의사에게 과식에 적응하는 이러한 인체 대사 메커니즘을 알고 있느냐고 물어보면 대부분 모른다고 답할 것이다. 그런 내용은 교육과정에 포함되어 있지 않다. 왜 그럴까? 근본적으로 중요한 사실은 의학계 전문가가 당연히 알아야 하고 상식으로 받아들여져야 할 텐데 말이다.

지금도 일부 과학자들은 체중이 늘어날 때 에너지 소비량이 늘어나는 것은 몸이 물리적으로 더 커진 결과라고 주장한다. 몸이 커졌으니 에너지도 더 많이 연소된다는 것이다. 그러나 이 이론을 분석해보면 앞뒤가 맞지 않다. 과식 실험에서 몸무게가 증가했거나 평소처럼 생활하다가 체중이 늘어난 사람들 모두 근육이 아닌 지방이 늘어났다. 지방에서 소비하는 에너지는 최소 수준이다. 근육과 달리 지방은 효율성이 높은 기관이다. 버몬트 연구에서 처음 계획보다 50퍼센트나 더 많은 열량을 섭취한 수감자들도 체중이 어느 정도 증가한 후로는 그 상태가 유지됐다. 인체 대사는 그야말로 '펄펄 끓는' 수준에 이르렀고 실험이 종료된 후 다시 실험 전의 식생활로 돌아가자 늘어난 체중은 단 12주 만에 전부 빠졌다. 연구에 참여하기 전 몸무게로 돌아가기 위해 다이어트를 해야 했던 사람은 아무도 없었다.

애리조나주의 한 연구진은 남성 14명을 대상으로 평소보다 섭취 열량을 100퍼센트 늘렸을 경우, 체중이 뚜렷하게 늘어나기 전인 과식 후 첫 48시간 동안 일어나는 변화를 조사했다. 그 결과 기초대사율이 하루 평균 350킬로칼로리 증가한 것으로 확인됐다.' 이 연구의 결론은 과식을 하면 대사율이 증가하여 에너지가 더 많이 연소된다는 것이다. 인체를 구성하는 기관계의 기능이 대부분 음성 피드백으로 조절된다는 사실을 알고 나면, 열량이 과도하게 저장되지 않도록 방지하는 이 시스템이 그리 놀랍지 않다.

정말로 인체는 음식을 과하게 섭취하면 에너지를 더 많이 연소시켜서 스스로 보호하려고 할까? 물을 너무 많이 마시면 신장이 남는 체액을 배출시키는 것과 비슷한 방식일까? 엄청나게 많은 열량을 섭취해도 체중이 그만큼 늘어나지 않는 사람들이 있는 이유도 이렇게 설명할 수 있을 것이다.

그런데 이 지점에서 대사학 두 번째 규칙에 관해 중요한 의문이 든다. 음성 피드백 메커니즘이 먹은 만큼 체중이 늘어나지 않도록 막는다면, 같은 원리로 다이어트를 해도 체중이 줄어들지 않도록 막을 수도 있지 않을까? 다이어트가 실패로 끝나는 경우가 그토록 많은 이유도 여기에서 찾을 수 있을까?

체중을 줄일 수는 있어요, 하지만 유지할 수가 없어요!

그동안 내가 일했던 모든 클리닉에서 들은 말이다. 지난 15년간, 체중과 씨름해온 환자들을 만나면서 일주일에 혹은 한 달에 최소 한 번은 이 말을 들었다. 가끔 진료실에 의대생들이 와 있을 때도 있었는데 다음에 들어오는 환자가 비슷한 말을 할 테니 잘 들어보라고 예고하면 거의 백발백중 그렇게 되곤 했다. 환자들의 전형적인 이야기를 풀어보면 다음과 같다.

저는 십 대 시절부터 다이어트를 했어요. 안 해본 다이어트가 없죠. 웨이트 와쳐스Weight Watchers, 슬리밍 월드Slimming World, 라이터라이프 LighterLife에도 가입했고 녹색 식품과 붉은색 식품을 먹는 다이어트부터 양배추 수프 다이어트까지 다 해봤어요. 진짜 전부 다 해봤어요.* 체중

---

* 이 책 12장에서 유명한 다이어트의 대표 전략을 소개하고 왜 실패할 수밖에 없는지 이야기 하려 한다.

이 빠지긴 하는데 문제는 그 상태를 유지할 수가 없어요. 다이어트를 시작하면 5킬로그램에서 10킬로그램은 뺄 수 있거든요. 하지만 2주, 3주 또는 4주가 지나면 더 이상 빠지지 않아요. 다이어트를 계속하고 음식은 칼로리를 다 계산해서 먹는데도 그래요. 배가 고파 죽겠는데 억지로 참으려면 너무 힘들거든요. 힘들어도 다이어트를 계속하지만 어느 순간부터 아무 효과가 없어요. 주치의를 찾아가서 다이어트를 해도 살이 더는 안 빠진다고 이야기하면 그럴 리가 없다고, 제가 음식을 더 먹은 게 분명하다고 말해요. 제 말을 믿지 않아요. 그래서 다이어트를 그만두면 몸무게가 다시 돌아가요… 엄청나게 빠른 속도로요. 열심히 뺀 체중이 대부분 그대로 돌아가다가 결국 다이어트 전보다 더 늘어난다니까요!

클리닉에서 수도 없이 들었던 대표적인 이야기다. 들어오는 열량과 나가는 열량을 계산하는 간단한 공식과는 맞지 않는 내용이다. 먹는 열량을 줄였는데, 심지어 하루에 1,200칼로리만 섭취하는데도 몸무게가 왜 더 이상 줄어들지 않는지 이해하기 어렵다.

수분 유지 시스템이 체중 감량에도 똑같이 적용된다면 먹는 양을 줄일 때 우리 몸에서는 무슨 일이 일어날까? 음성 피드백 시스템이 체중 조절과 에너지 저장고인 지방에 주는 영향을 살펴보자. 대사학의 두 번째 규칙도 적용해보자. 체중 조절 시스템이 수분 조절 시스템과 동일하다면, 이 시스템에도 센서 하나에 스위치 두 개가 있을 것이다. 실제로 모든 생명 활동 시스템이 이와 비슷하게 기능한다는 사실이 밝혀졌으므로 이 가정도 맞을 가능성이 높다.

센서는 몸에 지방으로 저장된 에너지의 양을 감지한다. 저장된 지방이 늘어나거나 줄어들면 그 변화를 감지하고 호르몬을 분비시켜 스위치 두 개로 메시지를 전달한다. 스위치는 다음과 같이 에너지를 조절한다.

1. 들어오는 에너지의 양 - 식욕으로 조절
2. 사용하는 에너지의 양 - 기초대사율로 조절

에너지 저장 시스템이 수분 조절 시스템과 동일하다면, 우리 몸에는 실제로 필요한 양보다 더 많은 에너지가 유입될 것이다. 생존에 필요한 물과 액체의 양은 하루에 700시시지만 우리가 1.5리터를 마시는 것과 같다.

우리 몸에 보험처럼 내재된 이 메커니즘에 따라 우리는 물을 생존에 필요한 최소량보다 두 배 정도 더 많이 마신다. 생명 활동 시스템은 안전을 확보하는 방식을 선호하고 습관적으로 물을 필요한 양보다 훨씬 더 많이 마시도록 한다. 마찬가지로 에너지 조절 시스템도 필요한 에너지보다 더 많은 칼로리를 섭취하게 한 후 남는 에너지는 연소시켜서 없앨 가능성이 있다. 같은 원리를 적용하면 섭취 열량이 줄었을 때 인체가 어떻게 대응할지도 쉽게 추정할 수 있다. 물을 하루에 1.5리터나 2리터가 아닌 1리터만 마실 때 수분 조절 시스템이 취하는 조치와 비슷할 것이다. 물론 물을 하루에 1리터만 마셔도 생존에는 아무런 문제가 없다. 하지만 생명 활동 피드백 시스템은 물이 더 필요하다고 외치고 목이 타는 듯한 갈증을 느끼게 하는 동시에 소변을 최소량으로 배출할 것이다. 생존은 유지되지만 기분은 아주 끔찍할 수밖에 없다. 다이어트를 하면 에너지도 이와 같은 방식으로 조절되지 않을까?

섭취 열량이 줄면 액체가 줄었을 때와 비슷하게 인체가 대응할 것이라고 추정할 수 있는 근거가 있다.

미네소타 굶주림 연구

1944년에 미네소타 대학교에서는 당시 영양학계의 전도유망한 젊은 과학자로 꼽히던 앤셀 키스Ancel Keys가 이끄는 연구진이 굶주림이 인체 대사에 끼치는 영향을 조사했다.[10] 제2차 세계대전이 막바지에 이르던 이 시기에 미국은 유럽 인구 수백만 명이 기근에 시달릴 것이라 전망했다. 이에 따라 생존에 가장 효과적인 식생활을 찾는 것이 이 연구의 목표였다. '미네소타 굶주림 연구'라는 명칭으로 알려진 이 연구에는 남성 36명이 자원했다. 모두 양심적 병역 거부자였지만 전시 상황에 보탬이 되고 평화를 지키기 위해 동참했던 사람들이었다. 이들은 미네소타 대학교 축구 경기장에 마련된 생활공간에서 외부와 격리되어 지내면서 1년간 연구진의 관찰 대상이 되었다.

연구진은 먼저 12주간 일반적인 식생활을 유지할 때의 상태를 모니터링했다. 이 단계에서 하루 섭취 열량은 3,200킬로칼로리이었다. 너무 많다고 생각할 수 있지만, 연구 참가자들이 생활공간에서 육체노동을 했다는 점을 고려할 때 필요한 열량이었다. 이어 24주간 일일 섭취 열량을 약 1,500킬로칼로리로 제한하고 육체노동을 지속하게 하면서 참가자들의 체중과 기분, 대사율 변화를 조사했다. 이 기간이 끝난 후에는 다시 24주간 이전의 식단을 제공했고 이때 나타나는 변화를 관찰했다.

섭취 열량을 제한한 24주 동안 예상대로 참가자들은 체중이 약 25퍼센트 줄었다. 이와 함께 대사율이 급감했다. 연구진은 대사율의 감소 폭이 몸의 크기가 줄어든 것으로 설명할 수 있는 수준을 넘어선다는 사실을 인지했다. 이 기간에 참가자들의 기초대사율은 연구 시작 시점과 비교할 때 무려 평균 50퍼센트가 줄었다. 덩치가 작아지면 기초대사율도 낮아지지만, 줄어든 대사율의 절반인 25퍼센트는 신체 크기 변화로 설명할 수가 없었다. 인체가 굶주림에 적응하기 위해 에너지 소비량을 가능한 최저 수준까지 끌어내린 것으로 추정됐다. 심장 박동과 호흡이 느려졌고 체온도 낮아졌다.

다시 정상적인 식생활이 재개되자 체중은 신체 크기를 기준으로 예상했던 속도보다 훨씬 더 빠르게 늘어났다. 연구진은 섭취 열량을 제한했을 때 인체 대사가 떨어졌던 것이 이 같은 급속한 체중 증가를 일으켰다고 보았다. 참가자 전원이 연구 시작 시점보다 체중이 늘고 덩치가 더 커진 상태로 연구를 마쳤다. 체중 분포도 변화했다. 빠진 근육 질량은 다시 채워지지 않았다. 빠졌다가 다시 늘어난 체중은 전부 지방의 무게였다. 다이어트를 독하게 해본 적 있는 사람이라면 비슷한 경험을 해봤을 것이다.

실험 참가자들은 심리 변화도 겪었다. 섭취 열량을 제한하자 우울증과 불안을 겪었고 집중력도 떨어졌다. 건강과 행복을 염려하는, 소위 건강 염려증의 징후도 나타났다. 낮 시간에는 내내 공상에 잠겨 있었고 밤이 되면 열량이 높은 음식을 떠올렸다. 성욕도 잃었다. 참가자 중 한 명은 우울증에 심하게 빠져 도끼로 손가락 세 개를 내리 잘라냈다. 다이어트를 여러 차례 반복해본 사람은 식단 변화로 발생하는 이 같은 심리적 광기에 공감할 것이다. 미네소타 굶주림 연구는 섭취 열량을 제한할 때 인체가 기초대사율을 줄이는 것으로 반응 또는 적응한다는 사실을 처음으로 입증한 연구였다. 들어오는 에너지가 줄면 나가는 에너지도 줄어든다.

보다 최근에 실시된 여러 연구에서도 이러한 현상이 입증됐다.[11] 루디 레이벨Rudy Leibel 교수가 이끄는 연구진은 뉴욕 록펠러 대학교에서 콜롬비아 대학교 인체영양 연구소로 소속을 옮긴 뒤 1980년대 중반부터 다이어트와 과식이 대사율에 주는 영향을 조사해왔다. 이 연구진이 거둔 중대한 성과 중 하나는 학생들을 모집해서 짧게는 3개월, 길게는 2년간 병원에서 지내도록 한 연구였다(참여한 학생들이 좋은 성적을 얻었기를 바란다). 레이벨 교수는 인체 대사를 정확하게 측정하는 새로운 기술을 활용하여 과식으로 체중이 10퍼센트 증가한 경우와 다이어트로 체중의 10퍼센트가 줄어든 경우 그리고 체

몸은 체중을 어떻게 조절할까

중의 20퍼센트가 줄어들 때까지 다이어트를 계속 실시한 경우 대사율에 나타나는 변화를 매우 세밀하게 조사했다. 이 새로운 기술은 대사 검사를 한 번 할 때마다 500달러에 이르는 큰 비용이 들어서 다른 연구진은 시도하지 못한 방식이었다. 이 연구에서 레이벨 교수는 과식으로 체중이 10퍼센트 더 늘어나면 인체 대사가 일일 500킬로칼로리 증가한다는 사실을 확인했다. 버몬트 교도소의 과식 연구와 동일한 결과였다. 또한 최초 몸무게보다 10퍼센트가 줄어들 때까지 계속해서 체중을 감량하면 기초대사율이 15퍼센트까지 감소하는 것으로 나타났다. 일일 약 250킬로칼로리 감소한 것으

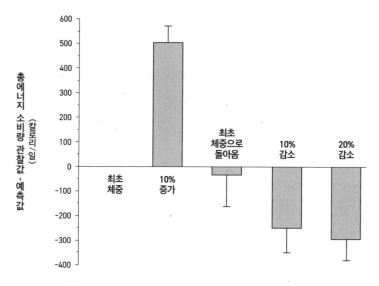

그림1.4 체중 증가 또는 감소 이후 나타난 대사율의 예상치 못한 변화

출처: R. 레이벨 등 (1995). 체중 변화에 따른 에너지 소비의 변화. 뉴잉글랜드 의학저널(N Eng J Med), 332(10), 3월, 621~8.

로, 체중 감소에 따른 결과라고는 설명할 수 없는 수준이었다. 미네소타 굶주림 연구에서처럼 이 결과는 섭취 열량을 제한하면 인체가 에너지 소비를 줄이는 방식으로 반응한다는 것을 보여준다. 체중이 20퍼센트 감소한 후 대사율을 측정하자 대사율이 일일 300킬로칼로리 정도로 조금 더 줄어들었다. 몸을 보호하는 음성 피드백 스위치는 체중이 10퍼센트 감소할 때 활성화되는 것으로 추정된다.

과식과 굶주림의 영향을 조사한 연구는 모두 외부와 차단된 환경에서 실시되어야 했을 뿐 아니라 연구 자원자가 오랜 기간 일상생활을 포기해야 해서 연구를 끝까지 마치기가 어려웠다. 연구 대상자를 충분히 확보하기가 힘들기 때문에 이와 같은 유형의 연구 자체가 드물다. 상당히 먼 시간 간격으로 띄엄띄엄 실시되었고 인용되는 경우도 별로 없다.

다이어트가 대사에 끼치는 단기 영향을 관찰한 연구는 많다. 그러나 그러한 연구들은 다이어트 중에 실제로 사람들이 겪는 경험을 밝혀내려는 이 책의 목표와는 별로 관련이 없다. 체중 변화로 나타나는 일을 검증하고 과학적으로 설명할 수 있는 장기 연구는 이제 반 정도 살펴봤다. 지금까지는 체중을 조절하는 음성 피드백 메커니즘의 두 가지 스위치 중 대사 스위치 한 가지만 설명했다.

두 번째 스위치는 특성상 지금까지 그 대상자가 교도소 수감자나 양심적 병역 거부자, 절박한 사정이 있어서 연구에 참여하기로 동의한 연구생들로 국한된 연구에서 나타났다. 이 스위치는 너무나 강력해서 통제하기가 힘들고 연구 참가자가 스위치에 휘둘리지 않도록 하려면 반드시 한정된 공간에서 사실상 가둬놓고 연구를 진행해야 한다는 문제가 있다.

굶주림
스위치

미네소타 굶주림 연구에서 확인된 가장 충격적인 결과 중 하나는 참가자들이 체중이 감소하고 허기에 사로잡힌 후 겪은 심리 변화였다. 이들은 열정을 잃고 주변 상황에 시들해졌다. 음식에만 집착했다. 틈만 나면 요리책을 뚫어져라 보면서 공상에 잠기는 모습은 포르노에 빠진 사람의 모습과 흡사했다. 얼마 되지 않는 음식이 조금이라도 늦게 도착하면 불안해하고 초조해했다. 참가자 중 한 명은 어디 한번 난동을 피워볼까, 하고 상상하기 시작하더니 결국 한 연구진에게 달려들어 죽이겠다고 위협했다. 이 연구진은 정해진 절차를 거쳐서 허락을 받고 조용히 음식을 사러 나갔다 들어오던 중이었다. 이 참가자는 즉각 연구에서 배제되었고 정신병원으로 이송됐다. 그러나 이틀간 정상적인 식사를 제공받자 쇠약해진 정신은 금방 회복됐다.

체중이 줄어들 때 인체는 몸을 보호하려고 애쓴다. 이때 굶주림 스위치는 대사 스위치보다 훨씬 더 강력한 영향을 발휘하는 것으로 보인다. 굶주림 스위치는 뇌에서 체중을 조절하는 부위에 있다. 뇌

아래쪽, 눈 바로 뒤에 있는 이 작은 완두콩만한 크기의 영역은 시상하부로 불린다. 작다고 무시하면 안 된다. 극심한 갈증, 무섭게 먹어치우는 식욕 등 강력한 기본 욕구를 조절하는 스위치가 바로 이곳에 있다. 이 스위치의 영향은 절대 간과해서는 안 된다. 필요한 물이나 에너지를 얻고 말겠다는 생각으로 인간을 극단적이고 위험한 행동으로 내몰 수 있기 때문이다.

선진국에서는 대부분 자발적으로 다이어트를 할 때만 배를 곯는다. 상담을 하러 찾아온 환자가 몇 주째 단식 중이라고 말할 때마다 나는 놀란다. 체중이 크게 줄어든 사람이 느끼는 배고픔은 목이 타는 것 같은 갈증과 강도가 동일하다. 이때 발생하는 심리적인 영향은 삶 전체를 좌우할 수 있다. 맛 좋은 고열량 식품이 나오는 이미지와 광고, 맛있는 냄새로 가득한 환경에서 다이어트 게임을 치른다면 승자는 이미 정해져 있다. 바로 허기다.

허기가 무조건 이긴다

몇 년 전, 한 대학병원에서 증상이 완전히 똑같은 십 대 두 명을 치료했다. 둘 다 시상하부에 종양이 생긴 환자였다. 완두콩만한 분비샘인 뇌하수체는 허기와 갈증을 조절한다. 종양이 더 커지면 시신경을 눌러서 실명할 위험이 있었으므로 두 환자 모두 뇌수술을 받았고 종양은 제거됐다. 수술 전에는 둘 다 정상 체중이었으나, 수술 후에는 뇌하수체가 제대로 기능하지 못해 허기 신호가 사라지지 않았다. 이로인해 두 환자 모두 아무리 많이 먹어도 늘 배고팠다. 체중은 빠르게 증가했다. 결국 두 사람은 비만대사 수술을 받기로 했다. 체중이 각각 180킬로그램, 200킬로그램이었던 두 사람은 위의 크기를 줄이는 위 소매 절제술을 충분히 이해했고 수술을 받고자 하는 동기도 충분했다. 몸 상태도 괜찮았다. 위를 관 또는 소매 형태로 만들어 크기를 대폭 줄이는 수술이 진행됐다. 둘 다 수술은 성공적으로 끝났고 이후 1년 동안 체중은 크게 줄었다. 하지만 뇌하수체의 스위치는 아무런 치료도 받지 못한 상태였다. 허기 스위치는 바뀌지 않았는데 위만 작아졌다. 몸무게가 200킬로그램까지 나갔던 환자는 수술 전에 감자칩 40봉지를 박스째 놓고 전부 다 먹을 때도 있었다고 털어놨다. 수술을 받고 1년 뒤, 부모님의 감시가 소홀해진 틈에 이 소년은 감자칩 한 박스를 하루 만에 다 먹고 싶다는 식욕에 다시 사로잡혔다. 2년 뒤, 두 환자는 모두 수술로 위의 용량을 크게 줄였는데도 불구하고 빠졌던 체중이 전부 원상태로 돌아갔다. 허기는 무엇으로도 이겨내지 못할 만큼 강력해질 수 있다.

지금까지 체중 증가와 감소가 인체 대사에 미치는 영향을 조사한 주요 연구들을 소개했다. 이런 연구는 굉장히 드문데, 견딜 수 없는 허기나 토할 정도로 배부른 상태를 오랜 기간 견뎌야 하는 탓에 자원자를 찾기가 어렵기 때문이다. 동물을 대상으로 한 연구 결과 수많은 종에서 체중이 극단적으로 늘거나 줄면 몸을 보호하기 위해 음성 피드백 메커니즘이 작동한다는 사실이 확인됐다.

1990년에는 지방 세포에서 분비되는 호르몬이 발견되면서 대사 적응에 관한 이해가 크게 확장됐다. 이 호르몬은 시상하부에 작용

1부 · 에너지 수업

하여 허기 스위치와 대사 스위치를 켜고 끄는 것으로 추정된다. 음성 피드백으로 조절되는 대사의 마지막 퍼즐 조각인 이 호르몬의 이름은 렙틴이다.

지방을 조절하는 호르몬

렙틴은 지방 세포에서 분비된다. 특별한 신호에 반응해서 분비되는 것이 아니라 그냥 분비된다. 따라서 지방이 많을수록 혈액에 분비된 렙틴의 양도 많다. 렙틴 자체가 인체에 지방을 얼마나 축적해야 하는지 시상하부에 알리는 신호로 작용한다. 지금 남은 연료로 얼마나 갈 수 있고 연료통에 연료가 얼마나 남았는지 알려주는 자동차의 연료 게이지와 같다.

렙틴이라는 호르몬이 지방에서 생성되어 메시지를 전달한다는 사실이 발견되면서 예상했던 대로 에너지 소비를 조절하는 음성 피드백 시스템이 수분 조절 메커니즘과 놀랍도록 비슷하다는 사실이 입증됐다. 지방에서 렙틴을 통해 신호를 전달하면 허기와 대사를 조절하는 두 개의 스위치가 시상하부에서 들어오는 에너지와 나가는 에너지를 조절한다.

렙틴은 다음과 같이 작용한다. 일정 기간 과식하면 지방이 증가한다. 렙틴은 지방 세포 내부에서 만들어져서 혈류로 곧장 유입된다. 뇌의 체중 조절 센터인 시상하부는 렙틴의 메시지를 전해 받고, 현재 에너지가 충분히 비축되었으니 더 이상 저장할 필요가 없음을 인지한다. 이에 따라 들어오는 에너지를 줄이기 위해 식욕은 감소하

몸은 체중을 어떻게 조절할까

고 동시에 포만감은 증가한다. 에너지를 연소시키기 위해 인체 대사율은 증가한다. 이와 같은 과정을 통해 체중은 정해진 범위 내로 유지된다. 체중의 기본 설정값에 관해서는 곧 자세히 설명하겠다.

렙틴은 체중 감소 역시 강력하게 막는다. 다이어트나 기근, 질병으로 체중이 감소하면 인체가 사용할 수 있는 지방이 줄어든다. 따라서 혈류의 렙틴도 감소한다. 시상하부가 이런 상황을 감지하면 에너지가 더 손실되지 않도록 들어오는 에너지는 늘리고 나가는 에너지는 줄인다. 따라서 식욕은 증가하고 포만감은 감소하며 휴식기 대사율은 감소한다. 이러한 조치로 체중 감소가 지연되거나 중단된다. 그러다 다시 음식을 자유롭게 먹을 수 있게 되면 체중은 늘어난다. 수년간 혹은 수십 년간 다이어트를 하거나 칼로리를 일일이 계산해가면서 먹는 고생을 하지 않아도 체중을 완벽하게 조절하는 것처럼 보이는 사람들이 많은데, 그 이유도 여기에서 찾을 수 있다.

그런데 이 시스템에는 한 가지 문제가 있다. 왜 비만이 되는지 설명할 수 없다는 점이다. 렙틴 시스템이 완벽하다면 비만이 사회적으로 이렇게 큰 문제가 되지 않아야 한다. 앞서 우리는 1980년 이후 미국인의 체중 증가를 통해 이 조절 시스템이 '거의' 완벽에 가깝다는 사실을 확인했다. 오차는 0.2퍼센트에 불과하다. 전체 인구를 기준으로 할 때 늘어난 섭취 열량이 쓰이지 않고 몸에 저장되는 양은 늘어난 열량의 평균 0.2퍼센트 정도다. 음성 피드백 시스템이 대사율을 25퍼센트 높이거나 낮출 수 있을 만큼 강력하고 식욕을 조절해서 음식을 많이 먹거나 적게 먹게 할 수 있다면, 왜 늘 100퍼센트 효율로 작동하지 않을까? 수분 조절 시스템은 평생 동안 우리 몸의 수분 균형을 완벽하게 조절하는데, 그것과 무슨 차이가 있을까? 생물학적인 설명이 필요한 부분이다.

뇌는 지방을 얼마나 저장할지 계산한다

방향을 바꿔서 생각해보자. 생명 활동 시스템이 완벽에 가깝게 기능한다면 현재 우리가 겪는 결과는 나올 수가 없다. 에너지 조절 시스템은 100퍼센트 효율로 기능하지만 뇌가 지방을 더 저장하기로 결정했다고 가정해보자. 주변 환경을 살핀 결과, 뇌는 지방을 더 모아두는 것이 최선이라고 판단했다. 즉 에너지(지방) 저장량을 조절하는 음성 피드백 시스템은 아무 문제없이 기능하고 있지만, 뇌는 환경에서 유입된 데이터를 토대로 에너지 저장량을 늘려야 할 필요가 있다고 판단한 것이다. 이 경우 뇌에 유입되는 정보에는 과거와 현재의 상황뿐 아니라 심지어 이전 세대로부터 물려받은 유전적 데이터도 반영될 수 있다. 뇌는 이를 바탕으로 앞으로 필요한 에너지의 양을 예측하는 것으로 보인다.

뇌는 왜 에너지를 비축할까

그렇다면 뇌는 왜 에너지를 더 비축해야 안전하다고 판단할까? 연료 탱크를 더 키우려는 이유가 무엇일까? 가장 확실한 설명은 미래에 음식이 부족해질 수 있다고 예상했기 때문이다. 기근이나 길고 혹독한 겨울이 다가온다고 감지했다면 그런 판단을 내릴 수 있다. 음식이 크게 부족했던 과거 경험이 신호로 작용했을 수도 있다. 예전에는 그 경험이 실제 기근이었겠지만 오늘날에는 저열량 다이어트일 가능성이 더 높다. 이러한 경험은 뇌에 기록되고 안전을 선호하는 뇌는 나중에 음식이 그때보다 더 부족해질 것에 대비하여 지방을 조금 더 넉넉하게 저장해둘 필요가 있다고 판단할 수 있다. 또는 주변 음식의 질적 특성이 가을에 나오는 음식과 유사해서 겨울이 오고 있으니 에너지를 더 저장해야 할 때라고 인체에 지시하는 것일 수도 있다. 곰이 환경을 감지하고 자동으로 식욕을 폭발시켜 단 몇 주 만에 몸무게를 30퍼센트 늘린 후 동면에 들어가는 것과 같은 원리다.[12]

인체의 에너지 저장량은 자유 의지에 맡겨두기에는 너무나 중요하다. 우리가 먹는 음식의 양은 의식적으로 조절되는 것처럼 보여도 사실 허기와 식욕은 뇌에서 무의식적으로 조절한다. 뇌가 인체에 더 많은 에너지가 필요하다고 판단하면 허기 신호가 커지고 대사로 낭비되는 에너지는 줄어든다. 그 결과 체중이 증가한다.

누군가는 작정하면 일정 기간 동안 음식을 안 먹고 살 수도 있으므로 에너지 저장량이 의식적으로 조절된다고 주장할 수 있다. 하지만 그 말은 원하면 숨을 참을 수 있으니까 호흡을 마음대로 조절할 수 있다고 주장하는 것이나 마찬가지다. 호흡은 의식할 필요가 없다. 뇌에서 무의식적으로 이루어지기 때문이다. 생활환경이 바뀌거나 산소가 희박한 고산 지대에서 살게 되어도 이제부터 숨을 더 빨리 쉬거나 더 깊이 쉬어야 한다고 매번 생각할 필요가 없다. 뇌에서 환경 변화를 무의식적으로 감지하고 알아서 숨을 더 깊이 쉬기 때문이다. 나는 이와 같은 방식으로, 우리 중 일부는 특정 환경 신호에 따라 뇌가 지방을 더 많이 저장하기로 결정을 내릴 수 있다고 생각한다. 뒤에서 자세히 설명하겠지만 뇌가 기근이나 기나긴 겨울이 다가온다고 감지하면 그런 결정을 내릴 수 있다.

체중 설정값

뇌가 생존을 위해 반드시 필요하다고 판단한 에너지(지방) 저장량이 체중 설정값으로 정해진다.[13] 가정의 온도조절기와 마찬가지로 인체는 음성 피드백 시스템을 통해 설정된 값에 도달하고 그 상태를 유지하려고 한다.

체중 설정값은 대사학의 두 가지 기본 법칙을 모두 좌우하는 핵심이다. 아파서 또는 다이어트를 해서 체중이 설정값보다 줄어들면 대사학의 두 번째 기본 법칙인 음성 피드백에 따라 음식을 더 많이 먹으라는 메시지가 나오고 인체 대사는 중단된다. 이어 대사학의 첫 번째 기본 법칙인 열역학 공식에 따라 체중을 원상태로 되돌리기 위해 들어오는 에너지는 늘리고 빠져나가는 에너지는 줄인다. 연휴에 과식을 하는 등 체중이 설정값보다 늘어났을 때도 마찬가지다. 먹는 양을 줄이라는 지시가 내려오는 동시에 대사율은 증가한다. 유입되는 에너지는 줄고 빠져나가는 에너지는 느는 과정이 체중이 감소해 정해진 설정값에 이를 때까지 지속된다.

그러나 안타깝게도 체중 설정값이 항상 건강한 체중과 일치하지

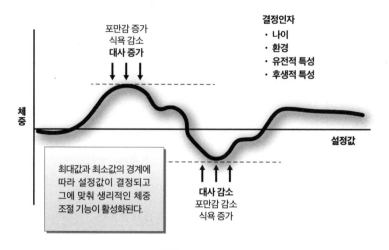

그림1.5 체중 설정값

는 않는다. 비만의 원인이 여기에 있을 수 있다. 그래서 먹는 음식을 질적으로 바꾸지 않고 그저 덜 먹고 더 움직이는 전통적인 방식으로는 아무리 열심히 몸무게를 줄이려고 애를 써도 강력한 음성 피드백 메커니즘에 따라 결국 원래 체중으로 돌아오고 만다. 이 과정에서 특정 체중까지 살을 빼겠다는 의식적인 욕구와 뇌가 적정 몸무게라고 설정한 값으로 되돌아가려는 인체의 무의식적인 작용이 부딪힌다. 다이어트를 시도하는 모든 사람들에게는 괴로운 일이지만, 이 싸움의 승자는 늘 생명 활동 기능이다. 일주일이나 한 달, 길게는 1년, 심지어 몇 년이 걸릴 때도 있지만 체중은 무의식적인 작용을 통해 뇌가 적정하다고 인식한 값으로 반드시 되돌아온다.

체중 설정값 이론과 음성 피드백을 통해 체중이 조절된다는 설명은 합리적인 생물학적 모형이며 비만 환자들의 경험과도 일치한다.

이들은 덫에 걸린 것 같고 통제가 안 된다고 말한다. 체중을 줄일 수는 있지만 매번 원상태로 되돌아간다고 이야기한다. 뇌의 무의식적인 작용이 의지와의 싸움에서 늘 승리를 거두기 때문이다. 다이어트를 해서 몸무게가 줄면 뇌에는 앞으로 기근이 찾아올지도 모른다는 신호가 전달된다. 그 결과 빠졌던 체중이 다시 늘어날 뿐만 아니라 설정값이 상향 조정되어 다이어트를 시작하기 전보다 체중이 더 늘어나고 만다.

요약

체중을 성공적으로 줄이고 유지하는 비결은 인체가 체중 설정값을 조절하는 방식에 달려 있다. 체중은 단순히 들어오는 에너지와 나가는 에너지로 좌우되지 않는다. 이제 체중 설정값이 몸무게를 정하는 주 제어장치라는 사실을 알았으니 뇌가 이 설정값을 어떻게 계산하는지 알아야 한다. 여러 가지 환경 요소, 지난 역사, 가족력 등이 개개인의 체중 설정값을 결정한다. 그 결과에 따라 체형이 날씬해지거나 비만이 되거나 그 중간쯤이 된다.

그렇다면 체중 설정값을 조절하는 신호를 어떻게 찾을 수 있을까. 먹는 음식과 생활방식으로 발생되는 이 신호를 이해하면 체중 설정값에 대해 알 수 있고 그래야 체중을 스스로 조절할 수 있다.

02 신성불가침의 영역
유전일까, 환경일까

•
•
•

인도 어느 시골 마을에 있을 때였다. 먼지 자욱한 도
로변 찻집에 앉아 석양을 바라보며 몽상에 잠겨 있는데 갑자기 길
전체에 움직임이 싹 사라졌다. 조금 전까지 대형 화물차며 승용차,
자전거, 3륜 택시 툭툭이까지 온통 어지럽게 오가던 바퀴 달린 것
들이 전부 일제히 그 자리에 멈춰 섰다. 보통 이런 상황이 되면 대체
누가 도로를 막고 있느냐고 따지는 듯한 경적 소리가 곳곳에서 시
끄럽게 울리기 마련이다. 사고가 나서 길이 막혀도 사람들은 그런
식으로 분노를 표출한다. 하지만 그날은 희한하게도 정적만 가득해
서 무슨 일인가 싶었다. 5분쯤 흘렀을까, 차량 흐름은 재개됐지만

모두 아주 천천히 움직였다. 그때 반대쪽에서 이 갑작스러운 교통 체증을 일으킨 원인이 도로 한가운데에 나타났다. 소 한 마리였다. 힌두교는 소를 신성한 존재로 여기며 숭배한다.*

길에 나타난 소는 무더위와 소음에 지칠 대로 지친 기색이 역력했다. 내 호기심을 자극한 건 소의 몸집이었다. 목에 둘러진 화려한 화환만 봐도 주인이 정성 들여 먹이고 보살핀다는 사실을 알 수 있었지만, 영국의 물기 촉촉한 평원에서 본 소들에 비해 마르고 몸이 단단해 보였다. 예전에 영국에서 본 소들은 몸집이 두 배쯤 더 컸다는 생각이 들자, 왜 이런 차이가 나는지 궁금해졌다. 똑같은 소인데 왜 잘 먹인 인도의 소는 영국의 소보다 말랐을까?

답은 상당히 간단하지만, 그 안에는 인체에도 적용되는 원리가 담겨 있다. 이 원리는 살아가는 환경과 유전적 특성이 체중 설정값을 좌우하는 방식과 관련 있다. 이 개념을 제대로 이해하면 비만을 물리칠 수 있다.

소를 키우는 농민이 되었다고 상상해보자. 이윤을 최대한 늘리고 싶다면 이웃 농장보다 가축을 더 잘 키워야 한다. 어떻게 해야 할

---

* 인도를 여행해본 사람이라면 누구나 소가 거리와 도로를 마음대로 돌아다닐 수 있다는 사실을 알게 된다. 베다어로 작성된 힌두교 초기 문서에는 소와 인간의 평화로운 공존을 장려하는 내용이 나와 있다. 소는 성격이 온순하며 젖을 내어주는 것과 같은 모성애적 특성을 가진 존재로 숭배된다. 인도에서 소의 젖은 매우 중요한 식품이기도 하다. 소젖뿐만 아니라 소젖으로 만든 기 버터도 식재료로 사용되며 축복을 내릴 때 이 버터를 태운다. 힌두교에서는 소에서 나온 모든 것을 유용하다고 여긴다. 소똥은 겨울철에 연료로 태우고 여름에는 비료로 사용한다. 시골에서는 소 오줌을 멸균된 체액으로 요긴하게 쓴다. 소 오줌을 마시거나 소 오줌으로 목욕을 하는 사람들을 어렵지 않게 볼 수 있다.

까? 더 비싼 값에 팔 수 있도록 소를 더 살찌우려면 어떻게 해야 할까? 가장 먼저 나올 법한 대답이자 가장 확실한 답은 여름과 겨울에 풀과 건초를 넉넉하게 주는 것이다. 그러면 몸집을 최대한 키울 수 있고 농장의 모든 소가 영양을 충분히 공급받게 될 것이다. 하지만 신성한 존재로 여겨지는 인도의 날씬한 소들도 1년 내내 먹이를 충분히 먹는다. 확실한 답이 반드시 정확한 답은 아닐지도 모른다.

야생 소보다 가축 소를 더 크게 키우기 위해 축산 농장에서 주로 활용하는 전략은 두 가지다. 이 전략이 사람에게 적용되면 비만이 된다. 그 이유를 살펴보자.

소 전용
드라이브스루

소를 살찌우는 첫 번째 전략은 원래 소가 먹는 먹이, 즉 수백 년 전부터 여러 세대에 걸쳐 먹어온 먹이를 주지 않는 것이다. 그 먹이는 바로 풀이다. 소에게 풀 대신 곡류와 식물성 기름이 혼합된 사료를 주면 덩치가 커져서 나중에 팔 때 훨씬 더 비싼 값을 받을 수 있다. 상업 농장에서 이런 방식이 일상적으로 활용된다는 사실을 우리는 잘 알고 있다. 소가 옥수수, 대두와 같은 곡류에 팜유 같은 기름이 섞인 사료를 먹으면 초원에서 풀을 뜯어 먹고 사는 소들보다 몸무게가 빠르게 늘어난다.

여기서 그치지 않고 체중을 더 많이, 더 빨리 늘리는 비육장이라는 곳도 등장했다. 이곳에서 소는 사방이 막힌 우리 안에서 몇 달씩 바로 코앞에 있는 옥수수나 기름이 들어간 사료를 몇 시간씩 먹는 것 외에 다른 건 아무것도 할 수 없다. 오늘날 사람들이 이용하는 드라이브스루 패스트푸드점과 별반 차이가 없다. 일단 진입하면 음식은 얼마든지 구입할 수 있지만 그 외에 다른 건 아무것도 할 수 없다. 드라이브스루drive through는 차를 운전해서 지나간다는 뜻이지만 이런 이름이 붙은 곳에 가면 사실 지나가는 것이 아니라 주문하는 곳 앞에 가만히 서서 기다려야 한다. 만약 하루 종일 심지어 며칠씩 그대로 서서 기름지고 맛있는 고탄수화물 음식을 계속 먹기만 한다면 얼마나 지루할까. 그 상태로 10년간 붙들려 있는다면 몸집이 얼마나 커질지, 허리둘레가 얼마까지 늘어날지 상상해보라.

소만 먹는 음식이 달라지면 몸집이 커지는 것은 아니다. 설치류를 대상으로 실시된 여러 연구에서, 단기간에 동물을 살찌우려면 초우chow라고 불리는 설치류의 경우 일반적인 먹이만 줘서는 안 된다는 사실이 밝혀졌다. 체중 설정값을 바꾸려면 먹이의 양뿐 아니라 먹이의 질적인 특성도 바꾸어야 한다. 설치류에게 고열량, 고지방 먹이를 공급하면 체중 설정값이 높아진다.[14] 과학자들은 이러한 먹이를 '급식'이라고 부른다.

정리하면, 소에게 곡물과 기름이 섞인 고열량 먹이를 주고 우리에 가둬두면 몸집이 급속도로 커진다. 엄청 어려운 내용은 아니다. 요지는 인간도 식생활을 바꿔 곡류와 기름이 주원료인 음식을 먹게 되면 몸집이 바뀐다는 것이다. 이렇게 먹으면 사람도 덩치가 더 커지고 뚱뚱해진다. 모든 포유동물이 그렇다. 넓은 관점에서 보면 인간과 소, 실험용 쥐의 생명 활동 대사 기능은 차이가 없다.

실제로 사람에게 공급되는 식품이 '급식'과 같은 음식으로 변하자 비만 인구가 증가했다. 오랜 세월 이러한 식생활 변화를 지켜보면서 흥미를 갖게 된 사실 중 하나는, 지구상에 사는 대다수의 인구가 '정상적인' 신선식품, 다시 말해 가공되지 않은 음식을 구하기가 어려워졌다는 점이다. 점심시간에 '오늘은 건강에 좋은 음식을 먹어야지'라고 마음먹고 사무실을 나서도 이런저런 조작과 변화를 거친 고열량 식품을 대체할 만한 음식을 찾기가 매우 어렵다. 현대 사회의 시내 중심가는 식품 사막과 같다. 이런 곳에서 자연식품은 어쩌다 드물게 나타나는, 찾기가 아주 힘든 오아시스다. 제대로 된 음식처럼 보이는 것들이 눈에 들어오지만 다 신기루일 뿐, 진짜 그런 음식은 없다.

몸집이 커야 살아남는
적자생존

이제 축산 농가에서 가축의 몸집을 이웃 농장보다 더 크게 키워서 돈을 더 많이 벌어들이기 위해 활용하는 두 번째 전략을 살펴볼 차례다. 어떤 소 떼든 무리를 구성하는 소 한 마리 한 마리는 제각기 다르다. 조금만 살펴봐도 소들이 다 똑같지 않다는 사실을 금방 알 수 있다. 이러한 개별 차이를 의학 용어로는 '이질성'이라고 하는데, 생물의 생존에 매우 중요한 요소다. 키가 더 크거나 작은 개체, 몸집이 더 크거나 작은 개체, 움직임이 빠르거나 유독 느린 개체 등 전체 스펙트럼에서 양극단에 해당하는 개체는 환경에 예기치 못한 변화가 생겼을 때 생존할 가능성이 더 높을 수 있다. 예를 들어 기근이 찾아오면 비축된 에너지(지방)가 더 많은 소가 살아남을 가능성이 높다. 다른 개체보다 몸무게가 더 많이 나가는 소가 기근에 더 많이 생존하면 다음 세대는 이전 세대보다 몸집이 더 커질 것이다. 찰스 다윈이 제시한 자연 선택설 또는 적자생존의 원리다. 이 경우에는 몸집이 큰 개체가 '적자'인 셈이다.

축산 농장에서는 소마다의 다른 특성을 활용하고 자연 선택을 인위적으로 도입해서 키우는 소 전체가 덩치를 키우고 살도 더 많이 찌게 할 수 있다. 이 경우에는 '비자연 선택'이라는 명칭이 적합할 것이다. 다음 세대를 선택하는 주체가 자연이 아닌 농부이기 때문이다. 농부는 근육 사이사이에 지방이 축적되어 고기 맛이 더 좋은 마블링이 가득한 소를 선택할 수 있다. 농부 입장에서는 기름기가 많은 육류를 생산할 수 있는 소가 더 귀중하다. 그래서 이런 특징이 나타나는 소들을 선별해서 성체가 되면 서로 교배시켜서 다음 세대를 얻는다. 이때 몸집이 그리 크지 않거나 충분히 뚱뚱하지 않은 소는 제외되므로 '날씬한' 유전자는 다음 세대에 전달되지 않는다. 이와 같은 비자연 선택이 여러 세대에 걸쳐 이뤄지면 열 세대가 지나기 전에 이 농장의 소 전체는 특별한 전략을 쓰지 않고 그저 소를 돌보고 먹이를 주는 일에만 집중해온 다른 농장에 비해 덩치가 훨씬 커지고 성장 속도도 훨씬 더 빨라진다. 근육에 지방이 가득한 마블링도 훨씬 더 많아진다. 집단을 구성하는 개체의 유전자를 활용하여 농민의 관점에서 더 귀중한 특성을 가진 동물이 태어날 확률을 높이는 이와 같은 방식을 '선발 육종'이라고 한다. 지구상에 존재하는 14억 마리의 소를 통틀어 현재까지 1,000종이 넘는 품종이 이러한 과정을 거쳐 만들어졌다. 때문에 각 품종마다 농부들이 선호하는 특성이 나타난다.

소를 최대한 살찌우려면

축산 농가에서 소의 먹이를 조작하고 선발 육종하는 것과 인류의 비만 위기는 어떤 접점이 있을까? 눈앞에 소 우리 세 개가 나란히 세워졌다고 상상해보자. 각 우리마다 서로 다른 농장에서 온 소들이 자라고 있고 농장마다 소를 키우는 방식은 전부 다르다.

- 첫 번째 우리의 소는 풀과 건초만 먹는다.
- 두 번째 우리의 소는 옥수수와 팜유가 들어간 급식 사료를 먹는다.
- 세 번째 우리의 소도 같은 급식 사료를 먹는다. 단, 여기 소들은 근육에 지방이 단시간에 자라도록 열 세대에 걸쳐 선발 육종을 실시한 품종이다.

1번 우리: 풀을 먹고 자란 소

풀을 먹고 자란 소는 내가 인도에서 본, 도로를 막아선 신성한 소와 모습이 비슷하다. 즉 지방이 많지 않다. 선발 육종을 하지 않았으므로 개체마다 차이가 뚜렷하다. 덩치가 큰 녀석이 있는가 하면 작은 녀석도 있다. 하지만 대부분은 보통 크기다.

2번 우리: 옥수수를 먹고 자란 소

옥수수와 기름으로 된 사료를 먹고 자란 소는 바로 옆 우리에서 풀을 먹고 자란 소보다 평균적으로 몸집이 훨씬 크다. 먹이가 바뀌면서 몸무게 설정값이 증가했기 때문이다. 그러나 선발 육종을 거치지 않았으므로 1번 우리와 마찬가지로 '내부'에서 개체마다 뚜렷한 특징이 나타난다. 2번 우리에서 몸집이 가장 작은 소들이 평생을 전혀 다른 먹이를 먹고 자란 소들이 있는 1번 우리로 이동한다면 덩치 차이가 크게 두드러지지 않을 것이다.

3번 우리: 선발 육종 + 옥수수를 먹고 자란 소

선발 육종을 거쳐 옥수수를 먹고 자란 소들은 1번 우리의 소들과 외양이 확연히 다르다. 2번 우리의 소들보다도 평균적으로 몸집이 훨씬 크다. 2번 우리에서 덩치가 큰 편에 속하는 소들은 선발 육종을 거치지는 않았지만 3번 우리에 데려다

놓아도 구분이 잘 안 될 것이다. 그 소들이 3번 우리의 소들이 자란 농장에서 자랐다면 육종 개체로 선발됐을 것이다.

각자 다른 우리에서 자란 소들의 차이점이 사람에게도 그대로 적용된다면, 비만 위기와 비만을 어떻게 설명할 수 있을까?

어떤 집단의 사람들이 자연식품 외에 다른 음식은 구할 수 없는 환경에서 살아간다면 비만 문제가 크게 발생하지 않을 것이다. 이들을 1번 그룹이라고 하자.

또 다른 무리의 사람들이 곡류와 기름이 기본 재료인 고열량, 고밀도 식품에 노출된다면 자연식품만 먹고 사는 사람들보다 평균적으로 덩치가 훨씬 크고 비만도도 더 높을 것이다. 이들은 2번 그룹이라고 하자.

몸집이 제일 크고 비만도가 가장 심각한 개체가 생존에 더 유리한 상황이 되어 그런 사람만 살아남았다고 하자. 이들이 급식 형태의 음식을 먹고 살아간다면 세 그룹을 통틀어 평균 몸집이 가장 클 것이다. 이들을 3번 그룹이라고 하자.

소를 기르는 방식에서 정말로 사람이 비만이 되는 원인을 찾을 수 있을까? 사람에게서는 어떤 증거가 발견되었는지 살펴보자.

하드자족
사냥꾼들

수백 년 전에 살았던 머나먼 조상들과 지금도 같은 음식을 먹고 살아가는 인구 집단은 찾기가 매우 어렵다. 산업적인 식품 혁명이 일어난 후 지난 100여 년간 구할 수 있는 식품의 종류는 대대적으로 바뀌었다(7장과 8장에서 이 내용을 더 자세히 다룬다). 그러나 그보다 먼저 약 2만 년 전에 농업이 시작되면서 인류 전체에 일상적인 음식이 바뀌기 시작했다. 그러므로 우리는 사냥과 채집으로만 먹고 살던 시대로 더 멀리 거슬러 올라가야 한다. 현재 우리의 상황을 이해하고 우리가 환경 변화에 반응하는 방식을 파악하려면 사냥과 채집으로 살아가던 인류의 삶을 반드시 알아야 한다. 오늘날까지 유목 생활과 사냥, 채집을 이어가는 부족은 전 세계적으로 소수만 남아 있다. 외부와 격리된 아마존 우림에 사는 부족들, 콩고 정글의 피그미족, 나미비아 사막의 부시맨, 탄자니아 대초원 지대의 하드자족 등이 남아 있다.

이 책을 쓰기 위해 조사를 진행하던 중, 나는 운이 좋게도 하드자족을 직접 만나서 인류의 가장 오랜 역사가 가장 순수한 형태로 남아 있는 이 독특한 사람들에 관한 정보를 수집할 기회를 얻었다. 하드자족은 몇몇 가문으로 구성된 부족으로 사냥과 채집으로만 생활한다. 자신들의 문화유산을 자랑스럽게 생각하며 연구를 위해 찾아오는 서구인들과 접촉하기 시작한 이후에도 고유한 생활방식을 변함없이 유지하고 있다. 사람들이 건네는 선물이나 돈은 꺼리지만, 주변 농부들이 생활 터전을 침해하지 못하도록 땅을 지키고 생활방식을 보존하는 데 필요한 기금이나 자원은 기꺼이 받아들인다. 하드자족이 비만과 거리가 멀다는 사실은 그리 놀랍지 않을 것이다. 이들은 고기와 베리류, 과일, 고구마 같은 덩이줄기를 먹고 산다. 그리고 벌집에서 바로 얻은 천연 벌꿀을 좋아한다. 15만 년 전부터 이런 음식을 먹으면서 살아왔고 생활방식을 굳이 바꿔야 할 이유가 없다고 생각한다. 필요하면 대초원에서 얼마든지 음식을 구할 수 있는데 왜 농부들처럼 식량을 재배하는지, 이들 입장에서는 오히려 그 점이 더 의아할 것이다.

사냥과 채집 생활을 하는 부족민의 체중과 신체 크기를 분석해보면 1번 우리의 소들처럼 자연식품을 먹고 살면서 진화한 모든 동물에서 나타나는 공통적인 패턴이 나타난다. 즉 일부 개체는 체중이 평균보다 적고 일부는 평균보다 많은 과체중이지만 80퍼센트의 개체는 체중과 몸 크기가 평균 범위에 속한다.[15] 통계학에서 정규 분포라 칭하는 양상으로 전체 분포가 대칭을 이룬다. 정상 체중에 관해

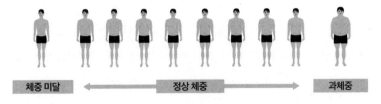

| 체중 미달 | ← 정상 체중 → | 과체중 |

그림2.1 사냥과 채집 생활을 하는 부족의 체중 미달, 정상 체중, 과체중 발생 빈도

서는 아래 정보 상자를 참고하기 바란다.

침팬지, 사자, 소를 비롯해 자연식품을 먹이로 삼는 모든 동물의 체형에서 이와 같은 분포가 나타난다. 자연식품을 풍족하게 구할 수 있는 환경에서도 비만이 된 개체군은 찾을 수 없다. 먹을 수 있는 열량이 높아도 그 열량을 천연 식품으로 얻는다면 체중은 영향을 받지 않는다.

건강한 체중이란?

의사와 과학자는 체중이 미달인지, 과체중이나 비만인지 또는 정상인지를 판단하는 기준으로 체질량 지수BMI를 많이 활용한다. 신체 크기는 체중과 키로 좌우되므로 체중만으로는 알 수 없다. 예를 들어 키 174센티미터에 체중이 70킬로그램인 여성이 있다고 할 때, 이 여성의 BMI는 정상이다. 그러나 같은 몸무게에 키가 158센티미터인 사람은 과체중에 속한다.

BMI는 킬로그램 단위 체중을 미터 단위 키를 제곱한 값으로 나누어서 계산한다. $BMI = kg/m^2$. 건강한 정상 BMI 범위는 $18{\sim}25kg/m^2$이다. BMI가 $18kg/m^2$이하이면 체중 미달, $25{\sim}30kg/m^2$이면 과체중, $30kg/m^2$을 초과하면 비만으로 진단한다. 그리고 BMI가 $40kg/m^2$을 초과하면 병적 비만morbid obesity으로 분류된다. morbid는 병이 들었다는 뜻의 의학 용어다.

BMI는 건강을 예측하는 중요한 지표다. BMI가 건강 범위를 넘어서 높아질수록 심장질환의 원인인 제2형 당뇨와 고혈압, 고콜레스테롤이 더 잘 생길 수 있고 암이 발생할 위험성이 커진다. BMI가 $38kg/m^2$ 이상인 사람은 건강 범위에 있는 사람보다 평균적으로 수

　　　　　　　　　　　　몸은 체중을 어떻게 조절할까

명이 7년 더 짧다.[16]

그러나 개개인의 체격을 고려하지 않고 BMI만을 기준으로 삼으면 질병 위험성을 정확하게 예측하지 못할 수 있다. 아놀드 슈워제네거의 전성기 시절을 떠올려보라. 근육이 크게 발달한 사람들은 근육량이 굉장히 많고 지방은 매우 적지만 BMI를 계산하면 어김없이 비만으로 분류된다. 근육 무게 때문이다. 따라서 BMI는 체격이 보통인 경우에만 정확한 기준이 된다. 보통 체격이 무엇인지는 아직 정해지지 않았지만 말이다. 아시아인은 평균적으로 근육량이 적기 때문에 BMI로는 그 위험성이 과소평가될 수 있다. 그래서 아시아인의 경우 BMI가 $28kg/m^2$ 이상이면 비만으로 분류된다.

그러니 체격이 좋은 사람은 BMI가 과체중 범위에 있더라도 크게 염려할 필요가 없다. 현재 체중으로도 충분히 건강할 수 있다. 그러나 몸매는 날씬한데 BMI는 과체중이라면 비만이 될 위험이 있으므로 주의해야 한다.

농경 사회

내가 직접 찾아가서 만난 하드자족이 자연식품을 얻는 땅을 다 잃고 어쩔 수 없이 농사를 짓게 된다면 무슨 일이 벌어질까? 화석으로 남은 흔적을 토대로 추정하면, 농경 생활이 시작되고 몇 세대가 지나면 건강이 악화되고 키가 줄어들 것으로 예상할 수 있다. 곡류 섭취량은 늘어나고 먹는 음식은 단조로워지고 전체적인 식생활의 질은 악화될 것이다. 체중은 어떨까? 초기 농경 사회의 인구군을 살펴보면 대체로 적정 체중이지만 체중 미달 인구보다 과체중 인구가

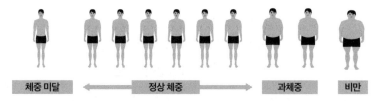

| 체중 미달 | ⟵ 정상 체중 ⟶ | 과체중 | 비만 |

그림2.2 농경 사회의 체중 미달, 정상 체중, 과체중 발생 빈도.

더 늘어나고 비만 경계에 놓인 인구가 소규모로 발생한 것을 알 수 있다.[17] 실제로 인구 전체의 체중 곡선을 보면 환경이 바뀌었을 때 다른 사람들보다 영향을 더 많이 받는 사람들이 있다.

구할 수 있는 음식이 사냥과 채집으로 얻는 음식에서 농산물로, 다시 산업화된 식단*으로 바뀌면 어떻게 될까. 이러한 음식에 노출되면 인구군 전체에 어떤 변화가 생길까?

영국의 경우 전체 성인 인구의 약 4분의 1이 비만이고 미국은 이 비율이 30~35퍼센트에 이른다. 페르시아만 연안 국가에서는 성인 여성 인구의 비만율이 50퍼센트에 육박한다.[18] 가공식품 또는 급식 형태의 식품에 노출되면 대체로 3분의 1은 정상 체중, 3분의 1은 과체중, 3분의 1은 비만이 된다.

---

* 여기서 산업화된 식품이란 식품업체가 생산하는 가공식품을 의미한다. 이러한 식품은 신선 식품 대신 소비자가 더 많이 구입하고 식품업체가 돈을 더 많이 벌어들일 수 있도록 운반과 보관이 용이하면서도 맛을 더 향상시킬 수 있는 공정을 거친다. 서구식 식품도 이러한 식품을 가리킨다.

몸은 체중을 어떻게 조절할까

위험성은 모든 사람에게 똑같을까?

가공식품과 산업화된 식단은 모든 사람에게 동일한 영향을 줬을 까? 우리 모두 다 같이 비만이 될 위험성이 높아졌을까 아니면 비만 에 더 취약한 사람이 있을까? 인구 전체의 체중 설정값은 똑같이 높 아졌을까 아니면 개인마다 달라졌을까?

식생활로 인해 비만이 될 위험성이 동일하다면, 인구군 전체가 비슷한 방식으로 영향을 받으리라 예상할 수 있다. 예를 들어 스위 스 어느 산자락의 마을 사람들을 생각해보자. 빈혈 여부를 확인하 기 위해 이곳 주민들의 혈중 헤모글로빈 농도를 측정해보니 90퍼 센트가 정상 범위인 12~16g/dl였다. 전체의 5퍼센트는 빈혈이었고 5퍼센트는 혈액에 헤모글로빈이 과도한 적혈구 증가증이었다. 지 역 정부가 산을 관통하는 큰 터널을 뚫으려는데 계획한 경로에 이 작은 마을이 있었다. 고심 끝에 정부는 이 마을을 통째로 산 중턱인 해발 2,000미터 높이로 옮기기로 결정했다.

이주를 마치고 1년 뒤에 주민들의 혈중 헤모글로빈 수치를 다시 검사해보니 정상 범위는 절반에 불과했다. 빈혈인 사람은 한 명도 없었지만 나머지 절반은 적혈구 증가증이었다. 헤모글로빈이 너무 많아진 것이다. 주민들의 건강에 무슨 변화가 생긴 걸까? 예전보다 산소가 훨씬 희박한 산 중턱에 살게 되자 이 영향을 상쇄시키기 위 해 몸에서 헤모글로빈을 더 만들어낸 것이다. 헤모글로빈은 폐로부 터 각기 다른 기능을 하는 여러 기관으로 산소를 운반한다. 따라서 산소가 부족하면 헤모글로빈도 더 많이 필요하다. 그런데 주민들의

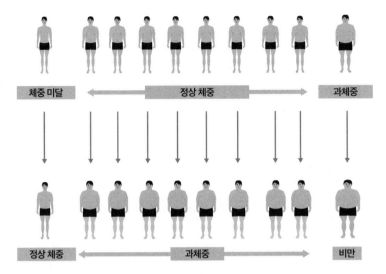

그림 2.3 가공식품이 모든 사람에게 똑같은 영향을 주었다는 전제로 추정한 전체 인구의 신체 크기 변화. 모두 체중이 동일하게 늘어난다는 추정이 반영된 결과다.

헤모글로빈 농도 분포를 자세히 살펴보니 이전에 해수면 높이에서 살 때와 동일했다. 주민 모두에게서 헤모글로빈이 똑같은 양만큼 늘어난 것이었다. 산소가 부족해진 환경 변화가 모두에게 같은 영향을 주었다.

식품 환경의 변화가 모든 인구군에게 동일한 영향을 주었다면 스위스 마을에서 일어난 것과 비슷한 결과가 나오리라 예상할 수 있다.

그림 2.3은 이 시나리오에 따라 변화를 추정한 것이다. 과체중 인구가 대다수를 차지하고 일부는 정상 체중, 그와 비슷한 규모로 일부는 비만이다. 그러나 현재 실제 분포는 이와 다르다.[19]

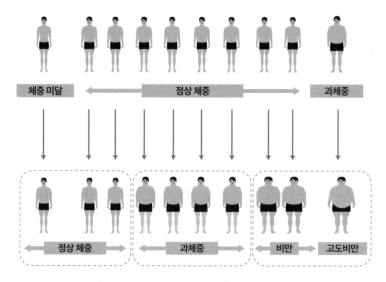

그림2.4 서구식 식생활로 인해 인구 전체에 실제로 일어난 체중 변화.
3분의 1은 체중 증가에 저항성이 있고 3분의 1은 비만에 취약하다.
나머지 3분의 1은 비만에 매우 민감하게 반응한다.

면역력이 있는 사람, 과잉 반응이 나타나는 사람

실제 분포를 보면 대략 3분의 1은 여전히 정상 체중이다. 환경은
바뀌었지만 일부 사람들은 큰 영향을 받지 않은 것으로 보인다. 다
른 3분의 1은 정상 체중에서 과체중이 되어 환경 변화에 어느 정도
영향을 받았다. 그런데 또 다른 3분의 1은 정상 체중에서 비만이 되
었다. 모두 환경 변화에 따른 변화다.

좀 더 알기 쉽게 정리하자면, 가공식품에 노출된 모든 인구는 다
음 세 가지 중 하나에 속한다.

1. 비만에 저항성이 있는 사람 - 지금도 정상 체중이며 현재 체중을 쉽게 유지할 수 있다.
2. 비만에 취약한 사람 - 현재 정상 체중이거나 과체중이다. 가공식품을 과도하게 섭취하거나 규칙적으로 운동을 하지 않으면 체중이 증가한다.
3. 비만에 매우 민감한 사람 - 현재 과체중이거나 비만이다. 먹는 음식의 열량을 신경 쓰고 운동을 해도 체중 문제로 고생한다.

비만은 개인의 의지 문제일까

이제 비만을 제대로 이해하기 위해 다음 질문을 해결할 차례다. 개개인의 비만 민감도와 저항성에 영향을 주는 요소는 무엇일까? 질문을 바꿔보면, 무엇이 체중 설정값을 높일까?

오랜 세월 대다수 언론이 떠들어대고 수많은 과학자들이 지지한 것처럼(그 이유는 뒤에서 다시 설명한다) 비만은 개인이 선택한 결과일까? 아니면 가정 환경이나 양육 방식으로 빚어진 결과일까? 아이들의 비만은 부모 탓으로 돌릴 수 있을까? 혹은 가족력이 있는 유전 요인이 문제일까? 나는 의대생들과 이 주제로 수업을 할 때 비만의 원인이 무엇이라고 생각하는지, 영향력이 가장 큰 것부터 작은 것까지 순서대로 나열해보라고 한다.

당신이 생각하는 순위는 어떠한가? 비만 위험성을 높이는 가장 중요한 요소와 가장 덜 중요한 요소는 무엇일까?

- 자유 의지/성격
- 가정 환경/부모의 영향
- 유전적 소인/유전적 특성

미국인에게 이 질문을 던지면 답은 한 곳에 압도적으로 몰린다.[20] 2012년에 미국인 1,000명 이상을 대상으로 실시한 설문조사에서 응답자의 61퍼센트는 식생활과 운동 등 개인의 선택이 비만을 대유행시켰다고 답했다. 내 수업에서 학생들이 말하는 답변과 비슷하다. 비만은 자유 의지로 조절할 수 있고 따라서 비만이 된 사람은 의지가 약한 것이 분명하다고들 생각한다. 대사학의 첫 번째 법칙만 배우고 있으니 이런 답을 내놓을 만하다.

일란성 쌍둥이 조사

그러나 실제 정답은 그런 생각과 상당히 다르다. 유니버시티 칼리지 런던의 역학자인 제인 워들Jane Wardle은 인상적인 연구 결과를 발표했다. 태어나자마자 각기 다른 집으로 입양된 여러 일란성 쌍둥이들을 조사한 연구였다.[21] 워들은 2,000쌍이 넘는 쌍둥이를 대상으로 BMI를 비교했다. BMI는 키와 체중을 모두 고려해서 비만 정

도를 측정하는 방법이다. 우리 모두가 알고 있듯이 일란성 쌍둥이
는 DNA가 동일하다. 그래서 눈 색깔, 머리카락 색깔, 피부색이 같
고 키도 거의 같다.

일란성 쌍둥이로 태어나서 한 명은 식생활이나 놀이 환경이 건강
에 좋지 않은 집에서 자라서 집에 가공된 편의식품이 가득하고 밖
에 나가서 놀 기회가 별로 없는 반면, 다른 한 명은 건강한 환경에서
자란다면 어떻게 될까? 가정 환경이 비만에 저항하거나 민감해지
도록 자극하는 중요한 요소라면, 이렇게 다른 환경에서 자란 쌍둥
이는 성인이 되면 체중이 크게 달라질 것이다. 이와 달리 비만이 대
부분 유전 문제라면 서로 어떤 환경에서 어떻게 사느냐에 상관없이
성인이 되면 체중이 비슷할 것이다. 또 자유 의지가 비만을 결정짓
는 요소라면 어른이 되었을 때 체중은 무작위일 것이고 유전적 특
성이나 가정 환경과는 상관관계가 없을 것이다.

워들의 연구 결과는 놀라웠다. 평생 다른 곳에서 따로 살아온 일
란성 쌍둥이는 성인이 되었을 때 BMI가 약 75퍼센트 일치했다. 가
정 환경이 두 쌍둥이의 BMI 일치도에 끼치는 영향은 10퍼센트에
불과했다.

이 연구는 개개인이 정상 체중이나 과체중 또는 비만이 되는 주
요 요소가 자유 의지나 양육 방식이 아니라 스스로 바꿀 수 없는 것,
즉 유전자와 관련이 있다는 사실을 확실하게 보여준다.

75퍼센트는 유전이다

아이가 비만이면 부모가 잘못 키웠다는 비난을 받곤 했는데, 위의 연구로 아이의 비만이 부모 탓이 아니라는 사실이 밝혀졌다. 가정 환경이 비만도에 끼치는 영향은 겨우 10퍼센트이다. 아이가 비만이 된 경우, 75퍼센트는 유전자가 원인이고 10퍼센트는 양육 방식 및 가정 환경의 영향이다.

여기서 가정 환경과 국가 환경을 구분해야 한다. 대부분의 국가에서는 가정 환경이 건강에 유리하더라도 국가 전체의 환경이 더 큰 영향력을 발휘한다. 위의 연구에 따르면 서구 문화가 가정 환경에 침투한 경우, 개인이 비만에 민감한 유전자를 갖고 있다면 아무리 건강한 가정 환경에서 자라도 비만을 피하지 못할 수 있다. 전 세계 여러 연구진이 제인 워들의 쌍둥이 연구를 반복해서 실시했고 같은 결과를 재차 확인했다.[22] 이 결과는 내가 만난 환자들이 오래전부터 들려준 이야기와도 정확하게 일치한다. "선생님, 제 유전자가 문제인 것 같아요." 이들의 생각이 대부분 옳았음에도 불구하고 이렇게 중요한 연구가 널리 알려지거나 인용되지 않는다는 사실이 안타깝다.

3번 그룹 사람들

다시 소 이야기로 돌아가자. 몸집이 가장 크고 뚱뚱한 3번 우리의 소들은 급식 형태의 먹이에 노출됐고 선발 육종을 통해 유전적으로 비만이 될 소인도 갖고 있었다. 사람의 경우에도, 비만이 되어 체중 문제로 고생하게 된 주요 원인을 두 가지로 꼽을 수 있다. 뒤에서 다시 설명하겠지만, 서구화된 식생활로 살아가는 것 그리고 유전적 소인이다. 이 두 가지 요소를 모두 가진 사람을 3번 그룹으로 묶을 수 있다.

사람이 비만이 되는 유전적 소인은 비유로 제시한 소처럼 인공적으로 선별되거나 부자연스럽게 만들어진 결과가 아닌 자연 선택의 결과다. 그렇다면 지금의 환경은 인종이나 부족과 상관없이 인류 전체에 똑같이 영향을 줄까 아니면 같은 환경에서도 유독 다른 사람들보다 비만에 더 취약한 사람이 있을까?

인종과
비만율

나는 환자들을 치료하러 아랍에미리트를 주기적으로 방문한다. 에어컨이 빵빵하게 나오는 대형 쇼핑몰을 거닐다 보면, 다른 인종에 비해 토착민 중에 비만이 훨씬 더 많다는 사실에 놀라곤 한다. 똑같이 산업화된 식생활에 노출되며 살아가는데 말이다. 쇼핑몰 푸드코트에는 버거킹, 타코벨부터 서브웨이까지 맛있게 즐길 수 있는 서구 음식이 가득하다. 푸드코트에는 인도 사람, 필리핀 사람과 백인, 흑인이 고루 앉아 있고 아랍에미리트 사람도 섞여 있다. 인종마다 비만인 사람이 눈에 띄지만, 아랍인에게 비만은 유

　　　　　　　　몸은 체중을 어떻게 조절할까

독 심각한 문제가 된 것 같다. 근거가 있는 추측일까? 최근에 집계된 비만율 순위를 보면 내가 목격한 상황과 일치한다. 아랍 지역은 거의 1위에 근접했다.

1. 태평양 섬 지역 - 1위를 차지한 나우루섬은 전체 주민의 94퍼센트가 과체중이고 71퍼센트가 비만이다. 정상 체중은 인구의 겨우 6퍼센트다!
2. 페르시아만 연안 국가(아랍에미리트 포함) - 카타르와 사우디아라비아의 경우 성인 여성 인구의 비만율이 거의 50퍼센트에 이른다.
3. 미국 - 루이지애나주의 비만율은 36퍼센트이며 다른 주들도 근소한 차이로 그 뒤를 따르고 있다.
4. 유럽 - 인구의 55퍼센트가 과체중, 25퍼센트가 비만이다.

태평양 섬 주민들의 비만율은 깜짝 놀랄 만큼 높다. 비만에 민감한 유전자만 쏙쏙 골라서 가진 건 아닐까, 하는 생각이 들 정도다. 왜 이런 일이 벌어졌을까?

용감한 폴리네시아인

이 글을 쓰고 있는 지금 나는 책상 위의 지구본을 돌리며 세계 곳곳의 상황을 생각하고 있다. 태평양 섬 지역은 어쩌다 이렇게 극단적인 비만에 시달리게 되었을까? 현대 인류의 기원을 추적할 수 있는 흔적은 거의 대부분 동아프리카에서 발견된다. 오늘날 에티오피아 인근 지역이다. 지구본을 보면 에티오피아와 정반대에 태평양 섬이 있다.

인류는 수천 년간 아프리카 대륙에서 다른 곳으로 이동하며 지구 전체를 삶의 터전으로 삼았다. 여러 부족이 수 세대에 걸쳐 중앙아시아를 탐험했고 다시 아시아로, 중국으로 향했다. 태평양 섬 지역민들은 현재 대만과 필리핀에 뿌리를 둔다고 여겨진다. 바다에서 능숙하게 이동할 수 있었던 사람들이 마침내 때 묻지 않은 태평양 섬들을 발견한 것이다. 그곳 주민들이 전 세계에서 가장 뚱뚱해진 원인으로 볼 수 있는 단서는 다음과 같다.

이 지역은 인류가 마지막으로 발을 들인 땅이고 그 시기는 대략 기원전 1000년쯤으로 추정된다.[23] 인류가 이곳까지 바다로 이동한 거리는 수천 킬로미터로, 그야말로 경이로운 수준이다. 폴리네시아 뱃사람들은 철새가 이동하는 경로를 따르고 별의 위치를 보면서 방향을 가늠한 것으로 보인다. 며칠씩 혹은 몇 주씩 망망한 수평선을 응시하면서 바닷새나 거북이, 수면에 떠다니는 나뭇가지나 코코넛 등으로 근처에 섬이 있는지 흔적을 살펴보고 멀리 구름이 피어오른 모양으로 혹시 그쪽에 섬이 있을까 고민했으리라. 이들의 여정은 달 탐사와 같다. 오랜 시간이 걸리는 고된 일인 데다 상황은 예측할 수 없는 요소들로 마구 휘둘린다. 그러니 수많은 뱃사람과 승객들이 목숨을 잃은 것도 놀랍지 않다. J. 테릴J. Terrell이 엮고 편집한 『폰 덴 스타이넨이 쓴 마르케사스섬 사람들의 미신Von Den Steinen's

Marquesan Myths』에도 그러한 내용이 나온다. "너무나 긴 항해였다. 음식과 물이 다 떨어졌다. 노 젓는 사람 100명이 죽고 40명만 남았다. 배는 겨우 피티누이에 도착했고 이어 아오토나로 갔다."[24]

당시 사람들이 태평양 섬에 안전하게 도착하기까지 얼마나 큰 고난과 위험을 겪었을지 상상해볼 수 있다. 장기간 이어지는 여행에서 굶주림을 참고 견딜 만큼 '충분히 강한' 사람만이 살아남아 섬에 발을 디뎠을 것이다. 섬에 정착한 사람들은 자연스레 강력한 선택 편향의 영향을 받은 셈이었다. 여행 전부터 몸에 지방이 충분히 많았던 사람이나 굶어야 하는 상황이 닥쳤을 때 대사율을 줄일 수 있었던 사람은 오랜 여행에서 생존할 확률이 훨씬 높았다. 일종의 보험과도 같은 이러한 요소가 없었던 선원과 승객은 목숨을 잃었고 이들이 가진 유전자는 다음 세대로 전해지지 못했다.

몸에 축적된 지방이 많거나 대사 효율성이 높은 사람들이 머나먼 오지에 이주해 살아남은 것이다. 이 거대한 선택 편향은 앞서 예로 든, 축산 농민이 3번 우리의 소들을 선발 육종한 것과 거의 맞먹을 정도로 극단적인 사례다(69~71쪽 참고). 게다가 육지에 발을 들인 사람들은 이 고립된 작은 섬에서 극심한 기근에 시달렸다. 이곳에서 그나마 환경이 더 나은 곳을 찾아 또 다시 이주하는 일은 큰 대륙에 사는 사람들보다 훨씬 더 힘든 일이었을 것이다. 이 단계에서, 지방이 충분한 사람이 계속 살아남는 선택 과정이 또 한 번 일어났다.

숨겨진 비만 유전자

이 이야기는 유전적 선택이 적자생존에 끼치는 영향을 보여주는 독특한 사례다.[25] 그러나 이곳 섬 지역의 역사를 살펴보면 유럽에서 이주한 초기 정착민들을 비롯해 과거에는 대부분 과체중인 사람이 없었다. 그도 그럴 것이 늘 신선한 자연식품을 먹고 살았기 때문이다. 영양분은 충분했고 식량이 다소 부족한 시기도 꽤 잘 견뎌냈다. 비만 문제 같은 건 없었다. 그러다 최근에 이르러 서구식 식생활이 유입되면서 섬 주민들이 보유한 유전적 기질이 시한폭탄이 터진 것처럼 깨어났다. 태평양 섬 지역 사람들은 앞에서 설명한 세 번째 그룹의 훌륭한 예시에 해당한다. 고열량 가공식품에 노출된 '동시에' 유전적으로 체중이 늘어나기 쉬운 사람들이다.

생식 적합성과
절약 유전자

유전학자 제임스 닐James Neel은 1962년에 기근과 굶주림에 시달릴 때 크게 활성화되는 유전자를 처음 발견했다.[26] '절약 유전자 가설'로 불리게 된 이 현상은 동일한 환경에서도 왜 특정 민족이 다른 민족보다 비만에 더 취약한지에 관한 인상적인 설명을 제시한다.

절약 유전자 가설의 바탕은 기근이 발생하면 대사 효율이 우수하

몸은 체중을 어떻게 조절할까

거나 몸에 저장된 지방이 많은 사람이 그렇지 않은 사람보다 더 잘 생존한다는 이론이다. 따라서 기근이 한 번 몰아칠 때마다 목숨을 잃는 사람들이 생기고 이러한 선별을 통해 다음 세대는 기근을 더 굳세게 견딜 수 있는 유전자를 물려받게 된다고 추정한다. 이 이론 으로 유전자에 따라 비만 여부에 차이가 생기는 이유는 설명할 수 있으나 실제로 절약 유전자가 발달하는 메커니즘은 닐이 설명한 내 용과 다르다. 기근으로 인해 전체 인구 중 상당수가 주기적으로 싹 소멸된다는 가정은 상당히 가혹한 생각인 것 같다. 살기 힘들고 자 주 식량이 부족할 수는 있지만 그렇다고 굶주림 때문에 사망자가 대거 발생하는 수준까지 이르지는 않는다. 그보다는 식량 부족으 로 생식력이 변화하고 그 결과 절약 유전자가 발달했을 가능성이 더 크다. 절약 기능이 더 우수한 유전자를 보유한 여성은 에너지(지 방)를 더 많이 축적할 수 있고 식량이 부족한 상황에서도 생식 기능 을 훨씬 더 오래 유지할 수 있다. 축적된 에너지가 부족한 여성은 같 은 상황에서 불임이 되거나 임신 중이었다면 유산을 할 수 있다. 즉 절약 유전자는 기근 후에도 살아남은 사람을 통해 후대로 전달되는 것이 아니라 힘든 시기에도 대사가 효율적으로 이루어지고 그만큼 생식력이 더 우수한 사람을 통해 다음 세대로 전달된다. 이것이 생 식 적합성 가설이다.

국경을 넘지 마시오!
북미 원주민 피마족에게서 생식 적합성 가설의 명확한 예를 확인할 수 있다. 피마족은 기나긴 세월 동안 여러 세대에 걸쳐 매우 우수한 절약 유전자가 발달한 사람들이다. 입증되어 문서로 정리된 사례도 많고 공식적으로 기록되지 않았지만 극한 상황을 이겨낸 다른 사례도 많았을 것으로 추정된다. 지금도 피마족의 많은 수가 멕시코에서 야외 활동을 즐기고 농사를 짓거나 물고기를 잡으면서 건강하게 살고 있다. 이들은 서구식 생활방식을 채택하지 않았다. 그리고 이들 중 비만으로 고생하는 사람은 전혀 없다. 절약 유전자를 갖고 있지만 비만을 일으키는 환경에는 노출되지 않은 것이다.

그런데 피마족 대다수는 멕시코가 아닌 미국 애리조나주 길라강 원주민 공동체에서 산다. 원주민 보존지역이지만 전통적인 생활방식은 대부분 사라지고 전형적인 미국식 생활방식으로 대체됐다. 미국이 기나긴 기근에 빠졌다면 이들의 절약 유전자는 분명 생존에 도움이 되었겠지만 고도로 가공된 식품을 실컷 누릴 수 있는 환경과는 안타깝게도 전혀 맞지 않는다. 절약 유전자가 과거의 유산을 그대로 이어간 결과, 이곳에 사는 피마족은 미국에서 가장 뚱뚱하고 건강이 매우 나쁜 민족이 되었다. 앞에서 예로 든 세 종류의 소우리와 비교하자면 이들은 유전 요인과 환경 조건이 모두 체중 설정값을 높이기 쉽게 설정된 세 번째 그룹에 속한다.

피마족의 비만율은 67퍼센트로 전 세계 모든 민족을 통틀어 두 번째로 높다. 이들보다 비만율이 높은 인구군은 앞서 소개한 태평양 나우루섬 주민들밖에 없다.[27] 당뇨 환자 비율도 50퍼센트로, 미국 평균치와 비교하면 여덟 배나 높다.

아프리카인의 이주

절약 유전자 가설을 좀 더 심층적으로 알아보기 위해 또 다른 이주 사례를 살펴보자. 새로운 땅에 정착했지만 인구의 자연 감소율이 엄청나게 높았던 아프리카 사람들의 이야기다. 서아프리카에서 미국에 노예로 끌려온 사람들은 대서양 횡단이라는 혹독한 여정을 견뎌야 했다. 비좁은 갑판 아래에서 몸이 사슬에 묶인 채로 있어야 했던 이 노예들은 포획자들로부터 인간 이하의 취급을 받고 굶주림과 폭력, 열악한 위생으로 질병에 노출됐다. '중간 항로'로 불리던 아프리카 서해안과 서인도 제도 사이를 관통하는 대서양 횡단은 평균두 달이 걸렸다. 이들에게는 너무나 혹독한 시간이었다. 포획자들은 젊고 몸이 튼튼한 사람들만 골라서 배에 태웠지만 이 기간 동안전체의 20퍼센트가 끝내 목숨을 잃었다.*[28]

배에 실어진 노예들도 자연 선택에 따라 인구가 걸러졌다. 긴 굶주림을 견디지 못했거나 이질 등 신체 에너지를 갉아먹는 질환을이겨내지 못했던 사람들은 대서양을 무사히 건너지 못했다. 폴리네시아 뱃사람들과 마찬가지로 이 바닷길도 대사 기능이 충분히 튼튼한 사람이나 축적된 지방이 충분히 많은 사람에게 더 유리했다.[29] 이렇게 미국 땅을 밟고 아프리카 출신 미국인이 된 사람들이 여러 세대를 지나 전형적인 미국식, 서구식 식생활에 노출되자 어떤 일이

---

* 16세기부터 19세기까지 노예로 붙들린 아프리카인 중 약 200만 명이 대서양을 횡단하는 동안 목숨을 잃은 것으로 추정된다. 배에 오르기도 전에 강제로 행군하고 임시 수용소에 지내다 사망한 노예도 400만 명에 이른다. 살아서 대서양을 건넌 노예는 1,050만 명이다.

벌어졌을까? 비만이 유전자로 결정된다는 이론이 옳다면, 조상들이 그런 시련을 겪거나 인구가 크게 감소하는 일도 없었던 다른 민족보다 비만이 될 위험성이 피마족처럼 분명 더 클 것이다. 반대로 비만이 유전자로 정해지지 않는다면, 미국에 사는 모든 민족이 똑같이 서구식 식생활에 노출되었으므로 비만율도 비슷할 것이다. 통계 결과는 아래와 같다.

미국에 사는 민족별 현재 비만율[30]

성인 인구 전체: 35퍼센트

흑인: 48퍼센트

라틴아메리카인: 43퍼센트

백인: 33퍼센트

미국에 사는 흑인 여성의 비만율은 무려 57퍼센트다.

아프리카 출신 미국인들에게서 서글픈 역설을 발견할 수 있다. 이들이 노예로 끌려온 목적은 농업 인력을 늘리기 위해서였고 많은 노예들이 사탕수수 재배에 투입됐다. 그 결과 설탕을 더 쉽게 구할 수 있게 되었고 설탕 가격도 하락했다. 현재 미국에 사는 아프리카계 미국인들은 설탕 무역의 변화가 불러온 비만과 당뇨와의 전쟁을 벌이고 있다. 대사 기능이 우수했던 조상들이 물려준 절약 유전자라는 유산으로 인해 또 다시 고투를 벌이고 있는 것이다.

몸은 체중을 어떻게 조절할까

핵 실험

"프리먼 씨, 들어오세요!" 간호사가 진료실 밖에서 다음 환자를 부르는 소리가 들렸다.

갑자기 방이 어두워져서 메모를 하다가 말고 고개를 들었다. 프리먼 씨가 워낙 골격도 크고 몸도 거대해서 진료실 문으로 들어오던 빛을 다 가린 것이었다. 체중 300킬로그램, BMI 90kg/m²인 그는 내가 만난 모든 환자를 통틀어 가장 몸이 컸다. 신축성 좋은 푸른색 코듀로이 바지와 손으로 직접 뜬 스웨터로 잘 차려 입은 마흔 살쯤 된 이 남성은 말투가 부드럽고 머리가 좋은 사람이었다.

상담을 하면서 나는 언제부터 살이 찌기 시작했느냐고 물었다. 그러자 그는 평생 뚱뚱했고, 아주 어릴 때부터 그랬다고 대답했다. 식욕이 아주 왕성한 편이라고도 했다. 가족력을 묻다가, 흥미로운 사실이 드러났다. "가족 중에 비만인 사람이 있나요?" "없습니다." 가족 모두가 마르거나 정상 체중이라는 것이었다. "혹시 입양되신 건 아니죠?" 내가 묻자, 그는 아니라고 했다. 나는 깜짝 놀랐다. 유전적인 연결고리도 없이 체중이 어떻게 이만큼 늘어난 걸까. 그때 프리먼 씨가 작은 소리로 한마디를 덧붙였다. "부친께서 핵폭탄 실험과 관련된 일을 하신 적이 있습니다." 바로 이것이 그가 가족들과 전혀 다른 사람이 된 이유였다.

방사선은 유전자에 돌연변이가 발생할 확률을 높인다. 한때 옥수수를 더 잘 자라게 하는 돌연변이를 유발하려고 일부러 옥수수에 방사선을 조사하는 사람도 있었다. 프리먼 씨의 경우 부친이 핵실험 중 방사선에 노출됐고 돌연변이 DNA가 아들에게 전해졌다. 심각한 비만을 유발하는 DNA였다.

베두인족

두바이 쇼핑몰의 푸드코트로 다시 돌아가자. 나는 그곳에서 같은 음식을 먹는 다른 민족들보다 유독 아랍에미리트 사람들의 비만 문제가 심각하다는 사실을 목격했다. 태평양 섬 주민, 피마족 그리고 아프리카 출신 미국인 중에 비만에 시달리는 사람이 더 많은 이유가 이들에게도 똑같이 적용될 수 있었다. 아랍에미리트의 조상들도 기근에 시달렸고 극심한 고난으로 인해 '뚱뚱해지는 유전자'를 보유한 사람이 훨씬 더 잘 생존했을지도 모른다. 즉 다른 민족보다 절약 유전자를 더 많이 보유했을 가능성이 있었다.

하지만 나는 정말 이것으로 현재 상황을 전부 설명할 수 있는지 의문이 들었다. 아랍인들의 조상이 유목 생활을 하던 베두인족이라는 사실은 잘 알려져 있다. 이곳 사람들은 사막에서 살던 시절의 유산을 지금도 자랑스럽게 드러내며 살아간다. 남성들이 전통적으로 머리에 쓰는 흰색 천은 원래 밤에 낙타가 사막을 돌아다니지 않도록 발을 묶는 용도였다. 이들의 조상도 고생을 많이 한 것은 사실이지만 수 세대에 걸쳐 힘든 환경에 내몰려 고생한 민족은 많다. 예를 들어 북유럽 지역은 빙하기에 온 땅이 단시간에 얼음에 뒤덮였고 그 영향이 수 세대가 지나도록 이어졌지만, 이 힘든 환경을 견디고 살아남은 백인 자손들은 비만율이 페르시아만 아랍 국가들과 비교하면 절반 수준이다.

후생적 요소의 단점

아랍 산유국 사람들이 왜 이렇게 극심한 비만에 시달리는지, 그 이유를 다른 곳에서 찾는 새로운 이론이 등장했다.[31] 동의하는 사람들이 계속 늘고 있고 내가 보기에도 현재 이들의 건강 문제를 더욱 실질적으로 설명한다. 이 이론은 생활환경이 너무 빠르게 변해 아랍인들이 제대로 대처하지 못한 것이 높은 비만율의 주된 원인이며, 다른 민족보다 비만 유전자를 더 많이 보유한 것은 아니지만 아랍인의 유전자에는 식량이 충분치 않은 힘든 환경에서 살아남기에 유리한 특성이 있다고 말한다. '후생유전학'으로 불리는 새로운 과학 분야가 이를 뒷받침한다.

과거에는 어머니와 아버지에게서 물려받은 유전자가 그대로 발현된다고 여겨졌다. 즉 바뀔 수가 없다고 보았다. 그러나 이제 이러한 생각에 변화가 일고 있다. 일부 유전자의 활성이 사라질 수 있다는 사실이 입증된 것이다. 의학 용어로는 '메틸화'라고 한다. 메틸 분자가 유전자를 덮는다는 사실에서 나온 명칭이다.

메틸화는 우리가 자궁에서 아직 크고 있을 때 일어난다. 이 과정은 발달 중인 아기가 환경을 지각하는 기능과 연관되며 아기가 이 모든 과정을 거치고 세상에 태어나면 환경에 더 원활하게 적응할 수 있다고 추정된다. 그만큼 생존하고 번성할 가능성도 높아진다. 전체적으로 아기에게 유리한 일이다. 대부분의 경우 아기가 아직 엄마 배 속에서 자라고 있을 때 엄마가 살아가는 환경과 나중에 아기가 태어나서 성장하는 환경은 동일하다. 아기가 살아갈 미래의 환경은 대체로 예측된 환경과 같아서 미래 환경에 가장 적합하게 맞춰진 후생적 요소는 대부분 유익한 영향을 발휘한다. 그러나 모든 예측이 그렇듯 한 치의 오차도 없이 다 예상대로 흘러가지는 않는다. 그것이 후생적 요소의 단점이다. 아기가 태어나기 전에 예측된 환경과 태어나 자라는 환경이 크게 다르면 아기는 적응하느라 애를 먹고 건강에 문제가 생길 수 있다. 나는 아랍에미리트 지역의 비만 문제도 이 경우에 해당한다고 생각한다.

네덜란드 기근 연구

미래 환경이 예상과 다를 때 발생하는 후생적 결과를 살펴보자. 1975년에 발표된 이 논문의 제목은 「1944~1945년 네덜란드 기근과 생식 과정」이다.[32] 네덜란드에서 발생한 기근과 엄마 배 속에서 기근을 겪고 태어난 아이들이 이로 인해 받은 영향을 조사한 연구다.

먼저 역사를 정리해보면, 네덜란드 기근은 제2차 세계대전이 막바지로 향하던 추운 겨울, 독일군이 네덜란드를 지나 퇴각하던 시기에 일어났다. 공격과 반격이 무수히 반복됐고 극심한 변동도 잦았다. 승패를 좌우할 결정적인 시점이기도 했다. 전투로 인해 네덜란드의 여러 지역이 몇 개월씩 고립됐다. 오지까지 식량을 운송하던 운하가 혹독한 추위로 얼어버려 상황은 더욱 악화됐다. 식량은 매일 일정량만 엄격하게 배분됐고 사람들은 하루 종일 겨우 500킬로칼로리밖에 먹지 못했다. 많은 지역에 기근이 덮쳐 6개월간 이어졌다. 굶주림을 견뎌야 했던 사람들 중에는 임신 중인 젊은 여성들

몸은 체중을 어떻게 조절할까

도 있었다.

네덜란드 기근 연구는 기근이 지나고 30년 후에 실시됐다. 연구진은 당시 굶주림에 시달렸던 여성들이 낳은 아이들을 찾아가 기근이 덮치기 전이나 사태가 다 끝난 후에 태어난 형제자매들과 비교했다. 연구가 실시된 시점에 성인이 된 아이들의 건강을 분석한 결과, 놀라운 사실이 드러났다. 이들은 예상대로 출생 당시에는 몸 크기가 정상 수준보다 한참 작았지만 성인이 되자 그 시기를 피해서 태어난 형제자매들보다 비만이 된 경우가 훨씬 더 많았다. 게다가 이들은 여러 비만 중에서도 위험성이 큰 종류, 즉 허벅지나 엉덩이보다 복부 주변에 지방이 축적되는 비만을 겪었다. 남성에게 흔히 발생하는 이러한 비만은 당뇨와 고혈압 위험성을 더 높인다. 그러니 엄마 배 속에서 기근을 겪고 태어난 아이들 중에 제2형 당뇨 환자의 비율이 더 높은 것도 그리 놀랍지 않은 결과였다.

기근을 겪은 태아가 자라면

왜 이런 일이 생길까? 어떻게 엄마 배 속에서 굶주린 아기가 태어나 성인이 되었을 때 비만과 당뇨를 겪을 위험성이 높아질 수 있을까? 다른 각도로 살펴보자. 배 속에서 기근을 겪은 아기가 다른 아이들보다 식욕도 많고 체중도 더 쉽게 늘어난다면 아이에게 어떤 이점이 있을까? 또는 대사 효율이 높아서 다른 아이들보다 에너지를 적게 소비한다면? 학계 연구에 따르면 이러한 특성은 아이에게 아무런 이득이 되지 않는다. 오히려 질병이 발생할 가능성만 높일 뿐이다.

그러나 배 속의 아기가 DNA는 이미 정해져 있으므로 DNA 변화 없이 행동 방식을 바꾸는 영리한 길을 택했다면? 아기가 주변 환경에 따라 몸 색깔이 변하는 카멜레온처럼 반응한다고 상상해보자. 자궁에서 감지한 환경처럼 태어나 자라는 동안에도 기근이 들거나 식량이 부족하다면, 왕성한 식욕과 적극적인 음식 구하기, 낮은 대사율은 모두 생존에 중요한 이점이 될 것이다. 이것이 유전자가 힘든 미래를 예측하고 후생적으로 대비하는 전형적인 모습이다. 그러나 이 경우에는 예측이 틀렸다. 예측과 달리 미래에 먹을 것이 충분했고 배고픈 미래가 될 것이라는 쪽에 베팅한 사람은 지고 말았다. 후생유전적인 변화가 건강과 생존에 유리하게 작용하는 대신 비만과 당뇨를 낳았다.

1967년부터 1970년까지 비아프라 전쟁으로 불리는 나이지리아 내전 시기에도 극심한 기근이 발생했다. 학자들이 전쟁 전과 전시에 그리고 전쟁 이후에 태어난 아기 1,300명 이상을 조사한 결과 전쟁 중에 태어난 아이들은 네덜란드 연구에서처럼 40년 뒤에 복부 비만과 당뇨, 고혈압에 시달리는 비율이 더 높았다.[33]

굶주림에 대한 반응으로 비만 유전자가 발현되는 것은 후생적인 결과다. 후생유전학은 인체가 주변 환경에 유전적으로 적응하는 방식에 새로운 관점을 제시한다. 더불어 진화의 과정과 인간 본질에 관한 새로운 의문을 던진다.

아기가 후생적인 변화를 겪고 태어나면 그 변화가 다음 세대로 전해질까? 할머니가 배 속에 있었을 때 환경 변화를 감지하고 미래 환경에 대비하기 위해 유전자에 어떤 변화가 일어났다면, 그 변화는 엄마에게 전해지고 이어서 당신에게도 전해졌을까? 아직 연구 중이지만 후생적 형질 중에는 최대 4세대까지 꾸준히 남아서 전해지는 것도 있다.[34]

유전자는
환경에 반응한다

찰스 다윈이 1859년에 발표한 저서『종의 기원』에는 수많은 동물 종과 화석을 조사하고 관찰하고 도출한 획기적인 결과가 담겨 있다. 1950년대 초 프랜시스 크릭Francis Crick과 제임스 왓슨James Watson이 밝힌 DNA 구조는 자연 선택과 유전자 돌연변이가 동력이 되는 진화 메커니즘을 확고히 뒷받침한다. 다윈의 이론은 생물의 기원을 궁극적으로 설명해주지만, 최근 들어 이 분야의 학자들에게 골치 아픈 일이 생겼다. 다윈의 이론을 바탕으로 동물과 인간이 진화하기까지 얼마나 오래 걸리는지 꾸준히 연구해왔는데, 영 앞뒤가 맞지 않는 결과가 나온 것이다. 생물은 단순한 자연 선택이나 드물게 발생하는 유전자 돌연변이만으로 진화하기에는 시간 여유가 없다. 기존의 진화 이론에 관해서는 벌써 수년 전부터 의혹이 제기되어왔는데, 이를 대체할 흥미로운 진화 이론은 후생유전학에서 새롭게 나올 가능성이 있다.

후생유전학 연구를 통해 유전자가 환경에 반응하여 바뀔 수 있다는 사실이 밝혀졌다. 이것을 '후생 돌연변이'라고 부르기로 하자. 이 변화는 다윈이 밝힌 단순하고 전통적인 방식의 유전자 돌연변이보다 발생 빈도가 10만 배 더 높다. 이 후생 돌연변이가 진화에 영향을 주고 진화의 동력이 될 수 있을까? 그럴 수 있다는 증거가 몇 가지 발견됐다. 실제로 유전자는 유전적 동화라는 과정을 통해 영구적으로 바뀔 수 있다.[35] 이것이 사실이라면, 다윈이 설명한 진화 과정으로는 우리가 주변 환경에 적응하는 속도를 도저히 설명할 수 없었던 문제를 해결할 수 있을지 모른다.

후생유전학은 등장한 지 고작 몇 년밖에 안 된 신생 학문이지만 이미 환경과 인간의 상호작용에 관한 전통적인 이론에 의문을 던지고 있다. 그러니 200년도 더 전에 후생적 유전을 주장했던 과학자를 살펴볼 필요가 있을 것이다.

진화에 관한 최초의 이론

장바티스트 라마르크Jean-Baptiste Lamarck는 다윈보다 50년 앞서 진화 이론을 제시한 프랑스의 자연학자다. 나중에 다윈이 제시한 의견과 다르게, 동물이 자연 선택의 영향이 아니라 환경에 직접 반응하여 진화한다고 주장했다. 라마르크는 이를 뒷받침하기 위해 지금은 널리 알려진 기린의 진화를 예시로 들었다. 기린의 목이 길게 진화한 것은 직계후손들이 전 생애 중 상당한 시간 동안 키가 큰 나무의 잎과 열매를 먹으려고 목을 길게 뻗은 결과라는 설명이었다.

진화 이론을 세상에 처음으로 발표한 후 라마르크는 거센 후폭풍에 시달렸다. 당시 모든 권력을 거머쥔 가톨릭교는 그가 천지창조설을 의심하는 만용을 부렸다며 거침없이 혹독한 비난을 쏟아냈다. 당대 다른 학자들도 라마르크의 견해에 혹평을 퍼붓고 신뢰하지 않았다. 존경을 받아 마땅한 업적을 남겼음에도 불구하고 만년에 조롱을 당해야 했다. 후발주자로 나선 덕에 이런 상황을 피할 수 있었던 다윈은 일생을 세상에서 가장 유명한 과학자 중 한 사람으로 살았지만, 라마르크는 빈곤에 시달리다 1829년 무명의 학자로 세상을 떠났다. 최근 후생유전학이 등장하면서 비로소 그가 남긴 이론과 명성도 다시 살아났다.

진화를 이해하는 보다 발전된 새로운 방식은 다윈과 라마르크의 이론을 함께 수용하는 것이다. 신다윈주의와 신라마르크주의는 우리가 변화하는 주변 환경에 어떻게 적응하며 진화하는지 알려주는 근거가 될 수 있다. 이 점을 기억하면서 다시 두바이의 푸드코트로 돌아가 이 이론이 비만에 주는 영향을 생각해보자.

후생유전학과 사막

아랍에미리트에서 발생한 비만 문제를 후생유전학으로 어떻게 설명할 수 있을까? 이곳 사람들의 비만은 유전자가 미래 환경을 잘못 예측한 결과일까? 우선 페르시아만의 환경이 얼마나 급격히 변화했는지부터 살펴보자.

1960년대에 아부다비에서 석유가 발견됐다. 당시 이곳에는 유목 민족들이 뿔뿔이 흩어져 살았고 국가 경제의 핵심 산업은 진주 채취였다. 1970년에 이르자 아랍에미리트는 매일 석유를 200만 배럴씩 생산하는 국가가 되었다. 현재 일일 생산량은 300만 배럴이다. 아부다비와 두바이를 건국한 두 통치자는 석유 판매로 얻은 수익 대부분을 사회 기반시설에 투자하기로 결정했다. 방대한 건축 사업이 시작되었고 주택과 호텔, 학교, 도로, 병원 등이 속속 들어섰다. 고작 한 세대 만에 베두인족의 전통 생활방식은 '서구식' 생활방식으로 '발전'했다. 이글이글 뜨거운 열기가 가시지 않는 여름에도 텐트에 살고 전통 아랍 음식을 먹으며 낙타를 타고 돌아다니던 사람들이 시원한 에어컨 바람이 나오는 아파트에 살면서 렉서스 자동차를 몰고 맛있는 가공식품을 실컷 먹으면서 살기까지 채 30년도 걸리지 않았다.

미국과 유럽에서는 몇 세대에 걸쳐 시골의 전통적인 생활방식이 도시 중심의 현대적인 생활방식으로 전환됐다. 한 세대가 지날 때마다 변화 폭은 앞선 세대보다 훨씬 완만했다. 아랍에미리트에서는 생활방식이 이처럼 너무나 갑작스럽게 변화한 만큼 후생적으로도 미처 대비할 틈이 없었을 가능성이 있다. 척박한 환경에서도 살아남을 수 있도록 유전자가 바뀌었는데 한 세대가 지나가기도 전에 환경이 현대적인 도시로 급속히 변화했다면, 인체 대사의 특징이 태어난 환경과 맞지 않을 수 있다. 즉 아랍에미리트 사람들의 유전자는 혹독한 사막 환경과 유목 생활을 대비하여 생존에 도움이 되도록 후생

몸은 체중을 어떻게 조절할까

적으로 변화했는데 막상 태어나 보니 그와 어울리지 않는 푸드코트와 같은 환경에 맞닥뜨린 것이다. 현재 그토록 많은 인구가 비만이 된 이유는 이렇게 설명할 수 있다. 그럼 다음 세대는 어떻게 될까?

2인분

앞서 우리는 엄마가 아기를 임신한 상태에서 굶주리거나 영양을 제대로 공급받지 못하면 아이는 후생적 변화에 의해 그러한 환경에서도 생존할 수 있도록 유전자가 단단히 대비한다는 사실을 배웠다. 그러나 태어나서 실제로 접한 환경이 그 예측과 다르면, 가령 푸드코트 같은 곳을 접하면 효율이 과도할 정도로 높아진 대사 기능은 큰 문제가 된다. 유전자로 인해 비만이 될 수밖에 없는 상황이 되는 것이다.

그러나 엄마 배 속에서 겪은 기근이 유전자를 변화시키고 현대의 생활환경에서 쉽게 비만이 되는 유일한 원인은 아니다. 놀랍게도 임신 기간에 영양이 '과도하게' 공급되어도 아이에게 '비만 유발성' 형질이 발달할 수 있다는 새로운 사실이 최근에 밝혀졌다. 과학자들은 쥐 실험을 통해 이것이 명확한 위험요소라는 사실을 확인했다. 임신한 쥐에게 급식 형태의 먹이를 과잉 공급하면 태어난 자손은 먹이를 정상 수준으로 먹은 어미 쥐에서 태어난 자손에 비해 왕성한 식욕과 공격적인 먹이 탐색을 보이고 비만이 되는 것으로 나

타났다.[36]

사람의 경우 임신기에 혈당이 높으면 태어난 아기가 아동기에 비만이 될 확률이 훨씬 더 높아지고[37] 임신 기간에 비만이면 아이가 네 살이 되었을 때 비만이 될 확률이 두 배에서 세 배 더 높아진다.[38] 재미있는 사실은 위 우회술 등 비만대사 수술로 비만을 '치료'한 엄마에게서 태어난 아이는 엄마가 비만이었을 때 자궁에 있었던 형제자매와 달리 비만 형질의 후생적인 전달 징후가 나타나지 않았다.[39] 이 연구 논문에 공동 저자로 참여한 뉴욕의 존 크랄John Kral 박사는 태아가 엄마의 체중과 전반적인 건강 상태에 따라 제각기 다르게 발달하며 이 시기에 발생한 변화는 출생 후 평생 동안 지속될 수 있다고 설명한다.

미래 세대가 계속 비만을 일으키는 환경에 노출되는 건 별로 반가운 일이 아니므로, 이게 무슨 의미인지 찬찬히 생각해보자. 첫째로 우리는 쌍둥이 연구를 통해 유전자가 체중에 끼치는 영향력이 75퍼센트라는 사실을 확인했다. 그리고 지금은 엄마가 임신기에 비만이라면 아이에게 자신의 유전 정보가 담긴 DNA를 절반 물려주는 것에 그치지 않고 비만이 되기 쉬운 돌연변이도 물려줄 수 있다는 이야기를 하는 중이다. 엄마의 유전 정보에 이미 비만 형질이 포함되어 있을지 모르는데 엄마 몸에서 자라는 동안 또 한 번 비만이 되기 쉬운 변화가 생길 수 있는 것이다.

왜 임신기에 영양이 과도하게 공급되거나 엄마가 비만이면 태어난 아이는 체중이 증가하는 형질이 발달할까? 언뜻 보면 직관과 어굿난다. 임신기에 먹고 살기가 힘들었다면 태어난 아기의 유전자에 비만 형질이 포함될 수 있다고 납득할 수 있지만, 임신기에 앞으로도 음식이 풍족할 것이라 예측된다면 비만 형질이 생존 측면에서 대체 무슨 도움이 된단 말인가? 현대식 식단에 미량영양소가 '부족'하다는 특징에서 해답을 찾을 수 있을지 모른다. 엄마가 체중은 정상보다 많이 나가지만 전통적인 신선식품과는 영양 조성이 다른 가

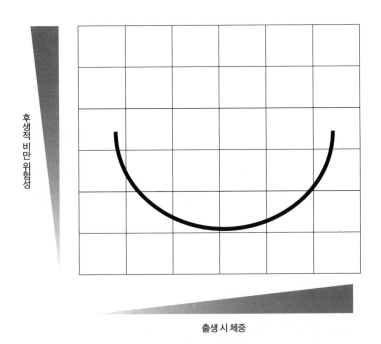

후생적 비만 위험성

출생 시 체중

그림 2.5 엄마가 임신기에 영양 과다이거나 영양 부족이면 태어난 아기가 성인기에 비만이 될 위험이 높아질 수 있다. 여러 연구를 통해 출생 시 체중과 성인이 되었을 때 비만이 되는 경향의 관계는 U자형을 나타내는 것으로 확인됐다.

출처: S. 팔리(S. Parlee)와 O. 맥두걸드(O. MacDougald) (2014). 임신기 영양과 아기의 비만 위험: 발달 가소성의 트로이 목마. 바이오킴 바이오피즈 악타(Biochim Biophys Acta), 1842(3), 3월, 495~506.

공식품을 주로 섭취하여 비타민과 무기질, 그 밖에 다른 영양소는 부족할 수 있다(8장에서 더 자세히 설명한다). 그러므로 태아의 유전자가 모체의 이 같은 결핍 상태를 감지하고, 비슷한 결핍을 피하기 위해 미래 환경에서 음식을 충분히 먹을 수 있도록 유전자 발현을 변화시켰을 가능성이 있다. 듀크 대학교 연구진은 쥐 실험을 통해 임신기에 비타민 보충제를 공급하면 태어난 자손의 외모가 크게 바뀔 수 있다는 사실을 확인했다.[40]

그러므로 비만 형질의 위험 분포는 U자 모양이 된다. 엄마가 영양을 제대로 섭취하지 못하거나 과도하게 섭취하면 엄마에게서 물려받는 유전자에 이미 포함되어 있을지 모르는 비만 가능성과 함께 비만이 되기 쉬운 후생적 형질도 물려받는다.

과거와 현재의 비만율

몇 년 전에 딸아이를 데리고 중학교를 방문한 적이 있다. 아이가 다닐 중학교를 함께 보러 다니는 중이었다. 런던의 칙칙한 분위기는 익숙했지만, 깜짝 놀랐던 건 교내에서 만난 학생들의 전체적인 체격이었다. 공손하게 나와 딸아이를 안내해주고 이런저런 질문에 참을성 있게 대답해준 학생들 중 상당수가 정상 체중 범위를 크게 초과하거나 비만인 상태였다.

그날 나는 이런 의문이 들었다. 내 학창시절과 현재 학생들의 비만율이 어떻게 이렇게까지 극명히 다를 수 있을까? 과거의 식생활도 건강에 해로운 것이 많았는데 지금은 대체 얼마나 더 나빠진 걸까? 학교를 방문했을 때는 미처 생각하지 못했지만 이후 시간이 갈수록 점점 더 분명해진 사실이 하나 있었다. 바로 후생유전적 요소가 비만에 끼치는 영향이었다. 생활환경이나 아이들 개개인의 유전자는 예나 지금이나 크게 변하지 않았다. 생활환경이나 유전자만으로 체중이 그렇게 증가한 것이 아니라, 후생적 요소가 주된 영향을 발휘한 것이다. 정상 체중을 유지하기 힘들게 하는 후생적 돌연변이가 아이들을 비만으로 만든 원인이었다. 내가 만난 학생들의 어머니들은 대체로 1960년대 말부터 1970년대에 태어나 1980년대 초, 영국 최초로 대유행한 비만의 영향을 받은 세대였다. 따라서 임신 기간에 비만인 사람이 많았고 이것은 의도치 않게 자녀의 비만 위험성을 높인 후생적 돌연변이를 촉진시켰다.

세대에 따른 비만 위험성

후생유전적 요소가 정말로 자손의 비만에 영향을 준다면, 왜 갈수록 비만 형질이 더욱 강력한 젊은 세대가 늘어나는지도 설명할 수 있다. 현재 모든 세대가 비만인 어머니나 할머니로부터 건강에 위험한 후생적 돌연변이를 물려받고 있다. 그러므로 앞으로 식생활이 여러 세대 동안 현재와 동일하게 유지되더라도 이러한 유전 형질은 점점 더 늘어날 것이고 비만율은 지금보다 훨씬 더 심각해질 것이다. 비만 청소년들을 볼 때 이 점을 꼭 기억해야 한다. 이 아이들은 십 대라면 누구나 성장 과정에서 느끼는 불안, 고민과 함께 과거 '어떤' 세대보다도 강력한 비만 형질과 맞서 싸워야만 한다.

기운 빠지는 이야기지만 그래도 한 줄기 희망은 있다. 위험성을 깨달았다면 교육으로 방지할 수 있다. 아기의 비만 위험성을 줄일 수 있다는 사실을 앞으로 엄마가 될 사람들이 충분히 이해한다면, 임신 전에 정상 체중이 되도록 노력할 것이고 그 목표를 이룰 가능성도 훨씬 높아질 것이다. 부디 이 책이 이와 같은 인식 개선에 도움이 되길 바란다.

제약업계와 과학계는 사람마다 후생적 돌연변이가 제각기 다르게 발생하는 비만 유전자를 표적으로 삼아서 그러한 유전자의 영향을 없앨 방법을 찾아볼 수 있다. 후생유전학 분야에서 처음으로 나온 혁신적인 연구 결과도 이 전략과 관련이 있다. 미국 듀크 대학교의 연구진은 쥐를 대상으로 임신 기간에 비타민을 보충 섭취하면 자손에게 어떤 영향이 발생하는지 조사했다.[4] 이 연구에 쓰인 쥐는 평범한 쥐가 아니었다. 연구진이 실험동물로 정한 아구티 마우스는 두 가지 형질이 발현되도록 교배된 상태였다. 바로 비만 형질과 노란 털 형질이었다. 이렇게 만들어진 암컷과 수컷을 교배하여 태어난 자손은 모두 부모 세대와 동일하게 몸집이 크고 털은 노랬다. 그런데 연구진이 먹이에 단순히 비타민 보충제를 첨가하자 털이 갈색이고 몸이 날씬한 새끼가 태어났다. 자손의 유전 정보를 분석한 결과, 보충 공급한 비타민으로 후생적 돌연변이가 발생되어 비만과 노란 털이 암호화된 유전자의 발현이 중단된 것으로 밝혀졌다. 앞으로 비만 치료에서 후생유전학의 활용 가능성을 엿볼 수 있는 결과다.

몸은 체중을 어떻게 조절할까

비만이나 마른 체형과 관련된 유전자는 종류가 다양하다. 그중 최초로 밝혀진 것이 FTO 유전자다. 이 유전자를 보유한 사람은 그렇지 않은 사람보다 체중이 평균 3킬로그램 더 나간다. 체중에 영향을 주는 것으로 밝혀진 유전자는 그 밖에도 몇 가지가 있다. 입맛과 관련된 유전자와 포만감과 관련된 유전자는 개개인이 자연스럽게 먹고 싶다고 느끼는 음식의 양을 좌우한다. 인체 대사와 관련 있는 유전자, 즉 인체가 태워서 없애는 에너지의 양이 암호화된 유전자도 있다. 이 책 뒷부분에서 인체 대사가 체중 조절에 근본적으로 주는 영향을 다시 살펴보기로 하자.

후생적 돌연변이를 이용해서 식욕을 강화하거나 포만감을 약화시키는 유전자나 대사율을 떨어뜨리는 유전자가 발현되지 않게 할 수 있다면 비만 문제를 어느 정도 해결할 수 있을 것이다. 현 시점에서는 아직 갈 길이 멀다.

가족 안에
있다

비만의 유전적 소인은 오래전부터 환자들에게 직접 전해들을 수 있었다. "유전자 때문이에요, 선생님." "체중 문제는 우리 집 내력이랍니다." 환자들은 가까운 혈족과 똑같은 문제를 나란히 겪었다. 가족 중에 누군가가 체중 감량 수술을 받고 효과를 보면 다른 가족도 치료를 받는 경우가 상당히 많다.

수술 여부를 판단하기 위해 드물지만 환자의 집을 찾아간 적이 있다. 몸집이 너무 커서 병원에 올 수 없는 환자였다. 내가 찾아갔을 때 환자의 체중은 200킬로그램이었다. 보통은 환자를 집에서 만나지 않다 보니 그때의 일이 아직도 생생하다. 집은 깔끔하게 정돈되어 있었고 따스했다. 난롯가, 테이블, 벽에는 가족사진이 많았는데 다들 심각한 비만이었다. 그리고 어떻게든 삶을 평범하게 이어가려고 애쓰고 있다는 인상을 받았다. 유전자가 체중을 조절하느라 힘겨운 싸움을 벌이며 살게 될 것인지 그렇지 않은지를 좌우하는 영향력이 얼마나 강력한지 새삼 또렷하게 느꼈다.

비슷한 사람끼리 끌린다

열여섯 살짜리 유대인 소년이 부모님과 함께 병원에 찾아왔다. 체중 문제를 해결할 수 있는 가장 좋은 방법을 상담하기 위해서였다. 부모님은 소년이 정통 유대교도의 관습대로 2년 이내에 서둘러 결혼하기를 바랐지만 체중 문제 때문에 예비 신부가 한 명도 나타나지 않을까 봐 염려했다. 그동안 각종 다이어트를 시도했지만 전혀 효과가 없었다는 설명도 이어졌다. 나는 소년과 함께 온 부모님의 체격을 살펴보았다. 소년도 몸집이 컸지만 양친 모두 과체중이었다. 소년의 부모는 자신들이 결혼할 때는 비만대사 수술로 체중을 바로잡을 기회가 없었지만 이제는 가능하니 이전 세대가 해결하지 못한 장애물을 젊은 세대가 이겨냈으면 한다고 이야기했다.

나는 이 가족이 다른 구혼자를 구하지 못하고 결국 비슷한 체격의 누군가를 만나게 되리라 예상했다. 특징이 비슷한 사람끼리 서로 끌려 결혼을 한다는 동질혼 현상의 한 사례가 될 수 있었다. 이 가족의 경우에 그 비슷한 특징은 비만이다. 소년은 양쪽 부모로부터 모두 비만 유전자를 물려받은 데다 어머니가 임신기에 비만이었으니 비만을 유발하는 후생적 돌연변이까지, 비만이 되기 쉬운 세 가지 요인을 가진 경우였다. 뿐만 아니라 서구식 식생활이 주가 되는 환경에서 살고 있었으므로 소년이 보유한 비만 유전자가 발현될 확률은 더욱 높았다. 태어날 때부터 비만이 될 운명이 거의 확실히 정해진 사람들이 겪는 상황을 보여준다.

요약

인도에서 만난 성스러운 소를 시작으로 전 세계적인 비만 위기를 어떻게 설명할 수 있을까? 지금까지 알게 된 사실들을 하나씩 짚어보자.

농부는 소를 다음의 방법으로 살찌울 수 있다.

1. 부자연스러운 먹이, 즉 곡류와 기름을 섞은 사료를 준다.
2. 덩치가 작은 소는 제외하고 큰 소들만 선별해서 교배시킨다. 즉 비자연적 선택을 거친다.

우리는 인간도 축산 농장에서 사육되는 소들과 처지가 같다는 사실을 알게 됐다. 인류는 다음과 같은 이유로 비만이 될 수 있다.

1. 가공식품 위주의 산업화된 식생활을 따른다.
2. 기근과 이주 같은 극단적인 상황을 경험하면서 자연 선택 또는 '가장 뚱뚱해야 살아남는 적자생존'에 따라 체격이 크고 대사 효율이 매우 우수한 사람만 살아남는다.

극단적인 상황을 경험한 민족이 서구식 식생활에 노출되면 엄청나게 심각한 비만이 된다. 태평양 섬 주민과 미국에 사는 피마족이 그랬다.

비만을 촉발하는 유전 요소와 환경 요소에 이어 우리는 후생유전학이라는 새로운 분야를 살펴보았다. 임신 기간에 굶주렸거나 비만이었던 어머니에게서 태어난 자손은 유전적으로 비만 위험성이 한층 더 높아진다. 한 세대가 지날수록 아이들이 겪는 비만의 심각성이 더욱 커지는 이유도 이 영향으로 설명할 수 있다.

최신 연구 결과를 보면 내가 환자들로부터 늘 듣는 '유전자 때문'이라는 말은 모두 사실로 입증된 것 같다. 그리고 이런 사실을 깨달을수록 우리가 예정된 방향으로 나아가고 있다는 생각이 든다.

스트레스는 많고 주로 앉아서 생활하고 설탕을 잔뜩 섭취하는 현대인의 생활방식이 모두에게 똑같이 영향을 주지는 않는다. 어떤 사람들은 허리둘레를 고민하거나 날씬한 몸매를 유지하려고 애쓸 필요 없이 일생을 가볍게 살아간다. 마치 비만에 면역력이라도 있거나 비만이 되지 않는 보호 장치라도 가진 것 같다. 반대로 어떤 사람들은 아무리 달아나려 애를 써도, 때로는 헬스장에서 있는 힘껏 달려도 결국 비만과 맞닥뜨리고 쉼 없이 다이어트를 하면서 살아간다.

우리의 유전자와 후생적 유전자는 환경에 영향을 받고 그에 따라 체중 설정값을 조절한다. 정해진 목적에 따라 사육되는 농장의 동물처럼 대부분의 사람은 마른 체형이 될지, 날씬한 몸이 될지, 평균 수준, 우람한 체격 또는 비만이 될지 자신의 몸 크기를 스스로 선택할 수 있는 여지가 거의 없다. 불리한 유전자를 갖고 태어나서 불리한 환경에서 살면 체중 문제로 괴로워하면서 살게 되어 있다. 개인의 잘못이 아니다. 다음 장에서 설명하겠지만 체중 설정값은 정해져 있는데 체중을 바꾸려고 애쓰고 싸우고 다이어트를 통해 의식적으로 노력하면 상황은 더욱 악화된다. 이 문제를 해결하려면 이미 보유하고 있는 비만 유전자가 발현되지 않도록 생활환경을 바꾸어야 한다.

이 책 마지막 부분에 장기적으로 실천해나가야 할 구체적인 방법이 나온다. 하지만 그 전에, 현재 비만 문제로 괴로워하고 있다면 먼저 뇌가 '왜' 체중 설정값을 높이려는지부터 알아내야 한다. 이것이 비만대사 수술보다 체중을 조절하는 데 가장 효과적인 해결 방법이다. 어떤 신호가 주어질 때 뇌는 몸에 지방을 더 많이 저장해야 한다고 판단할까? 바로 이 신호가 체중을 통제하는 방법을 밝힐 핵심 열쇠다.

03 다이어트와 리얼리티쇼
뇌는 무의식적으로 지방을 저장한다

:

어쩌다 〈비기스트 루저The Biggest Losers〉라는 리얼리티 쇼를 보는 날이면 경악을 금치 못한다. 아마 어떤 내용인지 짐작이 될 것이다. 이 쇼에서는 극심한 비만에 시달리는 사람들을 선정해서 30주간 집중적으로 식단을 조절하고 운동을 하는 체중 조절 프로그램에 참가하도록 한다. 그리고 체중이 얼마나 감소하는지 보여준다. 운동을 하면서 살을 빼느라 땀을 뻘뻘 흘리고 힘들어하는 얼굴이 집중적으로 부각되면 정말 힘들겠다는 마음이 절로 든다. 참가자들의 의지가 조금이라도 약해지는 기색이 나타나면, 운동 트레이너가 신병훈련소에서 갓 입대한 병사들을 훈련시키는 교관처럼 무서운 얼굴로 호통을 친다. 그렇게 시간이 흐르고 쇼가 끝날 즈음에는 참가자들 모두가 고생한 보람을 충분히 느낄 만한 결과를 얻는 것처럼 보인다.

그런데 이 리얼리티쇼가 방영될 때 나오는 중간 광고는 대부분 보기만 해도 군침이 흐르는 패스트푸드 광고이고, 이 프로그램을 계속 보고 있으면 점점 더 배가 고파지는 역설적인 상황이 생긴다. 결국 참지 못하고 피자를 배달시켜 허겁지겁 먹고 있을 때쯤이면 참가자들은 체중계에 올라 그동안 몸무게가 얼마나 줄었는지 확인한 뒤 깜짝 놀라며 활짝 웃고 있다. 그렇게 쇼가 끝난다. 무려 80킬로그램이나 줄인 사람도 있다. 평균 남성 한 명의 몸무게가 빠진 것이다! 놀라운 결과다. 이 과정을 지켜보는 건 꽤 흥미진진하고 그래서인지 시청률이 굉장히 높다. 그런데 〈비기스트 루저〉나 그와 유사한 프로그램들이 추구하는 진짜 목표는 무엇일까? 노력하고 실천하면 체중을 엄청나게 줄일 수 있다는 것이 이들이 전하려는 결론이다. 여기에는 이 정도로 노력하지 않는다면 분명 의지가 약해빠졌거나 식탐이 너무 강한 사람이고 심지어 그 두 가지 모두 해당되는 게 분명하다는 메시지가 깔려 있다. 이런 프로그램들의 인기는 헬스장과 다이어트 서적을 향한 관심으로 이어졌다. 하지만 이 모든 것이 정말로 체중을 줄이는 데 도움이 될까?

〈비기스트 루저〉는 참가자들이 장기적으로 겪는 변화는 보여주지 않는다. 시청자는 참가자들이 쇼에 출연한 덕분에 영원히 새로운 삶을 살게 됐다고 생각한다. 구원받았다고, 그렇게 고생하더니 마침내 결실을 거두고 비만을 물리쳤다고 생각한다.

이 리얼리티쇼의 결과를 체중 설정값 이론으로는 어떻게 설명할 수 있을까? 체중 설정값을 하향 조절하고 그 상태가 영원히 지속되지 않는 한, 출연자들의 뇌는 무의식적으로 식욕과 인체 대사를 조절하는 음성 피드백 시스템을 통해 체중을 원래대로 되돌려놓으려고 할 것이다.*

출연자들을
연구한 결과…

미국 메릴랜드주 베데스다의 국립보건원에서 실시한 유명 연구 결과를 살펴보자. 물리학자 케빈 홀Kevin Hall 박사는 인체 대사에서 나타나는 불규칙성에 흥미를 느끼고 동료 연구자들과 함께 〈비기스트 루저〉에 출연했던 14명을 추적 조사했다. 그리고 방송에 나오고 6년이 지났을 때 체중과 대사에 어떤 변화가 일어났는지 분석했다.[42] 14명의 참가자들은 평균 58킬로그램을 감량했었다. 출연자로 처음 선정되었을 때 비만이 얼마나 심각했는지를 생각하면 엄청난 결과였다. 그런데 6년 후 이들의 체중은 평균 41킬

---

* 이번 장에 나오는 '(인체) 대사'라는 표현은 모두 '기초대사율'을 의미한다. 기초대사율은 모든 신체 활동과 별개로 하루 동안 사용되는 에너지의 양으로 하루 종일 침대에 누워만 있어도 소비되며 보통 총 에너지 사용량의 70퍼센트를 차지한다.

로그램 '다시 늘어났다.'

체중 설정값이 인체 대사에 여전히 영향력을 발휘한 결과일까? 체중 감량 프로그램이 종료되었을 때 참가자들의 대사율은 감량을 처음 시작했을 때보다 610킬로칼로리가 낮아진 상태였다. 6년이 지나고 다시 확인해보니 대사율은 이보다 더 감소해서 프로그램에 처음 출연했던 때보다 700킬로칼로리가 넘게 줄어 있었다.* 대사율이 심각할 정도로 감소한 것이었다. 바꿔 말하면 하루 세 끼 식사를 모두 줄이거나, 매일 10킬로미터씩 달리기를 해야 인체 대사율이 다이어트 이전과 비슷해지고 빠진 체중이 유지된다는 뜻이었다. 참가자들의 체중 설정값은 다이어트 전과 달라지지 않았고 음성 피드백 시스템은 이 체중 감량 전쟁에서 뇌가 승리를 거두고 무의식적으로 바라는 대로 체중이 다시 늘어나도록 전력을 다한 것으로 보인다. 이 흐름을 뒤집으려고 의식적으로 아무리 애를 써도 소용이 없었을 것이다.

체중을 줄일 수는 있어요, 하지만…

이 결과는 내가 만난 환자들이 너나 할 것 없이 했던 말과 일치한다. 단기적으로는 체중을 줄일 수 있지만 시간이 지나면 결국 반드시 돌아온다는 것이다. 뇌의 무의식이 의식과의 싸움에서 반드시 승리를 거두기 때문이다.

---

* 줄어든 체중을 반영하면 다이어트 전보다 500킬로칼로리가 감소했다.

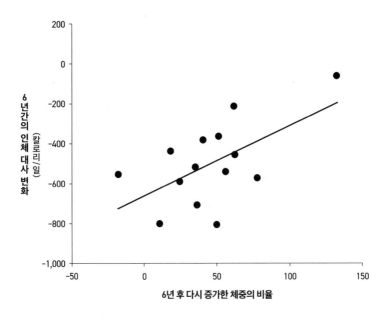

그림 3.1 〈비기스트 루저〉 출연 6년 후 참가자들의 대사 변화

출연 후 체중이 추가로 더 빠진 참가자들은 체중이 다시 늘어난 참가자들보다 대사율이 훨씬 더 많이 감소했다. 수년이 흘렀지만 체중 설정값이 대사율 변화에 영향을 준다는 사실을 보여주는 결과다. (통계적으로 유의미한 결과. r=0.59, p=0.025)

출처: E. 포더길(E. Fothergill) 등 (2016). 〈비기스트 루저〉 참가 이후 6년간 지속된 대사 적응. 비만 (Obesity), 24(8), 8월, 1612~19.

다이어트는 장기적으로 인체 대사에 악영향을 줄까? 오랫동안 저열량 식단을 꾸준히 유지하면 대사에 어떤 영향이 발생할까? 다이어트를 시작할 때보다 대사율이 더 낮아질까? 식생활 연구에서 체중이 줄면 대사율도 감소한다는 사실이 이미 밝혀졌다. 또한 체중이 줄었다가 다시 늘어나는 이른바 체중 순환 또는 요요현상이 향후 체중 감량에 악영향을 준다는 증거도 점차 많아지는 추세다.

한국에서 실시된 한 연구에서는 자주 다이어트를 하는 사람이 체중이 줄었다 다시 늘어나는 변화를 겪지 않은 사람보다 지방은 덜 줄고 근육은 더 많이 빠지는 것으로 나타났다.[43]

사람을 데려다놓고 다른 영향을 통제한 후 일부러 다이어트를 반복하게 하는 연구는 불가능하다. 1장에서 설명했듯이 과학적으로 철저히 다이어트를 관리하려면 피험자가 갇혀 지내야 하기 때문이다. 교도소 등에서가 아니라면 현실적으로 이런 연구를 몇 년씩 이어갈 수 없다. 대신 동물을 이용해서 체중이 반복적으로 빠지고 느는 경우 대사와 비만에 어떤 영향을 주는지 관찰할 수 있다. 노르웨이 베르겐 대학교에서는 쥐에게 각기 다른 세 가지 먹이를 공급하는 흥미로운 연구를 진행했다.[44] 첫 번째 그룹에는 저지방 식단을 규칙적으로 공급하였고 두 번째 그룹에는 고열량 식단을, 세 번째 그룹에는 10일간 고열량 식단을 제공한 뒤 4일간 고열량 식단보다 열량이 70퍼센트 낮은 다이어트 식단을 제공했다. 연구진은 80일 동안 총 4회에 걸쳐 이와 같이 식단을 조절했다. 그 결과 다이어트 기간에는 체중이 줄고 평소대로 먹으면 다시 찌는 전형적인 주기가 나타났다. 그런데 이 영향은 갈수록 커졌다. 즉 체중이 줄었다 늘어나는 일이 반복될 때마다 체중은 이전보다 더 많이 증가했다. 실제로 수년 동안 다이어트를 지속한 환자에게 체중 그래프를 그려보라고 하면, 다이어트를 반복할 때마다 체중은 이전보다 더 늘어난 것을 확인할 수 있다. 그 양상은 베르겐 대학교의 쥐 연구 결과와 정확히 일치한다(그림 3.2 참고). 다이어트를 할 때마다 요요현상에 따른

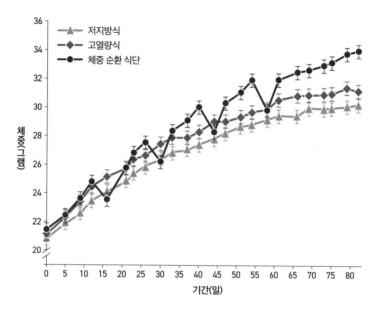

그림 3.2 체중 순환 식단과 고열량 식단을 섭취했을 때 쥐의 체중 증가

출처: S. 단켈(S. Dankel) 등 (2014). 체중 순환은 C57BL/6J 쥐의 지방 조직에서 지방 증가 및 시계유전자 발현 변화를 촉진한다. 미국 생리학 저널(Am J Physiol Endocrinol Metab), 306(2), 1월, E210~24.

체중 변동과 장기적인 체중 증가가 뒤따른다.

연구 종료 시점이 되자 열량을 간헐적으로 제한한 그룹의 체중은 고열량 식단을 계속 제공받은 쥐보다 더 높았다. 다이어트가 체중 조절에 낳는 역효과를 보여주는 결과다.

이 연구에서 확인된 한 가지 충격적인 사실은, 다이어트를 반복한 쥐와 계속해서 고열량 식단을 제공받은 쥐가 연구 기간 동안 섭취한 총 열량은 같다는 점이다. 다이어트를 한 쥐에게서 대사 효율이 증가하고 에너지를 더 절약하는 메커니즘이 발달한 것으로 추정되는 부분이다. 또한 먹이가 부족한 상황이 반복되면서 체중 설정값이 점차 상향 조정된 것으로 보인다.

왜 이런 일이 벌어질까? 다이어트를 하면 빠진 체중이 다시 늘고 심지어 빠진 것보다 더 늘어나는 일이 예외 없이 반복되는 이유는 무엇일까? 나는 우리가 다이어트를 한 번 할 때마다 뇌가 체중 설정값을 계산할 때 쓰는 데이터가 추가된다고 생각한다. 뇌는 우리가 자유 의지로 음식을 덜 먹는지, 식량이 부족해서 못 먹는지 구분하지 못한다. 뇌의 관점에서는 다를 것이 없다. 다이어트를 하든 어쩔 수 없이 굶든 들어오는 열량이 줄고 인체 에너지가 음의 불균형 상태가 되는 건 마찬가지다. 이러한 상황은 뇌가 앞으로 저장할 에너지의 양을 계산할 때 쓰는 근거 데이터에 추가된다. 굶주림이든 다이어트든 과거에 적은 열량으로 견뎌야 했던 경험이 많을수록 뇌가 무의식적으로 체중 설정값을 높게 조절한다. 만의 하나라도 다음에 또 다이어트나 기근으로 인체에 심각한 영향이 발생하지 않도록 대비하는 것이다. 이러한 추정은 여러 연구에서 나온 결과와도 일치한다. 더 중요한 것은 체중을 조절하느라 애쓰는 비만 환자들의 실제 경험과도 맞아떨어진다는 점이다. 체중을 줄이면 다시 늘어나고, 체중 설정값은 더 높아져서 처음 다이어트를 시작한 때보다 체중은 더 늘어난다. 다이어트를 반복하면 비만이 되도록 아주 효과적으로 몸을 훈련시키는 셈이다.

대사는 사람마다 다르다

의과대학에서 공부하던 시절, 환자의 키와 몸무게, 성별, 나이를 알면 기초대사율을 계산할 수 있다고 배웠다. 해리스-베네딕트 Harris-Benedict 공식이라는 복잡한 식으로 계산한 결과에 따라 환자가 현재 소비하는 에너지를 정확하게 알 수 있었고, 체중을 유지하거나 줄이려면 하루에 몇 칼로리를 소비해야 하는지 추정할 수 있었다. 이 공식*은 현재 개개인의 기초대사율을 보여주는 여러 스마트폰 애플리케이션에 활용되고 있다. 모두 현재의 대사율을 토대로 섭취 열량을 계획할 수 있도록 개발된 애플리케이션이다. 대사학의 첫 번째 법칙인 들어오는 에너지에서 나가는 에너지를 빼는 공식을 적용한다면 그와 같은 앱으로 체중 감량 전략을 세울 수 있겠지만, 이 공식에는 근본적인 문제가 있다. 자연히 공식이 적용된 앱에도 문제가 있다는 뜻이 된다. 그 문제란 평균 대사율을 계산하는 이 공식에 체격과 체형, 나이, 성별이 같아도 사람마다 인체 대사가 크게 다르다는 사실이 반영되지 않는다는 점이다. 즉 대사의 고유한 다양성이 무시된다.

---

* BMR(기초대사율): 여성: BMR = 655 + (4.35 × 파운드 단위 체중) + (4.7 × 인치 단위 키) − (4.7 × 연 단위 나이), 남성: BMR = 66 + (6.23 × 파운드 단위 체중) + (12.7 × 인치 단위 키) − (6.8 × 연 단위 나이).

몸은 체중을 어떻게 조절할까

열량이 줄었을 때 우리 몸은

두 친구가 단골 이탈리아 레스토랑에 저녁을 먹으러 왔다. 10년 전 대학교에서 룸메이트로 처음 만나 몇 년을 함께 살면서 요리도 식사도 늘 함께했던 두 사람은 오랜만에 만나 서로의 근황을 나눴다. 두 사람은 굉장히 닮았다. 체격도 비슷해서 처음 본 사람들은 자매라고 착각할 정도지만 혈연관계는 아니다. 둘 다 비만은 아니지만 과체중이다.

한 명은 메뉴를 보면서 괴로워하고 있다. 지금 배가 너무 고픈데 저열량 메뉴가 없다. 다른 한 명은 배가 그렇게 많이 고프지 않고 음식을 고를 때 열량은 신경 쓰지 않는다. 대화 주제가 다이어트로 흘러가고, 배가 몹시 고픈 친구는 체중을 줄이려고 노력 중이라는 사실을 털어놓는다. 그 말을 들은 옛 친구는 10년 전에 함께 살 때는 뭐든 같이 먹고 운동도 함께하고 인체 대사도 비슷하지 않았느냐고 이야기한다.

두 사람의 10년 전 대사율을 직접 확인해볼 수 있었고 실제로 두 사람의 대사율이 동일했다고 가정하자. 지금 배가 많이 고픈데도 저열량 메뉴를 열심히 찾고 있는 친구는 건너편에 앉아 있는 친구보다 대사율이 크게 낮아졌다. 하루 기준으로 200~300칼로리가 더 낮다. 왜 그럴까? 이 여성은 지난 10년간 옷 사이즈를 줄이려고 계속 애썼지만 실패했다. 이 과정에서 체중 설정값은 더 높아졌고 체중은 늘었다. 뇌가 다이어트나 굶주림이 또 찾아올지 모른다고 우려한 결과였다. 앞으로 더 심하게 굶주릴까 봐 몸에 에너지를 비축해야 한다고 무의식적으로 결정한 것이다. 뇌는 그래야 인체를 보호하고 생존할 수 있다고 판단했다. 다이어트를 반복 중인 이 여성은 먹는 열량을 일일이 계산하고 식욕을 억눌러서 어차피 질 것이 뻔한 이 싸움을 이어가고 있다. 인체는 이런 상황에서 대사율을 더 떨어뜨리는 것으로 반응했다. 이 싸움에서 누가 이길지, 우리는 충분히 짐작할 수 있다.

10킬로미터 달리기 또는 푸짐한 식사

성별과 나이, 체구가 같은 사람 10명을 모아서 해리스-베네딕트 공식을 적용하면 평균 기초대사율을 정확하게 계산할 수 있다. 모두 근무 시간을 대부분 앉아서 보내고 헬스장은 다니지 않는다면 하루에 쓰는 신체 에너지가 비슷할 것이다. 이 공식에 따라 기초대사율을 계산해주는 애플리케이션을 써봤더니 하루 1,500킬로칼로리라는 결과가 나왔다고 가정해보자. 그런데 실제로 모집한 10명의 대사율을 조사해보면 개개인의 격차가 굉장히 크다는 사실을 알게 된다. 10명 중 기초대사율이 가장 낮은 사람은 1,075킬로칼로리, 가장 높은 사람은 1,790킬로칼로리까지 나올 수 있다.[45] 〈비기스트 루저〉 출연자들이 방송에서 체중을 감량한 이후에 겪은 것처럼, 일일 대사율이 715킬로칼로리나 차이가 난다는 것은 소모하는 에너지의 양이 같아지려면 대사율이 가장 낮은 사람이 매일 10킬로미터씩 달리기를 하거나 대사율이 가장 높은 사람이 매일 세 가지 코

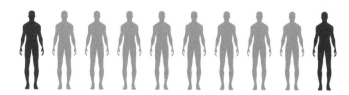

BMR 최저 10%　　　　차이 = 일일 715kcal　　　　　BMR 최대 10%
일일 1,075kcal　　하루 10km 달리기에 상응하는 수준　　일일 1,790kcal

그림3.3 체구가 동일한 그룹에서 대사율이 가장 높은 사람과 가장 낮은 사람의 차이

출처: J. 스피커먼(J. Speakerman) 등 (2004). 기초대사율에서 개개인의 차이가 갖는 기능적 의의. 생리학 및 생화학적 동물학(Physiol Biochem Zool), 77(6), 11~12월, 900~915.

스로 구성된 푸짐한 식사를 추가로 한 끼 더 먹어야 한다는 것을 의미한다.

체구가 같아도 뇌가 무의식적으로 정하는 적정 체중, 즉 체중 설정값을 기준으로 실제 체중이 높거나 낮거나 같으면 그에 따라 대사율이 달라질 수 있다. 뇌가 적정 체중이라고 정한 것보다 체중이 많이 나가면 대사율이 높아진다. 반대로 몇 주, 몇 개월간 다이어트를 해서 체중이 체중 설정값보다 적어지면 인체 대사가 느려진다.

밝기 조절
스위치

남성 한 명이 하루에 섭취하는 에너지는 평균 약 2,500킬로칼로리다. 줄joule 단위로 바꾸면 일일 약 1,050만 줄이다. 하루는 86,400초이므로 남성 한 명이 1초 동안 사용하는 에너지율은 약 120와트다. 인체에 필요한 에너지는 전구 하나를 켜는 데 필요한 전력과 동일한 셈이다. 하지만 이 결과는 평균일 뿐이다. 실제로 사용하는 전력은 적게는 60와트에서 많게는 240와트가 넘을 수도 있다. 개개인의 대사율 차이는 전구 밝기를 조절하는 조광기와 같다. 조광기는 원하는 만큼 밝기를 더 환하게 밝히거나 어둑하게 낮출 수 있다.

대사율은
어떻게 바뀔까?

지금까지 설명한 대사율의 동적 변화는 에너지 조절 시스템에서 나타나는 주요한 특징이다. 그러나 과학자들은 이러한 변화가 정확히 어떻게 일어나는지 아직 확실하게 알아내지 못했다. 이 의문을 해결하면 대사율의 변화를 막는 약이나 치료법을 만들 수 있고 그러면 식단 조절로 체중을 줄이기도 더 쉬워질 것이다. 지금까지 수백 명의 비만 환자를 보고 대사율 변동에 관한 문헌들을 조사한 결과, 나는 다음 두 가지 메커니즘이 대사율 변화와 관련성 가능성이 가장 높다고 본다.

1. 인체에 발생한 대사 스트레스 수준. 대사 스트레스는 자율신경계가 조절한다.
2. 화학 에너지에서 만들어지는 열의 양. 이렇게 열이 발생하는 과정을 '열 발생'이라고 한다.

환자들이 다이어트를 하거나 과식할 때 실제로 겪는 경험과 연구 결과를 비교해보면 대사율 변화에 관한 놀라운 사실을 확인할 수 있다.

몸은 체중을 어떻게 조절할까

그냥 도망갈까, 싸울까?

먼저 자율신경계ANS부터 살펴보자. 이름에서도 알 수 있듯이 자율신경계는 자율적으로 또는 자동으로 기능한다. 의식적으로 조절되지 않으며 투쟁 도피 반응으로 잘 알려진 기능을 수행한다. 지금 처한 환경이 안전한지 또는 위험한지를 뇌가 무의식적으로 판단하고 그 판단에 따라 자율신경계 기능을 조정한다.

실제 생활에서 투쟁 도피 반응은 어떻게 나타날까? 2년 전쯤 스패니얼종 반려견인 맥스웰과 함께 어느 시골의 넓은 풀밭을 산책한 적이 있다. 중간까지 갔을 때 나는 그곳에 소가 10마리쯤 무리를 지어 있고 출구로 이어진 길목을 막으려고 한다는 사실을 깨달았다. 과거에 소 때문에 문제를 겪은 적은 한 번도 없었기 때문에 그냥 쭉 걸어서 소 떼를 통과할 생각이었다. 그런데 왠지 조심해야 할 것 같은 기분이 들었다. 평소대로라면 사람이 지나가건 말건 열심히 풀을 뜯었을 소들이 그날은 귀가 쫑긋 서 있었다. 자세히 보니 보통 이런 곳에서 마주치는 암소가 아니라 젊은 수송아지였다. 소 떼가 우리를 향해 다가오기 시작한 순간, 나는 맥스웰의 목줄을 놓고 달려서 풀밭 가장자리에 세워진 1.5미터 높이 철재 울타리를 무슨 단거리 달리기 선수라도 된 것처럼 훌쩍 뛰어넘어 달아났다. 운동을 썩 잘하는 편이 아닌지라 그런 점프는 난생처음이었다. 평소라면 그렇게 높은 울타리는 절대로 넘지 못했을 것이다. 쏜살같이 뛰어넘어 쐐기풀 위로 넘어지느라 몸 여기저기가 긁혔지만 그때는 상처가 생긴 줄도 몰랐다. 돌아보니 나처럼 자율신경 반응이 활성화된 우리

불쌍한 맥스웰은 귀를 바짝 눕히고 달아나는 중이었고 소 떼가 그 뒤를 마구 쫓고 있었다. 자율신경계가 없었다면 그날 사람도 개도 성난 젊은 소 떼에 마구 짓밟혔으리라.

우리 몸에는 위험을 감지하면 일종의 재연소 장치처럼 가동되는 기능이 내재되어 있다. 이것이 투쟁 도피 반응이다. 위험으로부터 달아나든 막다른 길에 몰려 맞붙어 싸우든 힘은 더 세지고 반응은 빨라진다. 또한 시각은 더 또렷해지고 생각도 더 명확해진다. 의학 용어로는 교감신경계SNS 반응이라고 한다. 교감신경계 반응이나 투쟁 도피 반응이 일어나면 인체에는 다음과 같은 변화가 일어난다.

1. 달아나거나 싸울 때 필요한 근육*으로 혈액이 원활히 공급 될 수 있도록 심장 박동과 혈압이 증가한다.
2. 힘든 일을 치르느라 높아진 체온을 땀을 흘려서 식힌다.
3. 피부와 연결된 혈관이 수축되고 혈액이 심장과 뇌로 더 많 이 흘러간다. 그래서 안색이 창백해진다.
4. 근육과 뇌에 당을 공급하기 위해 혈당이 증가한다.
5. 호흡이 빨라져서 혈액 내 산소량이 증가한다.
6. 산소와 당이 다량 함유된 혈액이 뇌로 더 많이 전달되면서 생각의 속도가 빨라진다.

---

* 이번 장에 나오는 '근육'이라는 표현은 모두 '골격근'을 의미한다. 골격에 부착되어 몸을 움직 이기 위해 의식적으로 사용하는 근육을 일컫는다.

몸은 체중을 어떻게 조절할까

7. 동공이 확장돼서 시각이 더 좋아진다.

8. 부상에 대비하여 천연 아편이나 모르핀과 유사한 진통 물질인 엔도르핀이 분비된다.

교감신경계의 투쟁 도피 반응은 아드레날린이라는 호르몬에 의해 촉발된다. 아드레날린이 혈류로 흘러들어가면, 척추를 따라 우리 몸 중심에 위치한 여러 신경들로 구성된 교감신경계가 활성화된다. 필요할 때 언제든 슈퍼맨 같은 능력을 발휘한다는 점에서는 생존에 유리하도록 진화된 기능처럼 보이지만, 꼭 그렇지만도 않은 간단한 이유가 하나 있다. 바로 에너지다. 투쟁 도피 반응이 일어나려면 일상 활동을 할 때보다 에너지를 훨씬 더 많이 써야 한다. 그러므로 교감신경계는 생사가 오갈 만큼 아주 위험한 상황에 처해야 비로소 활성화된다.

쉬어야 할 때

휴식은 아드레날린으로 촉발되는 교감신경계의 생존 반응과 정반대되는 반응이다. 교감신경계와 병렬 구조로 연결된 부교감신경계PNS가 활성화되면 인체는 휴식을 취할 수 있다. 부교감신경계가 더 많이 활성화될수록 인체는 에너지를 더 많이 보존한다. 그래서 안전한 환경에 있을 때 심장 박동과 혈압은 감소하고 호흡은 고르고 느려진다. 또한 뇌로 이동하는 혈류가 줄어들고 느긋해진다.

과거에는 자율신경계를 인체가 다양한 위험에 적응하는 방식 중 하나라고 보았다. 의사들이 의과대학에서 배운 내용도 그랬다. 하지만 자율신경계에 다른 기능도 있다면? 그리고 그 기능이 먹을 음식이 넘쳐나거나 부족할 때 인체의 에너지 소비량을 바꿔서 조정하는 것이라면? 정말로 자율신경계에 그런 기능이 있다면 인체는 에너지 과잉 상태나 과식에 어떻게 반응할까? 교감신경계가 활성화되고 에너지 소비가 증가할 것이라는 가설을 세울 수 있다. 자동차를 운전할 때 기어를 낮추면 속도가 같아도 연료는 더 쓰게 되는 것과 같다.

과식하면 무슨 일이 벌어질까

음식을 많이 먹어서 교감신경계가 활성화되면 신체에 어떤 변화가 나타날까? 몸에 들어오는 음식이 너무 많을 때 인체가 교감신경계를 활성화하는 방식으로 대사를 조절하고 적응한다면 우리는 그 변화를 어떻게 느낄까? 우선 가만히 있어도 심장 박동 수가 증가하고 고혈압이 발생할 가능성이 크다. 또 평소보다 땀을 많이 흘릴 것이다. 혈당이 높아지면서 인슐린 반응이 촉진되어(이 부분은 나중에 다시 설명한다) 단 음식이 마구 당길 것이다. 근육에 힘이 생기고 뇌에 당과 산소가 충분히 공급되어 머리는 맑고 깨어 있을 것이다. 교감신경계의 활성화로 진통제 역할을 하는 엔도르핀이 분비되어 심리 상태도 아주 좋을 것이다. 아마 다들 느껴본 익숙한 변화일 테다. 대부분 사람들이 연휴를 이런 상태로 보내지 않는가!

그런데 다이어트를 할 때 체중이 줄어들지 않게 막는 것도 바로

이 시스템이라면? 휴식을 유도하는 부교감신경이 활성화되면 에너지 소비량이 줄고 체중 감소가 제한된다. 심장 박동 수(심장이 혈액을 퍼내는 속도)와 혈압(혈액을 퍼내는 힘)이 감소하면서 심장이 사용하는 물리적인 에너지도 줄어든다. 근육으로 공급되는 혈액이 줄어서 쉽게 피곤해진다. 또 영양이 충분히 공급될 때보다 뇌로 향하는 혈류가 감소해서 집중이 영 안된다. 심지어 혼란스럽고 금세 초조해지기도 한다. 엔도르핀의 익숙하고 기분 좋은 효과가 사라져서 우울하고 텅 빈 기분이 든다. 다이어트를 해본 사람이라면 잘 아는 상태일 것이다. 나는 환자들이 경험했다고 이야기하는 변화와 부교감신경계의 반응이 거의 정확하게 일치한다고 굳게 믿고 있다.

그렇다면 식단을 조절하지 않는 사람들은? 섭취 열량이 넉넉한 환경에서 살아가는 대부분의 인구는 필요한 양보다 더 많은 열량을 섭취한다. 이들의 몸에서는 무슨 일이 일어날까? 과식이 일상이 된 사람들의 몸에서는 교감신경계가 반응해 인체 대사를 조절할 것이다. 1장에서 현재 우리가 섭취하는 열량은 30년 전보다 500킬로칼로리 더 많다고 설명했다. 그리고 이 여분의 에너지는 0.2퍼센트를 제외한 거의 대부분이 특별히 노력하지 않아도 연소된다는 사실도 확인했다. 그렇지 않았다면 지금 너나 할 것 없이 전부 체중이 300킬로그램을 넘겼을 것이다. 교감신경계의 과잉 활성으로 과식 환경에 적응한 인구군에서는 두 가지 주요한 건강 문제가 발생한다. 고혈압 그리고 제2형 당뇨로 이어지는 만성적인 혈당 증가다. 실제로 산업화된 여러 도시에서 정확히 이와 같은 건강 문제가 발생하고 있다. 과식이 일상이 되면 대사 반응으로 만들어지는 천연 아편 물질의 영향인 행복감에서 쉽게 벗어나지 못하는 문제도 생긴다. 식품업계는 이 기분을 이용해서 이윤을 높이려고 한다.

교감신경계의 활성 증가 - 대사율 증가

록펠러 대학교의 루디 레이벨 연구진에게서 이 이론을 뒷받침하는 근거를 찾을 수 있다.[44] 연구진은 체중이 10퍼센트 증가하거나 10퍼센트 감소하면 대사율이 어떻게 변하는지 조사하면서 연구 참가자의 자율신경계 활성도를 측정했다.

측정 결과 체중이 10퍼센트 늘어나자 대사율도 증가했다. 따로 노력하지 않아도 연소되는 열량이 일정하게 늘어난 것이다. 연구진은 이 기간 동안 해당 피험자의 교감신경계(투쟁 도피 반응) 활성이 증가하고 부교감신경계(휴식) 활성은 감소했다는 사실을 확인했다. 체중 증가로 대사율이 일일 600킬로칼로리 증가한 것과 일치하는 결과였다. 즉 교감신경계의 활성이 증가해서 대사율이 증가한 것으로 추정할 수 있었다.

다이어트를 해서 체중이 10퍼센트 감소하면 부교감신경계가 활성화되면서 인체 에너지가 보존되는 휴식 상태가 크게 강화됐다. 체중이 10퍼센트 줄어든 사람들에게 기분이 어떠냐고 물어보면 근육이 피로하고 생각이 둔해진 것 같다는 답변이 돌아올 것이다.

다른 여러 연구를 통해서도 과식이 일상이 되면 교감신경계가 활성화되고 반대로 밥을 굶으면 부교감신경계가 활성화되어 인체가 에너지를 보존하려고 한다는 사실이 재차 확인됐다.[47] 하지만 의사와 과학자 대다수가 이와 같은 대사 적응 기능을 놓치고 있다는 사실이 참 흥미롭다. 비만을 치료하는 곳에서도 이런 방향은 아예 생각조차 하지 않는 경우가 허다하다.

대사 적응이 자율신경계의 변화로 나타난다는 사실은 이처럼 명확한 근거로 확인됐다. 그런데 인체 대사가 조절되고 이상적인 체중 설정값이 지켜지는 또 다른 방식이 있다. 이 두 번째 방법이 열 발생이다. 여분의 에너지가 연소되어 말 그대로 열이 발생한다는 내용의 이론이다.

자연 발화

열 발생 이론은 제1차 세계대전 시기, 파리 외곽의 외풍이 마구 몰아치던 낡은 창고 건물에서 시작됐다. 이 폭탄 제조 공장에서는 이전보다 훨씬 강력한 다이너마이트 제조법을 막 알아낸 참이었다. 주로 여성들이던 공장 근로자들은 디니트로페놀dinitrophenol과 피르크산picric acid이라는 두 화학물질을 혼합해서 폭발력이 강한 TNT를 만든 다음 1미터 길이의 포탄에 채우고 납땜으로 마무리하는 작업을 진행했다. 힘들고 고된 일이긴 했지만, 작업 감독이 기대했던 것만큼 성과가 나오지 않았다. 한겨울 추운 창고에는 난방도 공급되지 않았는데 여성 근로자들은 덥다고 느끼고 땀을 흘렸다. 몸에서 열이 나는 사람도 있었다. 그렇게 얼마간 시간이 흐른 뒤에는 상당수가 눈에 띄게 체중이 줄었다. 그러다 재앙이 덮쳤다. 이십 대 젊은 여성 근로자 한 명이 열이 펄펄 끓더니 그만 쓰러진 것이다. 근육에 일시적으로 경련이 일어났고 몸이 돌처럼 딱딱하게 굳어서 전혀 움직이지 않았다. 온몸이 마비되는 바람에 숨도 쉬지 못했다. 결국 이 여성은 공장 바닥에 쓰러진 채 호흡 곤란으로 세상을 떠났다.

1920년대에 스탠퍼드 대학교의 과학자들이 폭탄 공장에서 사용한 화학물질 중 하나인 디니트로페놀이 인체 대사에 주는 영향을 분석했다. 그 결과 이 물질에 노출되면 휴식기 대사율이 무려 50퍼센트까지 치솟는 것으로 나타났다. 음식으로 얻은 화학 에너지가 근육에서 물리적인 에너지가 아닌 열에너지로 전환됐다. 그렇게 인체 에너지가 고갈되자 체내에 저장된 지방을 사용하는 부작용이 일어났다. 근육에서 발생한 열로 체온이 상승하면 인체는 땀을 흘려서 열을 식히려고 한다. 나중에 DNP라는 약어로도 알려진 디니트로페놀은 근육 세포에서 엔진과도 같은 미토콘드리아의 표면에 작용하는 것으로 확인됐다. 정상적인 상태에서는 이 세포 엔진이 탄수화물로 공급된 포도당을 아데노신삼인산ATP으로 전환한다. 이렇게 만들어진 ATP는 세포가 무언가를 만들거나 몸을 움직일 때 배터리처럼 사용된다.

에너지(음식으로 얻은 포도당) → 세포로 유입

→ ATP 생산(세포가 사용하는 에너지)

인체가 DNP에 노출되면 이 세포 엔진이 제 기능을 하지 못하고

그 결과 포도당으로 ATP가 만들어지지 않고 열로 전환된다.[48]

**에너지(포도당) → 세포로 유입 → DNP가 ATP 생산 차단
→ 세포가 사용할 에너지가 열로 소실**

기적의 체중 감량제

1930년대에 미국의 여러 제약업체가 DNP를 혁신적인 체중 감량제로 생산하여 판매하기 시작했다. 효과는 분명할 것 같았고, 1년 만에 10만 명이 DNP 제품을 사용했다. 그러나 과학자들이 이 약의 안전성을 제대로 평가하지 못한 것으로 드러났다. 얼마 지나지 않아 전혀 반갑지 않은 부작용이 뚜렷하게 나타났다. 맨 처음 발견된 부작용은 백내장으로, 실명하는 사람까지 생겼다. 두 번째는 체온이 과도하게 높아지는 극심한 이상 고열이었다. 이 증상으로 한 명이 목숨을 잃었다. 결국 DNP 제품은 서둘러 시장에서 자취를 감추었다.

이후 2차 세계대전 시기, 러시아의 꽁꽁 얼어붙은 참호에 DNP가 다시 한 번 잠깐 나타났다. 러시아 과학자들이 영향력을 줄인 변형된 DNP를 군인들에게 공급한 것이었다. 효과가 있었다. 병사들은 신기하게도 몸이 따뜻해졌고 이상 고열이 발생하는 비율도 대폭 줄었다. 다들 몸은 따뜻해졌지만 DNP 치료가 지속되자 체중이 급격히 감소했다. DNP 약물은 또 다시 사용이 중단됐다.

최근 들어 DNP가 다시 나타나기 시작했다. 치명적인 위험성이

분명히 드러났음에도 상당수의 보디빌더들이 지방을 단시간에 줄이는 용도로 DNP를 계속 사용하고 있다. 온라인에서도 어렵지 않게 주문할 수 있다. 영국에서는 2018년에 DNP 과용에 따른 근육 자연 발화로 네 명이 목숨을 잃었다. 근육 세포에 에너지가 전부 고갈된 상태에서 칼슘이 세포 내로 계속 유입되면 얼마간 날씬해지는 것 같아도 곧 사후경직과 흡사할 정도로 근육이 굳고 죽음을 맞게 된다.

자연스럽게 에너지를 태울 순 없을까

DNP가 몸에 저장된 에너지(지방)를 태워서 없앨 수 있다는 사실이 알려진 후, 과학계는 인체에서 생성되는 물질 중에 혹시 동일한 기능을 발휘하는 것이 있는지 열심히 찾아 헤맸다. 인체에 DNP처럼 지방을 태우는 물질이 있고 그것이 안전하다면 체중 감량제로 만들어서 큰 수익을 올릴 수 있다는 기대로 시작된 연구였다.

먼저 과학자들은 갈색 지방의 기능부터 분석했다. 갈색 지방은 쥐와 같은 소형 동물에 다량 존재하며 체온을 따뜻하게 유지할 때 사용된다. 이 갈색 지방은 에너지를 저장하는 백색 지방과 달리 UTP-1이라는 단백질을 갖고 있다. UTP-1는 DNP처럼 음식으로 얻은 에너지를 열로 전환시킨다. 그러나 아쉽게도 성인의 몸에는 갈색 지방이 그리 많지 않고 인체의 남는 에너지를 연소시키기에는 턱없이 부족하다. 그래서 최근에는 자연적인 에너지 연소 물질을 찾기 위한 연구가 갈색 지방에서 근육으로 향하고 있다. 얼마 전 언론이 보도한 연구 결과에 따르면, 근육 세포에는 사르코리핀sarcolipin 이라는 DNP와 유사한 단백질이 있고, 이 단백질은 남는 에너지를 몸을 움직이거나 운동을 해서 연소시키는 것이 아니라 간단히 열에 너지로 전환할 수 있다고 한다. 반가운 소식이다. 몸에서 발생한 열 은 대기로 쉽게 빠져나간다. 원치 않는 남는 에너지를 애쓰지 않고 도 태워서 없앨 수 있는 것이다.

근육이 에너지를 태워서 체중 설정값을 보존하는 이 매력적인 열 발생 기능에 관해 좀 더 구체적인 배경지식을 쌓고 싶다면 웹사이 트 www.whyweeattoomuch.com에 접속해서 부록을 확인해보 기 바란다. 의사나 과학자라면 대부분 흥미를 느끼리라 생각한다.

요약

지금까지 설명한 체중 조절과 관련된 인체 대사 과정 을 정리해보자. 인체의 에너지 저장량, 즉 몸에 축적되는 지방의 양 은 뇌가 의식적인 과정이 아닌 무의식적인 과정으로 관리한다는 사 실을 확인했다. 다이어트는 뇌의 이 무의식적인 기능을 뛰어넘으 려는 시도와도 같아서 단기적으로는 가능할 수 있으나 결국 체중 은 음성 피드백에 따라 정해진 설정값으로 되돌아온다. 뇌는 주변 환경과 과거 그리고 유전자를 토대로 체중 설정값을 계산한다. 설 정값이 정해지는 방식을 알면(3부에서 상세히 설명한다) 이를 상향 조정하거나 하향 조정할 수 있다. 음식을 너무 많이 먹거나 너무 적게 먹으면 체중이 설정값을 넘거나 설정값에 못 미치게 된다. 그러면 정해진 설정값으로 체중을 되돌리기 위해 기초대사율이 높아지거나 낮아진다.

인체 대사는 전등의 조광기처럼 조절된다. 현재 체중이 설정값보다 높아서 인체가 체중을 줄여야겠다고 판단하면 대사율은 급증한다. 크리스마스 연휴 이후처럼 과식을 한 뒤에 나타나는 이러한 대사 적응은 자율신경계의 활성화로 조절된다. 투쟁 도피 반응과 관련이 있는 자율신경계에 이 같은 대사 적응 기능도 있다는 사실이 확실한 근거로 확인됐다. 교감신경계가 크게 활성화되면 우리는 그에 따른 변화를 느낀다. 정신이 또렷해지고 행복해지는 좋은 변화도 있고 혈압과 혈당이 상승하는 좋지 않은 변화도 있다. 또한 교감신경계가 활성화되면 근육의 열 발생이 촉진되어 여분의 에너지가 소실된다. 이런 반응이 일어나면 우리는 덥다고 느끼고 근육에서 생긴 열을 식히느라 땀이 많이 난다.

반대로 다이어트를 할 때처럼 체중이 정해진 설정값보다 줄어들면 인체는 체중을 늘려야 한다고 판단하고 대사율은 급감한다. 하루에 약 1,000킬로칼로리까지 감소할 수 있다. 부교감신경계가 크게 활성화될 때 이러한 반응이 나타난다. 그 결과 열로 빠져나가는 에너지가 감소하고 혈압이 정상으로 돌아오며 근육의 열 발생이 중단되어 춥다고 느낀다.

대사학의 첫 번째 규칙에 따라 들어오는 에너지에서 나가는 에너지를 뺀 만큼 에너지가 저장된다. 그런데 이 열역학 공식은 생각보다 변동성이 큰 것 같다. 나가는 에너지는 크게 달라질 수 있다. 무엇보다 인체 대사는 자유 의지로 조절할 수가 없다. 다음 장에서는 이 공식에서 '들어오는 에너지'에 주목한다. 우리는 먹는 음식의 양, 즉 섭취 열량을 오랜 기간 의식적으로 통제할 수 있을까? 아니면 이 부분 역시 무의식적으로 조절될까?

04 우리는 왜 먹을까
식욕과 포만감이 드는 이유

:

"체중이 줄었지만 더 이상 배가 고프지 않아요. 어떨 땐 알람을 맞춰놔야 점심시간인 걸 알 정도라니까요."

비만대사 수술을 받은 환자들이 가장 흔히 하는 이야기 중 하나다. 인생의 아주 많은 시간을 다이어트를 하면서 보냈지만 모조리 실패했던 사람들이 이런 말을 한다. 이들은 그동안 의지가 부족해서 처음에는 어느 정도 체중을 줄여도 결국에는 허기를 이기지 못했다고 생각했다. 비만대사 수술을 받고 나면 이런 죄책감이 싹 사라진다. 비만은 더 이상 고민거리가 아닐 뿐만 아니라 체중을 스스

몸은 체중을 어떻게 조절할까

로 통제할 수 있다고 느낀다. 체중이 엄청나게 줄었지만 다이어트 이후에 찾아오던 강렬한 식욕은 느끼지 않는다. 행복과 더불어 그동안 겪은 숱한 실패가 식탐 때문이 아니었음을 깨닫고 안도한다. 성격에 문제가 있는 건 아닌지, 의지가 너무 약한 건 아닌지 스스로 늘 의심했고 사회도 그런 인식을 형성해왔지만 자신이 그런 사람이 아니었음을 알게 된다. 다이어트를 할 때마다 찾아왔던 허기는 먹는 양이 줄자 인체가 건강을 보호하기 위해 내보낸 정상적인 허기 신호였다. 앞에서 체중이 줄면 대사율이 크게 바뀐다고 설명했다. 대사율을 조절하는 것과 마찬가지로 먹는 음식의 양을 좌우하는 신호 역시 뇌가 무의식적으로 조절한다. 비만대사 수술을 받으면 '에너지가 필요하다'는 신호가 꺼진다.

비만대사 수술이 낳은 아주 긍정적인 결과 중 하나로 식욕 조절에 관한 연구가 활발해졌다. 제약업계는 비만인 사람들이 비만대사 수술을 받고 나면 식욕이 눈에 띄게 달라진다는 사실을 잘 알고 있고 그 이유를 알아내려고 한다. 어떤 메커니즘으로 식욕이 바뀌는지 알면 비만대사 수술처럼 식욕 변화에 효과가 있는 약을 만들어서 수조 달러 규모의 수익을 올릴 수 있을 것이다. 지금도 이 원리를 밝히기 위한 연구들이 지원금을 받아 계속 이어지고 있다.

앞 장에서 우리는 대사율이 크게 변한다는 사실을 확인했다. 인체가 적정하다고 판단한 설정값에 맞게 체중을 조절하는 과정에서 대사율은 크게 바뀔 수 있다. 즉 '나가는 에너지'는 계속 변화한다. 그렇다면 에너지 균형 공식에서 '들어오는 에너지'는 어떨까? 이 부분은 어떻게 조절될까?

음식 섭취와 관련된 신호는 두 가지다. 하나는 음식을 먹게 하는 신호이고, 다른 하나는 충분히 먹고 나면 이제 그만 먹게 하는 신호다. 이 두 가지 신호에 관해서는 정보가 충분히 밝혀졌다.

식욕: 음식을 찾는 행동을 유발한다. 고열량 음식이 먹고 싶어진다.
포만감: 배가 부르다. 음식을 먹고 싶은 욕구가 사라진다.

의과대학 재학 시절에 우리는 식욕과 포만감이 온오프 스위치처럼 상당히 단순하게 몸에 유입되는 에너지를 조절한다고 배웠다. 혈당이 낮아지면 음식이 먹고 싶고 위가 물리적으로 팽창하면 뇌에 음식을 그만 먹으라는 메시지가 전달된다고 배웠다.

대형 제약회사가 후원한 여러 연구 덕분에 이제는 식욕과 포만감이 뇌에 작용하는 강력한 호르몬으로 조절된다는 사실이 밝혀졌다. 식욕과 포만감을 조절하는 호르몬은 갈증을 조절하는 호르몬과 마찬가지로 자유 의지에 따라 의식적으로 선택되지 않고 무의식적으로 우리의 행동을 변화시킨다. 앞서 미네소타 굶주림 연구에서 밝힌 것처럼(49-51쪽) 이러한 호르몬이 작용하면 허기가 가실 때까지 일시적으로 광적인 행동이 나타날 수도 있다.

식욕과 포만감을 조절하는 호르몬은 위와 장 그리고 에너지 저장량을 감지하는 지방 조직에서 만들어진다. 위장관(위와 장)과 지방

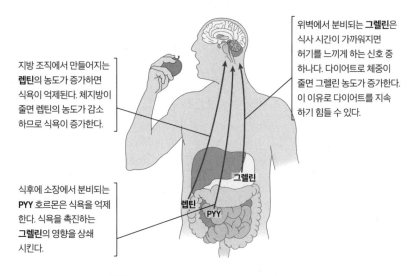

지방 조직에서 만들어지는 **렙틴**의 농도가 증가하면 식욕이 억제된다. 체지방이 줄면 렙틴의 농도가 감소하므로 식욕이 증가한다.

위벽에서 분비되는 **그렐린**은 식사 시간이 가까워지면 허기를 느끼게 하는 신호 중 하나다. 다이어트로 체중이 줄면 그렐린 농도가 증가한다. 이 이유로 다이어트를 지속하기 힘들 수 있다.

식후에 소장에서 분비되는 **PYY** 호르몬은 식욕을 억제한다. 식욕을 촉진하는 **그렐린**의 영향을 상쇄시킨다.

그렐린

렙틴

PYY

그림 4.1 위와 지방 조직의 식욕과 포만감 조절 호르몬

은 음성 피드백 루프에 따라 체계적으로 관리된다. 이에 따라 분비된 호르몬은 뇌로 전달되어 과식을 막거나 먹는 양이 부족하지 않도록 이끈다. 이 피드백 루프를 각각 위장-뇌 경로와 지방-뇌 경로로 칭할 수 있다.

위장-뇌 신호전달 경로는 시간 또는 하루 단위의 단기 식욕과 포만감을 조절한다. 그리고 지방-뇌 경로는 수개월, 수년의 장기적인 에너지 유입과 소비를 관리한다.

위장-뇌
신호전달 경로

1990년대에 위장관에서 그렐린ghrelin과 펩타이드 YYpeptide-YY(줄여서 PYY)라는 호르몬이 발견됐다. 식욕을 촉진하는 것으로 밝혀진 그렐린은 위의 상부에서 만들어진다. 먹는 양이 부족하면 체내 그렐린 농도가 상승한다. 일반적으로 그렐린의 영향은 우리가 매일 최소 세 번은 식사를 하게 만들 정도로 강력하다. 음식을 먹으면 혈중 그렐린 농도가 감소한다. 재미있는 사실은, 그렐린이 뇌의 보상 센터도 자극해서 음식을 먹을 때 맛이 훨씬 더 좋아지게 한다는 것이다. 음식을 먹지 않는 기간이 길어질수록 식욕은 더 커지고 입맛은 더 좋아진다.

펩타이드 YY는 소장 내부에 음식이 들어오면 그에 반응하여 소장 세포에서 만들어진다. 음식물이 위에서 장으로 이동하는 것이 감지되면 펩타이드 YY가 혈류로 방출되고 그 결과 뇌는 포만감을 느낀다. 포만감은 뷔페에서 너무 많이 먹었을 때처럼 불편한 기분이 아니라 적당히 먹은 후에 느껴지는 기분이다. 음식을 더 찾아서 먹고 싶지 않은 상태다. 장에서 단백질을 감지하면 이 메시지는 더욱 빠르고 강력하게 전달된다.

열량을 일일이 계산해가면서 먹는 다이어트처럼 자발적으로 음식을 조금 먹거나 기근이 찾아와서 어쩔 수 없이 먹는 양이 줄면 식

욕과 포만감을 유발하는 호르몬에는 어떤 변화가 생길까? 2002년
에 워싱턴 대학교 연구진은 비만인 사람들을 대상으로 저열량 다이
어트를 시작하기 전과 후의 그렐린 수치를 조사했다.[49] 참가자들은
6개월간 다이어트를 했고 평균 체중이 17퍼센트 감소하는 성공을
얻었다. 그렐린의 하루 변화를 측정한 결과 예상대로 아침, 점심, 저
녁 식사 직전에 농도가 가장 높았고 식사 후에는 농도가 감소했다.
수치가 식사 전에 증가하고 식사 후에 낮아지는 이 패턴은 다이어
트 이후에도 그대로 나타났다. 단, 전체적인 그렐린 수치는 다이어
트 전보다 24퍼센트 증가했다. 아래 그래프를 보면 다이어트 이후

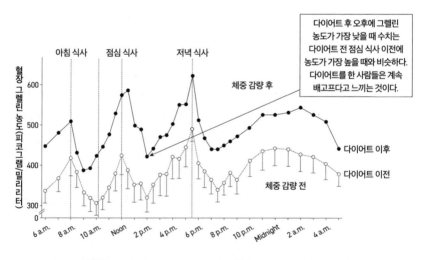

그림4.2 식욕 스위치 – 다이어트 전과 후 식욕 호르몬의 농도 변화

출처: D. 커밍스(D. Cummings) 등 (2002). 다이어트로 인한 체중 감소 또는 위 우회술 이후 혈장 그렐린
수치Plasma ghrelin levels after diet-induced weight loss or gastric bypass surgery. 뉴잉글랜드 의
학저널, 346(21), 5월, 1623~30.

1부 · 에너지 수업

에는 그렐린이 하루 내내 높은 상태로 유지된다는 것을 알 수 있다. 다이어트 후 그렐린 농도가 가장 낮은 오후 시간대 수치는 다이어트 전 점심 식사 이전에 농도가 가장 높을 때와 비슷하다. 다이어트를 하면 하루 종일, 심지어 밥을 먹고 난 후에도 배가 고프다는 의미다.

이 결과는 내 환자들이 다이어트 이후에 식욕이 늘었다고 말한 것과도 일치한다. 환자들은 계속 배가 고프고 다음 식사까지 기다리는 것 외에 다른 일엔 집중하기가 힘들다고 했다. 게다가 그 다음 식사가 저열량 다이어트 식품이라면 이런 기대조차 우울해진다. 위의 연구에서 다이어트를 하는 사람들은 그렐린 농도가 다이어트를 하지 않는 사람들과 마찬가지로 점심시간 전에 가장 낮지만 농도 자체는 훨씬 더 높은 경우가 매우 많은 것으로 나타났다.

식욕을 끄는 스위치 - 포만감

식욕의 전원을 끄는 스위치인 포만감 호르몬 펩타이드 YY는 어떨까? 식사 후에 이 호르몬은 어떻게 변할까? 장기간 다이어트를 하고 나면 포만감 호르몬에도 변화가 생길까? 한 연구진은 10주간 다이어트를 실시한 후와 그로부터 1년이 지난 후 환자의 체내 그렐린과 펩타이드 YY 수치를 조사했다.[50] 그 결과 섭취 열량을 줄여서 체중을 줄여보려고 했던 적이 있는 사람이라면 모두 크게 실망할 만한 사실이 확인됐다. 동시에 다이어트를 하면서 느끼는 변화를 설명해주는 내용이기도 했다. 앞서 소개한 연구와 마찬가지로

몸은 체중을 어떻게 조절할까

다이어트 후에는 그렐린 농도, 즉 식욕이 증가했다. 그리고 펩타이드 YY 호르몬을 통해 뇌로 전달되는 포만감 신호는 크게 약화됐다. 다이어트를 하면 다이어트 전보다 더 배고파지고 배는 덜 부르다는 의미였다. 여기까지가 어느 정도 예상했던 결과라면 더 나쁜 소식도 밝혀졌다.

연구 참가자들은 다이어트가 끝나고 1년이 지나자 빠진 체중은 대부분 다시 돌아왔지만 그렐린 수치는 여전히 높아서 식욕이 왕성했고 펩타이드 YY 수치 역시 낮아진 상태가 유지돼서 포만감은 덜 느꼈다. 다이어트로 감량한 체중은 다시 돌아왔는데 다이어트를 그만둔 지 1년이 지난 후에도 식욕과 포만감 신호는 여전히 망가져 있었다. 그러니 다이어트를 한번 하고 나면 사는 게 훨씬 더 힘들다고 느낄 수밖에 없다.

이러한 결과는 저열량 다이어트를 해본 환자들이 전하는 이야기와 일치한다. 많은 환자들이 의사나 식이요법 전문가 또는 학교 양호교사가 먹는 양을 줄여서 의식적으로 체중을 줄여보면 어떻겠느냐고 제안한 순간부터 체중 조절 문제가 시작됐다고 이야기한다. 다이어트에 관해서는 12장에서 더 자세히 설명할 예정이다.

결론은? 다이어트가 장기적으로 아무 효과가 없다는 사실은 이미 누구나 잘 안다. 새롭게 드러난 사실은 다이어트가 오히려 역효과를 낼 수 있고 장기적으로 체중 증가를 촉진할 가능성까지 있다는 것이다. 체중을 줄이는 유일한 방법은 인체 대사와 식욕이 조절되는 방식을 아는 것이다. 이것을 이해하면 더 건강한 방식으로 체중을 조절하고 꾸준히 유지할 수 있다. 이 책 3부에 그 방법이 나온다. 그러나 체중이 조절되는 방식부터 이해하는 것이 중요하다. 그래야 3부에 나오는 방법으로 얻을 수 있는 변화가 평생 지속된다.

지방-뇌
신호전달 경로

지방 세포는 렙틴이라는 호르몬을 메신저로 삼아 뇌의 무의식과 직접 소통한다. 렙틴은 인체 에너지의 장기 보존을 강력하게 관리한다. 위장의 호르몬처럼 몇 시간, 며칠 단위가 아닌 몇 주, 몇 개월씩 작용한다. 또한 장기적인 식욕, 포만감(들어오는 에너지)과 더불어 대사율(나가는 에너지)도 조절한다. 지방 세포에서 분비된 렙틴의 혈중 농도에 따라 인체가 사용할 수 있는 에너지인 지방의 양이 좌우된다.

렙틴은 뇌의 '체중 조절 센터'에 현재 영양 상태를 알린다. 지방-뇌 신호전달 경로는 단순하지만 매우 강력하다. 자동차에 남아 있는 연료를 알려주는 게이지와 비슷하다. 렙틴 농도는 몸에 지방이 많으면 증가하고 적으면 감소한다. 저장된 지방이 줄면 렙틴은 뇌에 지금 배가 고프니 음식을 먹어야 한다는 신호를 보낸다. 에너지를 얻어서 보존하기 위해서다. 반대로 지방이 충분하면 렙틴은 허기가 사라지게 하고 인체에 생식, 성장, 수선과 같은 일을 하도록 지시한다.

체내 렙틴의 농도에 따라 우리는 음식을 찾으러 갈 것인지 아니면 짝짓기 상대를 찾아 나설 것인지 결정한다. 기본적으로 렙틴은 저장된 지방의 양에 따라 뇌에 현재 상태를 알리는 기능을 한다. 무엇보다 중요한 역할은 이 저장된 에너지로 무엇을 해야 하는지도 알려준다는 것이다.

영어 단어 렙틴leptin은 '얇다'는 의미를 가진 그리스어 leptos에서 유래했다. 렙틴이 제대로 기능하면 어원에 담긴 뜻이 실현되어 몸이 날씬해진다. 지방과 뇌의 신호전달이 정확해지면 섭취 열량을 의식적으로 조절하거나 남는 에너지를 소비하기 위해 헬스장에 가서 애쓰지 않아도 비교적 손쉽게 체중을 장기간 안정적으로 유지할 수 있다. 렙틴은 이 모든 효과를 일으킨다는 점에서 인체의 강력한 대사 조절 장치라 할 수 있다. 렙틴은 몸에 들어오는 에너지와 나가는 에너지를 모두 조절함으로써 장기적으로 에너지 저장량을 관리한다. 렙틴 신호가 잘 기능하면 에너지 저장량이 전통적인 생물학적 음성 피드백 시스템을 통해 자체적으로 조절된다.

렙틴 농도가 높으면 뇌는 음식을 뺀 다른 것들을 마음껏 떠올리며 계획을 세우게 된다. 또한 렙틴은 교감신경계를 자극하여 대사율을 높인다. 따로 신경 써서 노력하지 않아도, 심지어 의자에 가만히 앉아 있어도 여분의 에너지가 연소된다.[5] 이 기능이 발휘되면 체중이 뇌가 무의식적으로 원하는 지점인 체중 설정값까지 감소한다. 정말 놀라운 호르몬이다.

오랫동안 체중이 일정한 사람들 중에는 연휴 동안 몇 킬로그램 늘어난 체중을 원래대로 돌려놓은 것이 전부 자신의 노력이라고 자축하는 사람도 있을 것이다. 열심히 운동했고 먹는 양을 조절했다고 말이다. 하지만 실제로는 다 렙틴이 거둔 성과다. 연휴가 끝나면 늘어난 체중과 과식의 영향으로 체내 렙틴 수치가 증가하고, 대사로 소비되는 에너지의 양도 늘어난다. 이렇게 소비되는 에너지의 양은 30분간 조깅을 할 때보다 훨씬 더 많다. 심지어 전혀 힘이 들지 않는다. 렙틴이 연휴 이후에 불어난 체중 때문에 식욕과 음식 생각을 줄이기 때문에 다이어트도 더 쉽게 된다. 다이어트든 운동이든 생각보다 어렵지 않게 이어갈 수 있고 효과도 더 좋게 느껴진다. 그렇게 원래 체중으로 돌아간다(그림 4.3). 렙틴이 뒤를 받쳐주는 싸움이라면 체중과의 싸움에서 쉽게 승리할 수 있다. 하지만 의식적으로 애쓰지 않아도 결국에는 원래 정해진 체중 설정값으로 돌아올 예정이었다. 시간만 조금 더 오래 걸릴 뿐이다.

자동 온도조절기와 같은 렙틴 호르몬 덕분에 연휴 동안 늘어난 체중이 보다 쉽게 빠진 것처럼, 먹는 양을 줄이는 다이어트로 빠진 체중을 유지하기가 어려운 이유도 그와 비슷하게 설명할 수 있다. 렙틴은 인체의 에너지 저장량을 좌우하는 주 조절 장치다. 뇌가 무의식적으로 가장 안전한 체중이라고 인지하는 체중 설정값과 실제 저장된 에너지의 양이 다르면 렙틴은 그 격차를 없애려고 한다. 대부분 의식적으로 다이어트를 해서 몸무게를 줄였을 때 나타나는 결과다. 체중이 설정값보다 적어지면 체지방이 줄어든 만큼 렙틴 수치가 떨어진다. 그 결과는? 대사율이 뚝 떨어지고 식욕이 엄청나게

몸은 체중을 어떻게 조절할까

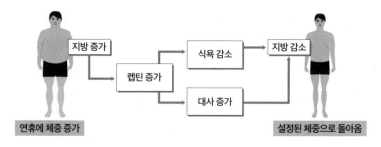

그림4.3 렙틴의 도움으로 체중이 설정값으로 돌아가는 과정

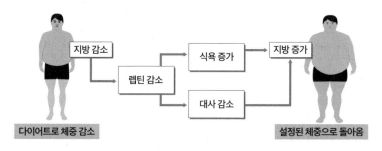

그림4.4 렙틴의 영향으로 다이어트로 줄인 체중이 다시 늘어나는 과정

늘어난다. 단기적으로는 체중을 감량할 수 있을지 몰라도, 의식적인 노력과 무의식적인 조절이 벌인 전쟁에서 언제나 렙틴이 승리하고 체중은 인체가 적절하다고 정한 설정값으로 돌아간다(그림 4.4).

렙틴은 1994년에 뉴욕 록펠러 대학교 하워드 휴즈 의학연구소 연구진이 발견했다. 이 연구진은 제프리 M. 프리드먼Jeffrey M. Friedman의 지휘로 몸에서 렙틴이 생성되지 않는 쥐를 만들어냈다.[52] 렙틴을 만드는 유전자를 없애면 지방 세포가 렙틴을 만들어내지 못한다. 연구진은 이 쥐가 정상 쥐와 어떻게 다른지 관찰했다. 그리고 그 결과 렙틴이 없으면 식욕이 엄청나게 증가하고 체중도 크게 늘어난다는 사실을 확인했다. 같은 먹이를 공급해도 혈액에 렙틴이 없는 쥐는 그렇지 않은 쥐보다 몸집이 금방 두 배로 커졌다. 또한 중증 비만이 되어 힘들어하는 모습이 역력한데도 심하게 굶주린 동물이 보일 법한 행동을 보였다. 몸에 저장된 지방은 굉장히 많았지만 지방 조직에서 렙틴이 만들어지지 않으니 뇌는 '연료 탱크'가 바닥났다고 추정한 것이었다. 사실 그 탱크에는 연료가 넘쳐났는데도 뇌는 알지 못했다.

연구진이 렙틴을 만들지 못하는 쥐에 렙틴을 주사하자 행동이 급변했다. 더 이상 먹이를 게걸스럽게 먹지 않았고 몸에 힘이 넘쳤다. 렙틴을 몇 차례 연이어 주사하자 몸에 축적된 여분의 지방이 모두 사라지고 비만이 치유됐다.

케임브리지 대학교 연구진은 이와 비슷하게 유전적으로 렙틴이 결핍된 사람을 최초로 발견했다. 1997년, 이 대학 대사질환 분과의 사다프 파로키Sadaf Farooqi가 이끄는 연구진은 심각한 조기 발병 비만을 겪고 있던 파키스탄인 환자 두 명을 조사했다.[53] 서로 사촌지간이었던 두 여자아이들은 각각 8세, 2세로 태어날 때는 정상 체중이었으나 크면서 극심한 허기를 드러냈다. 음식을 주지 않으면 짜증을 부렸고 심한 기분 변화에 폭력적인 행동이 동반되는 등 심각한 행동 문제를 보였다. 여덟 살짜리 아이는 여덟 살이 되기도 전에 지방흡입술을 받았으나 아무 소용이 없었다. 연구 당시 체중은 86킬로그램이었다. 겨우 두 살이었던 다른 아이도 체중이 29킬로그

몸은 체중을 어떻게 조절할까

램에 달했다. 연구진이 두 아이의 체내 렙틴 농도를 조사한 결과 체중이 정상을 크게 넘어서고 지방 저장량이 어마어마한데도 혈류에는 렙틴이 거의 없었다. 몸에 지방이 많이 저장됐다고 알려주는 신호가 약하자 반대 신호를 더 키우는 것 같은 결과가 초래됐다. 렙틴 농도가 극히 낮으니 인체는 에너지 저장량이 굉장히 적다고 인식한 것이었다. 두 아이들이 공격적일 정도로 음식을 먹어치웠던 행동은 인체가 생명이 위태로울 만큼 굶주렸다고 판단하면서 나타난 정상 반응이었다.

연구진은 다음 단계로 앞서 유전적으로 렙틴이 결핍된 쥐에서 성공을 거두었던 치료를 두 아이들에게 실시했다. 여러 차례에 걸쳐 렙틴을 주사한 것이다. 그러자 동물실험과 마찬가지로 아이들의 행동이 즉각 바뀌었다. 식욕이 줄었고 체중도 크게 감소했다.

전 세계 비만 연구자들 사이에 흥분이 감돌았다. 오랜 세월 노력한 끝에 마침내 비만을 완전히 치료할 방법을 찾았다는 희망적인 견해가 나왔다. 렙틴을 주사하면 비만이 치유될 것이라는 전망이었다. 제약업계와 업계 소속 핵심 연구자들은 앞다퉈 신약을 먼저 개발하려고 경쟁을 벌였다. 어마어마한 돈이 투입됐다. 성공만 한다면 족히 수조 달러를 벌어들일 일이었다.

과학계에서 연구 결과가 나오기 시작했다. 그런데 여러 연구진이 시도해본 결과, 비만인 사람에게 렙틴을 주사해도 체중은 줄어들지 않았다.[54] 체내 렙틴 수치는 증가했지만 식욕과 대사를 조절하는 뇌의 조절 센터까지 렙틴의 신호가 도달하지 못하는 것 같았다. 렙틴 대신 물을 주사한 위약 치료 그룹과 비교해도 체중 변화에 차이가 없었다.

왜 유전적으로 비만이 된 두 어린아이와 렙틴이 결핍된 쥐에서 성공을 거둔 치료가 뒤이어 실시된 인체 시험에서는 실패로 끝났을까? 연구진은 실험 참가자들의 렙틴 특성을 조사했고 현재 비만인 만큼 체내 렙틴 수치가 이미 높다는 사실을 확인했다. 파키스탄 출신의 두 아이는 태어날 때부터 식욕이 왕성했고 체중이 급속하게 늘어났던 반면 뒤이은 실험에 참가한 사람들은 평생에 걸쳐 체중이 서서히 증가한 경우였다. 파키스탄인 두 아이는 체내 렙틴 농도가 거의 0에 가까울 만큼 극히 낮았으나 비만인 성인들은 이미 체내 렙틴 농도가 높았다. 얼마 지나지 않아 유전적인 문제로 렙틴 농도가 낮아지는 경우가 극히 드물다는 사실이 명확히 밝혀졌다. 파키스탄인 두 아이가 발견된 이후 현재까지 전 세계적으로 고작 15건의 사례가 보고됐다. 렙틴 결핍은 돌연변이 유전자를 양쪽 부모에게서 모두 물려받아야 발생한다. 가까운 친척끼리 결혼하는 경우에만 발생하는 극히 희귀한 돌연변이다.

그렇다면 우리가 해결해야 하는 다음 질문은 렙틴 농도가 높은데도 왜 비만이 되는가, 하는 것이다. 심각한 비만에 시달리는 대부분의 사람들에게서 공통적으로 이러한 특징이 나타난다. 체내 지방을 조절하는 렙틴의 강력한 기능에 무슨 문제가 생기면 비만이 될까? 다음 장에서 체중을 조절하는 이 주요 조절 장치가 기능이 어떻게 중단될 수 있는지 설명한다.

요약

식욕과 포만감은 최근 발견된 위와 장에서 만들어지는 몇 가지 호르몬의 기능에 따라 강력하게 조절된다. 위에서 나오는 그렐린 호르몬은 먹을 것을 찾아서 음식 형태로 몸에 에너지를 공급하라는 신호를 보낸다. 장에서 나오는 펩타이드 YY 호르몬은 반대로 이제 충분히 먹었으니 그만 먹으라는 메시지를 보낸다.

이러한 호르몬의 신호는 매우 강력하다. 식욕은 목이 타는 듯한 갈증만큼 강할 수 있고 포만감은 심한 경우 토할 것 같은 기분까지 들게 한다. 이러한 호르몬은 음성 피드백 루프 방식으로 체중을 뇌가 안전하다고 인지한 설정값으로 유지시킨다. 체중이 너무 많이 줄면 식욕을 엄청 느끼게 되고 아무리 먹어도 배가 부르지 않다. 체중이 너무 많이 늘면 식욕이 사라지고 음식을 먹지 않아도 배가 부르다. 체중을 줄이려는 싸움에서 뇌의 무의식은 반드시 승리를 거둔다. 이 무의식의 영향으로 우리는 어쩔 수 없이 몸에 에너지를 공급한다.

대사율이 대폭 감소하고 에너지 소비가 줄면 체중 감소가 중단된다는 사실을 앞 장에서 설명했다. 이 내용까지 모두 종합하면, 전통적인 체중 감소 공식인 '들어오는 에너지(음식) - 나가는 에너지(대사) = 저장되는 에너지(지방)'는 우리가 의식적으로 조절할 수 없다는 것을 분명하게 알 수 있다.

이번 장에서는 비만대사 수술을 받으면 위와 소장에서 나오는 식욕 신호와 포만감 신호가 크게 변하고, 따라서 수술을 받은 환자들이 전과 달리 체중을 아주 쉽게 유지한다는 것도 배웠다. 실제로 환자들은 식욕이 성격 탓이 아님을 깨닫고 안도한다. 식욕은 개개인이 스스로 통제할 수 있는 영역이 아니다.

또한 지방 세포에서 생성되는 렙틴 호르몬이 체중을 조절하는 주요 장치라는 것을 배웠다. 렙틴은 몸에 이미 에너지가 많으니 지방을 과도하게 저장하지 말라는 메시지를 뇌에 전달한다. 자동차의 연료 게이지와 비슷하다. 렙틴이 체내에 많으면 식욕이 사라지고 대사율이 높아진다. 체중을 설정값으로 되돌리기 위한 반응이다. 이러한 작용은 대사와 식욕, 포만감을 모두 조절하여 에너지 저장량을 안정적으로 유지하고 갑작스러운 체중 증가나 감소를 방지한다. 체중 문제로 고민하지 않는 사람들은 렙틴이 효과를 제대로 발휘하는 경우가 많다. 먹는 열량을 계산해가면서 먹지 않아도 렙틴이 알아서 처리한다. 희귀 유전질환 등과 같은 문제로 렙틴이 결핍되면 체중이 급격히, 아주 빨리 늘어난다.

렙틴이 체중을 조절하는 주요 장치라면, 비만으로 고생하는 사람들은 체내 지방에서 생성된 렙틴의 혈중 농도가 충분히 높은데도 왜 체중 문제를 겪을까? 렙틴이 이들의 인체에서는 제대로 기능하지 못하는 이유가 무엇일까?

다음 장에서 체중을 조절하는 주요 장치인 렙틴이 왜 본연의 기능을 발휘하지 못하는지 살펴보자.

05 대식가의 비밀

살을 찌우는 호르몬이 있다

∴

아침 식사를 하려고 자리에 앉아서 잠시 주변을 둘러
보았다. 진료를 하러 온 두바이에서 맞이한 아침이었다. 바깥 테라
스 너머로 이글대는 태양의 기운이 느껴졌다. 저 멀리 보이는 시내
와 높다랗게 솟은 부르즈 할리파가 벌써 열기에 휩싸인 것 같았다.
낮은 말소리와 식기가 쨍그랑 부딪히는 소리가 가득했고 호텔 식당
은 곧 고급스러운 뷔페를 즐기는 연인들, 가족들, 혼자 앉은 사람들
로 채워졌다. 나는 차를 따르다가 주변 공기가 확 얼어붙은 것처럼
잠시 고요해진 것을 느꼈다. 고개를 들어보니 사람들이 식당에 막
들어선 어느 거구의 남성을 일제히 응시하고 있었다. 그는 전통 의

복인 칸두라 차림이었는데, 옷의 폭이나 길이를 보니 특별히 맞춘 옷 같았다. 머리 장식은 없었다. 이마 선과 희끗희끗한 턱수염을 보아하니 사십 대인 것 같았다. 거대한 몸집과 둥그스름한 체형에도 꽤 날렵하게 걸어 들어온 그 남자는 내 맞은편 테이블에 앉았고 그제서야 나는 그의 두 눈에 가득 서린 절망을 읽을 수 있었다. 안색은 창백했고 식당 안은 에어컨이 가동되어 시원했지만 땀을 많이 흘리고 있었다. 그리 크지 않은 키에 체중은 족히 200킬로그램은 나갈 것 같았다. 숨 쉬기가 곤란해 보였지만 그런 티를 내지 않으려고 애쓰고 있었다. 한마디로 아주 고통스러워 보였다.

나는 차를 더 주문하고 이후 1시간 동안 이 안쓰러운 남자를 조심스럽게 관찰했다. 그가 보인 행동은 여러모로 놀라웠다. 뷔페 구역을 전부 들러서 접시를 채운 다음 웨이터를 불러서 자신의 테이블에 갖다놓으라고 했다. 접시 하나에는 달걀 요리, 해시 브라운, 닭고기로 만든 소시지와 콩이 가득했고 다른 접시에는 냉육과 치즈가 잔뜩 있었다. 그는 큼직한 볼에 프루트칵테일을 거의 넘쳐흐를 만큼 담았고 또 다른 접시에는 아랍식 납작한 빵과 후무스, 토스트와 잼을 담았다. 각종 케이크와 크루아상은 접시 두 개에 나눠 수북이 담았고 큰 컵 세 잔에 과일주스를 담았다. 드디어 모든 준비를 마치고 자리에 앉아 아침 식사를 시작할 때, 4인용 테이블에는 10명이 먹고도 남을 만한 음식이 차려져 있었다. 남자는 아주 효율적으로 움직이면서 음식을 빠르게 먹어치웠다. 먹고 있는 중에도 눈에는 여전히 절망이 서려 있었다. 20분도 지나지 않아 테이블에 쌓여 있던 음식은 전부 사라졌다. 남자는 서둘러 웨이터를 불러서 음식을 추가로 주문했다.

마침내 식사를 마친 남자는 입을 닦고 자리에서 일어나 당당히 걸어 나갔다. 들어올 때보다 안색이 훨씬 나아 보였다. 혈색도 돌아왔고 어딘가 서늘하던 눈빛도 사라졌다. 나는 자리에 그대로 앉아서 어떻게 한 사람이 그렇게 많은 음식을, 그토록 빨리 먹어치울 수 있을까 생각했다. 식탐이 그만큼 강한 것일까 아니면 일종의 음식 중독일까? 아니면 다른 이유가 있을까? 엄청난 식사량이 혹시 다른 병 때문에 나타난 증상은 아닐까?

그날 나와 식당에 함께 있던 사람들은 남자가 떠난 후에 서로 확신이 담긴 의견을 조용히 주고받았다. 남자가 식당 밖으로 나가는 뒷모습을 보면서 작게 머리를 절레절레 흔들고 참 안됐다는 듯한 눈빛을 주고받기도 했다. 이들이 내린 판결은 유죄였다. 남자가 그렇게 뚱뚱한 이유는 너무 많이 먹어서이며 그렇게나 많이 먹는 이유는 식탐이 강하기 때문이다. 남자는 남들이 다 보는 앞에서 일말의 죄책감도 없이 7대 죄악 중 하나를 저지른 사람이었다.

하지만 사실이 그와 다르다면 어떨까? 남자의 관점에서 다시 생각해보자. 그날 아침에 남자에게 기분이 어떠냐고 물어보았다면, 밤새 잠이 드는 둥 마는 둥 뒤척였다고 대답했을 수 있다. 방 안이 떠나가라 코를 골다가도 몸에 산소가 충분히 공급되지 않아 1시간에 한 번은 잠에서 깼을 것이다. 뇌로 공급되는 산소량이 부족해서 아침에 일어난 뒤에 두통이 심했을지도 모른다. 새로운 하루를 맞이할 채비를 하면서 거울에 비친 자신의 모습과 다른 사람들이 보내는 눈빛 때문에 내내 스트레스를 받고 불안했을 것이다. 하지만 그날 아침에 두통, 불안과 별도로 남자를 사로잡은 것은 마치 일주일은 굶은 것 같은 극심한 허기였을 것이다. 매일 어마어마한 양을 먹어치우는데도 너무 배가 고파서 처음 식당에 들어섰을 때 초조해 보이고 안색도 창백했는지 모른다. 남자의 행동이 허기 신호에서 시작된 것은 아닐까?

분명 이 남자의 혈액에 렙틴은 충분할 것이다. 렙틴은 체내 지방이 증가하면 함께 증가한다. 그리고 렙틴이 증가하면 식욕이 '감소'하고 인체 대사는 '증가'해야 한다. 이 피드백 메커니즘에 대체 무슨 문제가 생겼기에 이 불쌍한 남자는 극심한 비만이 되었을까?

남자의 렙틴 농도는 몸에 쌓인 지방만큼 높을 가능성이 높다. 확인해보면 정상보다 수치가 훨씬 높을 것이다. 그렇다면 왜 몇 개월, 몇 년간 몸에 저장되는 지방의 양을 조절하는 이 렙틴 호르몬이 제 기능을 못하는 것일까? 이 질문의 답은 비만이라는 질병의 근본 원인으로 우리를 안내한다. 비만인 사람들에게 렙틴을 주사해도 체중이 감소하지 않았던 연구 결과에서도 단서를 찾을 수 있다. 참가자들은 렙틴을 투여받기 전에 이미 체내 렙틴 농도가 높았다. 원래 높은 농도를 더 높였으니 아무런 효과가 없었던 것이다. 렙틴은 있지만 기능을 발휘하지 못하는 상태였다.

유전적으로 렙틴이 결핍되는 희귀병을 앓았던 두 파키스탄인 사촌형제(153~154쪽 참고)는 렙틴 주사로 극적인 효과가 나타났고 체중을 크게 줄일 수 있었다. 체내 렙틴의 농도가 낮은 경우 주사로 공급하면 기능을 발휘하지만, 이미 농도가 높은 상태에서는 추가로 공급해도 소용없었다.

과학계는 렙틴 농도가 높아지면 뇌로 메시지가 전달되는 과정에 문제가 생긴다는 결론을 내렸다. 렙틴이 몸에 아주 많은데도 뇌가 감지하지 못하는 것이다. 렙틴 농도가 이와 같은 역치에 도달하면 '렙틴 저항성'이라 불리는 상태가 된다. 뇌는 눈이 멀어버린 것처럼 렙틴의 농도가 높아도 감지하지 못하고 따라서 현재 저장고에 지방이 가득하다는 것도 알지 못한다. 오히려 정반대로 렙틴의 농도가 실제보다 훨씬 더 낮고 지금 무척 굶주린 상태라고 해석한다. 이에 따라 두바이 호텔 식당에서 본 남자처럼 극심한 허기를 느끼고 그 허기를 달래려는 식욕이 왕성해진다. 그 결과는? 체중은 더 늘어나고 지방에서 만들어지는 렙틴도 그만큼 더 늘어나서 체내 렙틴 농도는 더 높아지고 렙틴 저항성은 더욱 심각해진다. 체중이 늘어날수록 허기도 깊어진다. 그래서 음식을 더 많이 먹어치우게 되고 체중은 더더욱 늘어난다. 체중이 늘어날수록 렙틴 저항성도 커지는 이 악순환이 반복되다 보면 막다른 골목, 완전한 비만에 이른다.

앞서 예로 들었던 연료 탱크를 다시 떠올려보자. 차를 운전하다가 연료 게이지가 위험할 정도로 바닥에 이른 것을 알아차리면 갑자기 불안해지고 가장 가까운 주유소가 어디인지 찾게 된다. 최대한 빨리 연료를 채워야 하는 비상 상황이다. 그런데 알고 보니 탱크에는 연료가 가득 차 있는데 게이지에 고장이 난 것이라면? 렙틴 저항성은 바로 이런 상태다. 뇌는 몸에 당장 쓸 연료인 지방이 없다고 생각하지만 실제로는 가득하다.

렙틴 저항성을
해결하라!

비만 연구에서 렙틴 저항성을 이해하고 해결법을 찾는 일은 성배를 찾는 것과 같다. 렙틴 저항성을 바로잡을 수 있다면, 즉 뇌가 몸에 렙틴 농도가 높다는 것을 감지할 수만 있다면 비만은 알아서 해결된다. 비만으로 고통받는 사람들의 왕성한 식욕과 뚝 떨어진 인체 대사도 제자리를 찾고 체중은 정상으로 돌아간다. 자동차를 다시 예로 들면 연료 게이지를 고쳐야 한다는 의미다. 그래야 연료가 가득한데도 가까운 주유소로 쓸데없이 다급히 달려가는 일이 생기지 않는다.

렙틴 저항성을 해결하는 방법은 지금도 계속 밝혀지고 있는 렙틴의 기능에서 단서를 찾을 수 있다. 렙틴은 몸에 저장되는 에너지의 양을 조절할 뿐만 아니라 저장된 에너지의 쓰임에도 관여한다. DNA는 우리가 생존하고 번식하도록 이끈다. 성인기에 이르면, 생식 활동은 영양 상태에 따라 성패가 좌우된다. 젊은 여성이 인체에 저장된 지방이 적어 에너지의 양이 충분하지 않으면 임신을 하더라도 먹을 음식이 부족해지면 유산할 위험이 있다. 반대로 저장된 지방이 충분하면 임신 후에 먹을 것이 부족해도 모든 과정이 순조롭게 진행될 가능성이 훨씬 높다. 그러므로 진화 관점에서는 렙틴이 뇌에 저장된 지방의 상태를 알리고 인체에 영양이 적정 수준일 때만 생식 행동을 촉진할 것으로 추정할 수 있다. 이러한 생각은 연구로 입증됐다.[55] 렙틴은 중간매개 물질을 통해 난소 기능을 촉진하는 생식샘자극호르몬-분비호르몬GnRH이 나오도록 자극한다. 내가 여러 환자에게서 발견한 비만의 흥미로운 부작용 중 하나는 다낭성 난소 증후군PCOS으로, 이 문제가 발생하면 난소가 정상적으로 기능하지 못해 생식 기능이 약화된다. 언젠가 렙틴 저항성이 다낭성 난소 증후군에 주는 영향이 밝혀지리라 생각한다.

여성이 기근이나 질병으로 체중이 크게 줄면 단시간에 불임이 된다는 사실도 밝혀졌다. 이런 상태에서 임신을 하면 건강에 위험하고 에너지가 크게 소진될 위험이 있어서 인체가 스스로를 보호하는 것이다. 그러므로 렙틴은 뇌에 대사와 식욕을 조절하는 메시지를 전달하는 기능과 더불어 영양 상태에 따라 생식 기능의 스위치를 켜고 끄는 기능도 담당한다.

성장기와 렙틴 저항성

렙틴 저항성이 생기면 에너지가 이미 가득 차 있는데도 식욕이 증가하고 체중이 늘어난다. 그 결과 기본적으로 몸에 에너지가 다량 유입되므로 인체는 그 기회에 성장할 수 있다. 성장이라는 관점에서 렙틴 저항성은 우리 삶 전체를 통틀어 두 차례 도움이 된다.

1. 임신기[56]

2. 청소년기[57]

생존하기 위해서는 임신기와 청소년기에 렙틴 저항성이 적당히 발생해야 한다. 성장과 번식이 이루어지지 않으면 인류가 멸종하기 때문이다. 이처럼 건강에 유익한 렙틴 저항성과 비만을 유발하는 렙틴 저항성은 징후가 똑같이 극심한 허기와 피로로 나타난다는 점을 기억해야 한다. 허기로 에너지를 유입시키고 피로로 에너지를 보존하는 것이다. 그러니 십 대 청소년이나 곧 엄마가 될 사람에게서 허기와 피로가 나타나면 생존을 위한 반응으로 봐야 하지만, 비만으로 힘들어하는 사람에게서 이러한 행동이 나타난다면 생각을 다시 해야 한다. 비만인 사람도 임신 중이거나 성장 중인 사람과 동일한 신호를 받는다.

렙틴 저항성은 왜 생길까?

과학계 논문에서는 렙틴 저항성의 원인을 다양하게 설명한다.[58] 지금도 무엇이 원인인지 논쟁은 계속되고 있다. 나는 다음 두 가지가 복합적으로 작용한다고 생각한다.

1. 혈당 조절 호르몬인 인슐린*
2. 염증 반응을 통제하는 단백질 TNF-알파. 이 단백질은 다음 두 가지를 촉진한다.
   ○ 뇌 체중 조절 센터의 염증
   ○ 인슐린 분비

인슐린과 렙틴

우리는 렙틴이 장기적으로 체중을 조절한다는 사실을 배웠다. 몸에 지방이 많아지면 혈중 렙틴 농도도 증가한다. 시상하부는 렙틴 농도를 가이드로 삼아 지방이 얼마나 남아 있어야 하는지 파악하고 식욕과 대사를 조절한다. 그렇게 몸에 유입되는 에너지의 양과 사용되는 에너지의 양을 맞춰나간다. 렙틴은 시상하부의 특수한 세포 수용체와 결합하면서 기능을 발휘한다. 이 수용체는 세포의 우편함과도 같으며 렙틴으로부터 지금 몸에 지방이 너무 많다는 메시지를 받는다. 그런데 시상하부로 전달되는 이 렙틴의 신호는 인슐린의 작용으로 약화될 수 있다.

렙틴과 인슐린은 시상하부의 동일한 세포로 신호를 보낸다. 신호를 보내는 세포는 같지만 세포를 전달받는 수용체, 즉 세포 우편함은 서로 다르다. 문제는 어느 한쪽의 메시지가 전달되면, 세포 전체

---

* 설탕, 빵, 파스타 등 포도당이 함유된 음식을 먹을 때 췌장에서 분비되는 호르몬이다. 인슐린은 혈액의 포도당을 에너지로 쓸 수 있도록 세포에 운반한다.

의 신호전달 경로가 겹친다는 것이다. 다시 말해 이 세포는 인슐린과 렙틴이 각각 보낸 메시지를 동시에 읽지 못한다. 인슐린이 신호를 보내면 렙틴이 보낸 메시지는 읽히지 않는 것이다.[59] 그 결과, 시상하부는 실제와 다르게 몸에 저장된 지방이 적다고 생각해서 식욕을 촉진하고 대사로 소비되는 에너지의 양은 줄인다. 자동차 연료 게이지가 고장 난 것처럼, 탱크에 연료가 가득한데 텅 비었다고 판단한다.

인슐린 증가 → 렙틴 저항성

인슐린이 렙틴 저항성에 지대한 영향을 준다는 것은 인슐린도 체중 설정값 조절에 중요한 기능을 한다는 것을 의미한다. 인슐린 농도가 높아질수록 렙틴 저항성은 커지고, 렙틴 저항성이 커질수록 체중 설정값은 높아진다. 그 결과 체중이 증가한다. 인슐린에 관해서는 10장에서 상세히 설명한다.

TNF-알파

TNF-알파는 대식세포에서 분비된다. 이 세포는 인체에서 감염이나 부상을 막는 경찰관 역할을 한다. 몸 이곳저곳을 돌아다니면서 손상된 세포나 세균은 없는지, 바이러스가 침입하지는 않았는지 등 문제가 될 만한 일이 없는지 확인한다. 그러다 문제를 발견하면 TNF-알파를 분비한다. 경찰이 고추 스프레이나 테이저총을 쏘는 것과 같다. TNF-알파가 분비되면 연달아 특정 반응이 촉발되고 그 결과 염증이 발생한다. 위협을 가한 자를 체포하고 손상된 곳을 고치는 것이다. 여기까지는 정상적인 염증 반응이다.* 그런데 비만이 되어 지방 세포가 위험할 정도로 커지면 이 세포 경찰이 호출되어 조사를 시작한다.** 세포 경찰은 커다랗게 부풀어 오른 지방 세포를 보고 몸에 손상이 일어났다고 판단하고 이를 고치기 위해 TNF-알파를 분비한다. 이것이 뜻밖의 부작용을 낳는다.

비만 → 지방 세포의 부피 증가 → TNF-알파 증가 → 염증

세포 경찰이 이처럼 부피가 커진 지방 세포에 만성적으로 반응하면 몸에 생기는 염증이 늘 정상 수준보다 많아진다. 비만이 염증을 촉진하는 것이다. 내가 일하는 병원에 찾아와서 비만대사 수술을 받고 싶다고 이야기하는 환자들도 모두 혈액검사인 C-반응성 단백질 검사를 해보면 염증에 양성 반응이 나온다. 이것이 비만을 이해하는 데 중요한 이유는 아래에 자세히 나온다.

전형적인 서구식 식단은 오메가-6 지방산 대비 오메가-3 지방산의 비율이 낮은데 이런 식생활도 TNF-알파를 분비시키는 요인이

---

* 염증은 감염을 해결하고 세포를 수선하는 과정이므로 건강에 반드시 필요하다. 손상된 세포나 인체에 침입한 외래 물질에서 나온 신호가 염증 반응을 촉진한다.

** 지방 세포에서 분비되는 렙틴이 세포 경찰을 불러들인다는 증거가 일부 확인됐다. 대식세포가 호출되면 이후에 일어나는 과정은 동일하다. 지방 세포 주변에 염증이 발생하고 온몸으로 염증이 번진다.

된다. 이 내용은 9장에서 다시 살펴보기로 하자.

산업화된 식생활 → TNF-알파 증가 → 염증

체중 조절 센터에 염증이 생기면

비만과 현대의 식생활의 영향으로 발생한 TNF-알파는 몸 전체에 염증 반응을 촉진한다. 인체 모든 기관이 어느 정도 영향을 받는다. 혈관, 관절, 세포도 영향을 받아 심장질환, 관절 통증, 관절염이 유발되고 암 발생 위험성이 증가한다.

그런데 염증 반응이 시상하부에도 직접적으로 영향을 준다는 증거가 계속해서 새롭게 밝혀지고 있다. 시상하부는 앞서 설명한 것처럼 렙틴 신호를 토대로 체중 설정값을 계산하는 체중 조절 센터다. 시상하부에 발생한 염증은 렙틴 저항성의 원인이 된다.[60] 지방 조직에서 현재 체내 렙틴 농도가 높다고 신호를 보내도 이를 감지하지 못하고 에너지 과잉 상태인데도 굶주리고 있다고 판단한다.

비만으로 발생한 염증 → 시상하부 염증 → 렙틴 저항성

진화 관점에서는 우리가 아프거나 크게 다쳐서 염증 반응이 일어날 때 렙틴 저항성도 함께 발생하는 것이 자연스럽다. 다친 곳이 나으려면 에너지가 필요하기 때문에 평소보다 더 많은 에너지를 쓰게 된다. 이를 위해 렙틴의 작용은 차단되고 허기가 강해지면서 더 많

몸은 체중을 어떻게 조절할까

은 에너지가 유입된다.

TNF-알파는 인슐린 기능을 약화시킨다

TNF-알파는 인슐린 기능에 영향을 끼치고 그 영향은 다시 렙틴에게 간다. 비만으로 염증이 발생하는 것처럼 혈중 TNF-알파 농도가 증가하면 인슐린 기능이 차단된다.*[61] 인슐린의 원래 기능은 세포로 포도당을 운반하는 것인데 이 일을 제대로 하지 못하게 되는 것이다. 의학 용어로는 인슐린 저항성**이라고 한다. 그 결과 췌장은 문제를 해결하려고 인슐린을 더 많이 만들어낸다.

비만으로 인한 염증 → TNF-알파 증가 →
인슐린 효율 감소 → 인슐린 증가 → 렙틴 저항성

TNF-알파가 증가해서 건강에 도움이 되는 시기는 임신을 했을 때다. 임신이 되면 태반에서 TNF-알파가 만들어진다. 태아가 자라려면 인체의 면역 반응이 조정되어야 하고 TNF-알파는 이 기능에 중요한 역할을 담당한다.[62] 임신 기간에 면역 기능이 조정되지 않으면 태아는 외래 물질로 인식되고 그로 인해 아기를 없애려는 면역 반응이 일어나면 임신이 종결될 수 있다. 임신기에 TNF-알파 농도

---

* 인슐린 수용체에 작용하는 티로신 인산화효소의 활성이 약화되면서 발생하는 결과다.
** 인슐린 저항성과 비만은 한 묶음으로 보면 된다. 인슐린 저항성으로 발생하는 제2형 당뇨 환자의 90퍼센트가 과체중이거나 비만이다.

가 증가하면 인슐린 기능을 둔화시키는 작용도 그만큼 강력해진다. 실제로 임신기에 당뇨가 생기는 경우가 많은데, 많은 연구자들이 TNF-알파가 임신성 당뇨의 원인이라고 추정한다. 임신 중에 TNF-알파 농도가 증가하면 유익한 영향과 함께 렙틴 저항성이 증가하고 에너지 유입이 촉진된다. 그 결과 체중이 증가한다.

염증 반응이 시상하부에서 일어나는 렙틴의 신호전달에 끼치는 영향은 우리가 몸을 다쳤을 때 에너지 보존량의 균형을 유지하거나 임신기에 태아 성장에 필요한 에너지 균형을 맞추는 측면에서는 유익하다. 그러나 비만인 사람에게 이러한 영향이 발생하면 체중이 더 늘어나고 당뇨와 심장질환 위험성이 높아지는 해로운 결과가 초래된다.

이제 다시 두바이 호텔 조식 뷔페에서 만난 남성의 이야기로 돌아가자. 그의 행동을 지금까지 설명한 렙틴 저항성으로 설명할 수 있을까? 이 남성은 몸에 축적된 지방이 많은 만큼 체내 렙틴의 농도도 매우 높을 것이다. 먼저 지방 세포가 커지면 다음으로 이로 인한 만성 염증 반응이 일어나고 TNF-알파의 농도도 높아진다.

- 염증 반응으로 뇌의 렙틴 저항성이 발생하여 체중 설정값에 직접적인 타격이 발생한다.
- TNF-알파로 인슐린 농도가 증가하여 렙틴 저항성이 높아지는 간접적인 영향도 발생한다.
- 가공식품 위주의 식생활과 TNF-알파로 인해 인슐린 농도가

몸은 체중을 어떻게 조절할까

높아지면 뇌의 렙틴 신호전달 경로가 차단된다.

따라서 이 남성은 제2형 당뇨일 가능성이 높다. 이로 인해 인슐린 농도가 더욱 높아지고 렙틴 저항성도 더더욱 높아졌을 것이다. 렙틴 저항성이 일으킨 극심한 허기와 체중 증가라는 악순환에 빠져 심각한 비만이 됐을 것이다. 이런 경우, 지방에서 발생한 잘못된 대사 신호로 인해 지방이 더욱 늘어나므로 지방이 종양과 흡사한 성격을 띠게 된다.

렙틴 저항성은 바로잡을 수 있다

동물실험을 통해 렙틴 저항성을 인위적으로 되돌릴 수 있다는 사실이 확인됐다. 쥐에게 산업화된 식단처럼 설탕과 지방 함량이 높은

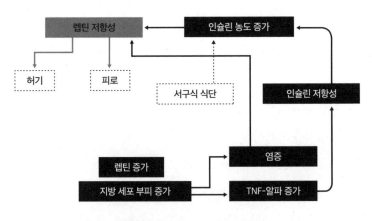

그림 5.1 렙틴 저항성이 발생하는 악순환

먹이를 제공하자 인슐린 저항성이 생겼고 이는 렙틴 저항성과 체중 증가로 이어졌다. 그러나 다시 정상 식단을 제공하자 렙틴 저항성과 인슐린 농도가 안정화되고 체중도 정상 수준으로 돌아왔다.[63]

체내 인슐린 농도가 증가하면 렙틴 저항성도 커진다. 안타깝게도 지금과 같은 식생활로는 인슐린 농도가 증가하기 쉽다. 설탕 그리고 밀과 같은 탄수화물이 가공된 재료가 다량 함유된 식사나 간식을 섭취하면 몸에서 만들어지는 인슐린 양이 급증한다. 포도당을 처리해서 세포가 쓸 수 있게 해야 하기 때문이다. 현대 사회에는 이러한 식품이 가득하다(2부에서 이 문제를 다시 설명한다).

요약

앞서 4장에서 지방 세포가 만들어내는 호르몬인 렙틴은 체중이 일정하게 유지되도록 인체에 계속해서 영향을 준다고 했다. 과식을 하고 지방이 늘어나면 렙틴도 증가한다. 체중을 조절하는 뇌의 시상하부가 렙틴의 증가를 감지하면 무의식적으로 행동을 강력하게 바꾼다. 즉 식욕이 약화되고 대사율이 높아지는 여러 호르몬의 기능이 나타난다. 그 결과 음식을 덜 먹게 되고 에너지 소비량은 증가하므로 늘어난 체중이 조절된다. 대부분의 사람들은 적당한 노력만으로도 이와 같은 작용을 통해 수개월 또는 수년간 정상 체중을 유지할 수 있다.

몸은 체중을 어떻게 조절할까

앞 장에서 렙틴이 제 기능을 다하지 못하면 무슨 일이 벌어지는 지도 설명했다. 몸에 지방과 에너지가 충분하다는 메시지가 제대로 전달되지 않기 때문에 에너지를 더 축적하려고 한다. 자동차 연료 게이지에 문제가 생겨 연료 탱크가 가득 찼는데도 연료통이 비어 있다고 표시되는 바람에 다급히 주유를 하러 가는 것과 같은 상황 이 펼쳐진다.

인슐린 농도가 증가하고 동시에 몸에 염증이 많아지면 렙틴의 기 능은 사라진다. 렙틴 → 인슐린 → 염증의 상호작용은 일단 시작되 면 점점 더 악화된다. 설탕을 너무 많이 먹어서 인슐린이 증가하면 렙틴의 효과가 약화되고 산업화된 식단으로 발생한 염증은 뇌가 감 지하는 렙틴의 신호를 약화시킨다. 염증은 세포가 보낸 인슐린 신 호를 차단하므로 인체는 인슐린이 더 많이 필요하다고 판단한다. 그래서 인슐린이 많아지면 렙틴의 기능은 더욱 약화된다. 이 악순 환이 계속될수록 렙틴 저항성은 심각해진다. 뇌는 렙틴이 보낸 신 호를 받지 못하니 몸에 저장된 지방이 없다고 판단하고 생존 모드 로 돌입한다. 그 결과 두바이 호텔의 식당에서 본 남자처럼, 이미 심 각한 비만인데도 쫄쫄 굶은 사람처럼 아무리 먹어도 채워지지 않는 식욕을 느낀다. 비만이라는 질병이 가장 극단적인 상태에 이른 사 례다.

그래도 터널 끝에 빛이 있다. 여러 연구를 통해 렙틴 저항성은 먹 는 음식의 질을 바꾸면 바로잡을 수 있는 것으로 밝혀졌다. 이 책 3 부에서 소개할, 여분의 체중을 줄이고 보다 건강한 체중을 유지할 수 있는 해결 방안도 바로 이 원리로 고안된 것이다.

지금까지 우리는 짧게나마 대사학을 공부했다. 인체가 에너지를 조절하는 방식과 과식, 다이어트에 대처하는 방식을 살펴보았다. 체중 설정값 이론과 이 설정값에 따라 몸에서 지방을 유지하기 위해 강력한 방어 작용을 일으킨다는 것이 대사학의 핵심이다. 체중 설정값은 뇌가 개개인의 유전자, 현재 환경, 과거 이력을 토대로 건강에 필요하고 적절하다고 무의식적으로 계산한 결과다. 대사학 수업에서 우리가 마지막으로 배운 내용은 비만이 역치에 이르면 렙틴 저항성이 발생하여 비만이 허기를 유발하고 그 허기가 비만을 키우는 악순환이 시작된다는 것이다.

06 최후의
수단

체중 감량 수술을 받다

∴

제가 놀라게 했나요? 우리는 여기서 아주 재밌게 지낸답
니다. 수술하기에 참 좋은 분위기죠. 어쨌거나 수술실operating theater이라
는 이름에 극장theater이 들어가 있지 않습니까.

데이비드 폴 크로넌버그David Paul Cronenberg, 『소비된Consumed』

이 책을 써야겠다고 결심한 이유이자 비만의 진짜 원인을 조사하
기 시작한 이유는 비만대사 수술을 받은 사람들의 인생이 믿기 힘
들 만큼 변하는 것을 직접 보았기 때문이다. 나는 수백 명의 환자들

이 오랜 세월 비만으로 힘들어하다가 수술을 받고 완전히 달라지는 과정을 지켜보았다. 가장 큰 보람을 느끼는 순간은 수술을 받은 환자들이 후속 관리를 위해 병원을 찾아올 때다. 수술을 받고 몇 개월, 몇 년이 지난 이후의 환자 상태를 확인할 수 있는 시간이다. "선생님 덕분에 새 삶을 얻었어요." 환자가 이런 말을 할 때 얼마나 뿌듯한지 모른다. 번쩍이는 포장지에 와인이나 초콜릿을 담아 건네는 일도 많다. 그러면 나는 진료실 밖으로 들고 나와서 매일 장시간 격무에 시달리는 병원 직원들에게 나눠준다. 다들 환자에게 전화해서 진료 날짜나 수술 날짜를 잡거나 국민의료보험의 비효율적인 일처리 때문에 다 잡아 놓은 예약을 취소하느라 고생이 많다.

환자가 수술 후 6개월이 지나서 오랜만에 진료실에 들어서면 전혀 알아보지 못하는 경우도 허다하다. 체중이 크게 줄어들었을 뿐만 아니라 만면에 자신감이 넘친다. 오래전 처음 진료실에서 만났을 때 내게 건강했던 예전 사진을 건네며 옛날 이야기를 할 때나 잠시 엿볼 수 있었던 얼굴이다. 수술 후 연례 검진을 받으러 오는 환자들은 대부분 즐겁게 이야기를 나누다가 돌아간다. 식습관이 달라졌으며 건강하고 영양이 풍부한 음식을 직접 만들어서 먹고 지낸다는 소식을 전하곤 한다.

앞서 설명했듯이, 체중 설정값이 재설정되어 지금보다 낮아지지 않는 한 체중을 줄이더라도 오래 유지되지 않는다. 먹는 음식의 종류와 식습관을 바꾸고 스트레스를 줄이고 수면 습관을 개선하고 근육이 건강하게 유지되어야만 체중 설정값을 바꿀 수 있다. 그것이

　　　　　　　몸은 체중을 어떻게 조절할까

이 책이 말하는 대사학의 기본 전제다. 그렇다면 비만대사 수술은 어떻게 설정값을 이토록 성공적으로 크게 낮출 수 있을까?

체중 설정값은 뇌의 시상하부로 전달되는 신호에 따라 조절된다. 비만대사 수술 후에는 이 신호가 바뀌고 그 결과 식욕과 포만감을 조절하는 호르몬이 바뀐다. 시상하부로 전달되는 신호는 위장에서 나온다. 비만대사 수술은 위장의 구조를 바꿔서 위장에서 나오는 신호를 바꾼다.

효과가 없었던
과거의 수술들

비만대사 수술 초창기에는 체중을 줄일 수 있는 방법이 두 가지였다. 하나는 먹는 양을 줄이는 것이었고 다른 하나는 음식이 흡수되지 않도록 하는 것이었다. 그러나 시간이 흐르고 의학의 다른 분야가 그렇듯이 여러 차례 시행착오를 거치면서 문제점이 발견됐다. 위 밴드, 위내 풍선 그리고 오래전 기술인 턱 고정술 모두 장기적으로는 효과가 형편없다는 점이었다. 위 밴드는 위 가장 윗부분에 끼우는 플라스틱 고리로 음식을 너무 빨리 먹지 못하게 한다. 위내 풍선은 위 내부에서 부풀리는 플라스틱 풍선으로 포만감을 유도한다. 턱 고정술은 명칭 그대로 치과의사가 위아래 치아를 고정시키는 수술이다.

위와 같은 방법으로는 비만 환자의 체중 설정값이 전혀 바뀌지 않는다. 그냥 음식을 제대로 먹지 못할 뿐이다. 이러한 방법으로 체중 설정값과 싸워서 한번 이겨보리라 다짐한다면 어떨까? 처음에는 승리가 코앞에 다가온 것 같은 조짐이 나타난다. 체중이 어느 정도 빠지기 때문이다. 그러나 곧 설정값이 우위를 점하고 체중 감소를 막는다. 결국 인체 대사가 무너지고, 의사의 권유로 위에 설치한 물리적 장애물도 소용없이 고열량 음식을 간절히 찾기 시작한다. 이 초창기 수술을 받은 환자들이 전부 자기 잘못으로 식욕을 억제하지 못했다고 울먹이는 모습을 볼 때면 너무나 마음이 아프다. 대부분 초콜릿셰이크나 아이스크림처럼 쉽게 넘길 수 있지만 열량은 무지막지하게 높은 음식을 먹고 다시 체중이 늘어난다. 설정값을 지키려는 인체의 무시무시한 방어가 효과를 발휘하면 식욕과 음식을 갈구하는 호르몬의 영향이 막힌 천장을 뚫고 솟구친다. 무시할 수 없을 정도로 너무나 강력한 신호가 발생한다. 이와 같은 일은 다이어트로 체중을 줄인 후에도 벌어진다. 수술을 받고 체중이 줄어든 다음 식습관이 바뀐 환자들 중에는 수술 전에도 단 음식을 그다지 즐기지 않았던 사람들이 많다. 심지어 그런 사람들도 이 강력한 신호로 인해 입맛이 바뀔 정도인데, 그것을 개인의 결함이나 약한 의지 탓이라고 생각한다. 위 밴드와 위내 풍선, 턱 고정술은 정밀성이 떨어진다는 인식이 점차 높아지는 이유도 이런 문제 때문이다. 이러한 방법으로는 체중 설정값을 바꾸지 못한다. 그리고 이제는 다 알겠지만 이 싸움에서 승자는 무조건 체중 설정값이다.

몸은 체중을 어떻게 조절할까

음식물의 흡수를
막는 수술

음식물의 흡수를 막는 수술은 어떨까? 위장을 절반 정도 제거하면 처음에는 체중이 줄어들지만 곧 짧아진 장에 적응해서 더 많이 먹기 시작한다. 결국 체중은 인체가 정한 설정값으로 돌아간다. 위 우회술은 흡수되는 음식물의 양을 줄여서 효과가 있다고 여겨졌으나 이 효과는 일시적이다. 위장이 작아지면 인체는 효율을 높이는 방향으로 적응한다.

위 소매 절제술과
위 우회술

현재 효과가 제대로 나타나는 비만대사 수술은 두 종류다. 위 소매 절제술과 위 우회술로, 체중 설정값을 영구적으로 바꾼다는 공통점이 있다.

둘 다 4장에서 설명한 식욕과 포만감 호르몬에 큰 변화를 일으키는 수술이다. 즉 식욕을 촉진하는 그렐린이 대폭 줄어들게 한다. 그렐린은 식사를 건너뛰면 음식을 찾게 만드는 호르몬이다. 음식을 먹지 않고 지나가는 시간이 길어질수록 그렐린의 신호도 강력해진다. 결국에는 열량이 높은 음식을 무엇이든 찾아서 먹게 되고 이때

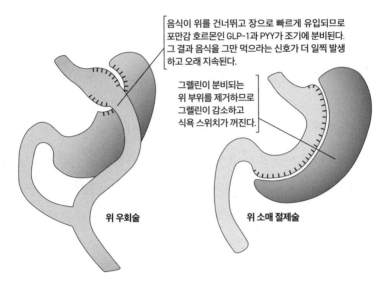

음식이 위를 건너뛰고 장으로 빠르게 유입되므로 포만감 호르몬인 GLP-1과 PYY가 조기에 분비된다. 그 결과 음식을 그만 먹으라는 신호가 더 일찍 발생하고 오래 지속된다.

그렐린이 분비되는 위 부위를 제거하므로 그렐린이 감소하고 식욕 스위치가 꺼진다.

위 우회술　　　　　위 소매 절제술

그림6.1 위 우회술과 위 소매 절제술

느끼는 음식 맛은 훨씬 더 좋아진다.

　펩타이드 YY와 GLP-1*는 포만감을 조절하고 식욕을 끄는 스위치 역할을 한다. 위 소매 절제술과 위 우회술을 받고 나면 이 두 호르몬의 체내 농도가 크게 상승한다. 그래서 수술 후에 포만감은 커지고 식욕을 촉진하는 신호는 감소하므로 환자는 더 이상 음식 때문에 행동이 좌지우지되지 않는다. 환자에게 5장에서 설명한 렙틴

---

* GLP는 '글루카곤 유사 펩타이드(glucagon-like peptide)'의 축약어다. GLP도 펩타이드 YY처럼 음식을 먹고 나면 소장에서 분비되어 혈류로 유입되고 시상하부로 이동한다. 그곳에서 포만감을 유발하고 음식을 그만 먹으라는 신호를 준다. GLP는 포만감을 느끼게 하는 기능과 더불어 인슐린 효율을 크게 높이는 부가 기능도 수행한다. 제2형 당뇨 환자가 위 우회술이나 위 소매 절제술을 받고 나면 당뇨가 완전히 사라지는 경우가 많은 이유도 이 기능 덕분이다.

저항성이 있다고 해도 이와 같은 효과가 나타난다.

기술이 발전하면서 지난 몇 년간 비만대사 수술의 안전성은 이전보다 훨씬 더 높아졌다. 내가 판단하기에, 현재 비만대사 수술의 위험성은 결석 제거술과 비슷하다. 수술 후 환자 대부분은 하루 정도만 입원하고 일주일 이내에 일상생활로 돌아갈 수 있다.

과체중이나 비만 초기 단계에서는 비만대사 수술을 권장하지 않는다. 이 책에서 소개하는 지침과 제안만으로도 생활방식을 바꿔서 충분히 체중을 줄이고 유지할 수 있고 예전보다 더 나은 삶을 누릴 수 있기 때문이다. 비만이 완전한 상태에 이른 사람, 렙틴 저항성이나 제2형 당뇨가 발생한 경우에는 비만대사 수술로 도움을 받을 수 있다. 이런 상태에서는 이 책에 나오는 체중 설정값 관리 전략을 전부 엄격히 지켜도 렙틴 저항성 때문에 체중이 크게 줄지 않을 수 있기 때문이다. 그들에게는 비만대사 수술이 인생을 바꾸는 계기가 될 수 있다.

인류의 역사가, 인간이 만든 질병을 치료할 방법을 계속 더 많이 개발해야만 하는 지점에 이르렀다는 사실이 참 안타깝다. 비만대사 수술도 그런 방법 중 하나다. 이와 같은 수술을 할 수 있도록 훈련받은 외과의사는 드물어서 얼마 되지 않는데 현재 비만 문제는 감당하기 힘든 지경에 이르렀다. 그래서 나와 동료들이 숲 전체에 번진 불을 끄려고 돌진하는 몇 안 되는 소방대원 같다는 생각이 들 때도 있다. 불씨를 찾아서 해결하지 않는다면 이런 노력마저 거의 아무 소용이 없을 것이다.

환자들이
똑같이 하는 이야기

　　한 환자의 사례를 통해 비만 환자들의 상황을 대표적으로 소개하며 1부를 마무리하려고 한다. 이 사례에는 내가 지난 10여 년 동안 진료실에서 환자 수백 명과 나눈 대화가 모두 종합되어 있다. 환자들이 하는 이야기는 아주 비슷해서 지난 몇 년 동안 비만 때문에 어떤 고생을 했는지 어렵지 않게 요약할 수 있을 정도다. 대사학의 관점에서 왜 그런 일이 벌어졌는지도 설명할 수 있다.

　소개하려는 환자는 여성이다(비만대사 수술을 받는 환자의 80퍼센트는 여성이다). 이 사십 대 환자는 가족 중에 비만으로 똑같이 힘들어하는 사람이 여럿 있다고 이야기했다. 앞서 설명했듯이 신체 크기의 75퍼센트가 유전자로 결정되기 때문이다. 이 환자는 학창시절부터 비만이거나 과체중이었고, 양호교사에게 처음 저열량 다이어트를 권유받았다고 했다. 처음에는 다이어트 효과가 일시적으로 나타나 체중이 어느 정도 줄었다. 그러나 몇 주 후에 인체 대사가 그 변화를 따라잡기 시작했고 저열량 식단에 적응했다. 결국 다이어트를 꾸준히 했음에도 불구하고 인체 대사가 섭취 열량을 재조정하는 바람에 체중은 더 이상 줄지 않았다. 몸은 피곤하고 허기지고 짜증은 많아지고 수업시간에도 집중을 할 수가 없었다. 몸무게가 더는 줄지 않자 이렇게 효과도 없는 다이어트는 관둬야겠다고 결심했다. 다이어트를 중단한 직후부터 체중은 급속히 제자리로 돌아왔다. 인체 대사는 느려졌는데 식욕은 왕성해졌으니 인체가 정한 체중 설정 값으로 금세 되돌아온 것이다.

몸무게가 다이어트 전으로 돌아가자 그동안의 노력이 모두 물거품이 되는 건 아닌지 걱정했다. 그런데 결과는 그보다 더 나빴다. 체중이 다이어트 전보다 훨씬 더 증가한 것이었다. 뇌가 무의식적으로 음식 확보가 불안정한 환경이니 또 다시 굶주림이 시작될 수 있다고 판단한 결과였다. 이 판단에 따라 체중 설정값은 전보다 더 높아졌다.

이 환자는 그로부터 몇 년간 온갖 종류의 다이어트를 시도했다. 환자가 언급한 것 중에서 몇 가지만 예로 들면 슬리밍 월드와 라이터라이프에 가입했고 사우스비치 다이어트, 녹색 식품과 붉은색 식품만 먹는 다이어트, 양배추 수프 다이어트, 로즈메리 콘리Rosemary Conley 다이어트 등을 시도했다. 세상에는 수많은 다이어트법이 있고 방식도 전부 다르지만 환자들이 마주하는 결과는 대부분 동일하다. 체중이 일시적으로 약간 감소하지만 대사가 다이어트에 적응해서 체중 감소를 막아야 한다고 판단하면 체중이 제자리로 돌아간다. 그리고 다이어트를 한 번 할 때마다 체중 설정값은 이전보다 더 높아진다.

결국 이 환자는 지방 세포가 염증 반응을 일으키는 수준에 이르렀다. 염증은 인슐린 저항성을 촉진한다. 그로 인해 체내 인슐린이 증가하면 끔찍한 렙틴 저항성이 찾아온다. 렙틴 저항성에 지금까지 해온 다이어트가 남긴 식욕 호르몬의 증가와 포만감 호르몬의 감소

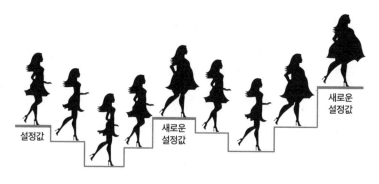

설정값

새로운
설정값

새로운
설정값

새로운
설정값

그림6.2 다이어트를 할 때마다 체중 설정값이 새롭게 정해진다.

까지 모두 합쳐져서 체중과의 싸움은 더욱 힘들어진다. 그리고 몸
이 불어날수록 다이어트에 점점 더 매달리게 된다.

결국 이런 패턴이다. 처음에는 다이어트에 성공하지만 몸무게가
다시 늘어난다. 몇 년 동안 계속 의식적으로 다이어트를 해도 체중
이 늘어났다 줄어드는 요요현상이 뒤따르다가 결국 비만이 가장 심
각한 단계에 이를 정도로 체중이 무섭게 늘어난다. 이런 이야기를
환자들에게서 여러 번 반복해서 들었다. 몇 년간 애를 쓰고 희생하
고, 오랜 세월 의사와 식이요법 전문가로부터 잘못된 조언을 듣고,
나쁜 식품이 건강에 이롭다고 외치는 식품업계의 주장에 너무나 오
랫동안 속았던 환자들은 연신 울먹이며 모두 자신이 만든 실패고
다 자초한 일이라고 말한다. 그리고 비만과의 싸움을 포기한다. 전
투는 쉴 새 없이 이어졌지만 결국 무의식의 승리로 끝이 난다.

지금까지 우리는 단기간의 다이어트로 체중 설정값에 맞서서 결

몸은 체중을 어떻게 조절할까

코 이길 수 없다는 사실을 확인했다. 승리를 거둘 수 있는 유일한 방법은 이 싸움을 이해하는 것이다. 체중 설정값은 과식을 하건 평소보다 덜 먹건 인체가 사전에 적절하다고 판단한 체중이 유지되도록 작용한다. 그리고 2장에서 설명한 것처럼 이 설정값의 계산 과정에는 유전적 요소와 함께 후생적 요소도 영향을 준다. 유전적으로 비만이 되기 쉬운 사람도 비만을 일으키는 환경에 노출되기 전까지는 비만이 되지 않는다. 2부에서는 인류가 어쩌다가 인간 본연의 특성과 어긋나는 환경을 만들게 되었는지 이야기하려 한다.

환경이 우리 몸을 만든다

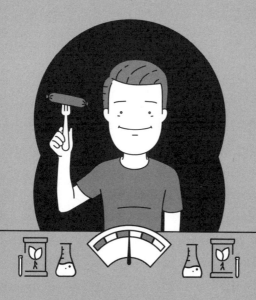

07 요리와 인간

요리가 진화를 이끌다

:

저녁에 퇴근하고 집에 오면 십 대 딸들이 TV로 〈마스터셰프MasterChef〉나 〈더 그레이트 브리티시 베이크 오프The Great British Bake Off〉, 〈램지의 키친 나이트메어Ramsay's Kitchen Nightmare〉 같은 프로그램을 보고 있을 때가 많다. 우리 아이들이 왜 그렇게 요리나 제빵 프로그램을 좋아하는지 사실 나는 이해가 잘 안 간다. 재밌자고 하는 말이지만 우리 집 주방에서 그런 음식이 나올 일은 절대로 없기 때문이다. 하지만 나와 같은 의문을 품는 사람은 별로 없을 것이다. 왜 그토록 많은 사람들이 우리 집 딸들처럼 요리 프로그램을 좋아할까? 왜 마트에 가면 호박을 스파게티 면처럼 길게 뽑아내거

2부·무엇이 식욕을 유발할까

나 오이를 소용돌이 모양으로 깎을 수 있는 새로운 주방도구를 시연하는 곳에 사람들이 잔뜩 모여 있을까? 집에서건 유행하는 테판야키 레스토랑에서건 채소를 썰고 음식을 만드는 모습은 왜 사람들의 시선을 끌까? 언론매체마다 각종 레시피며 음식점 이용 후기, 최근에 발견된 '슈퍼푸드' 기사가 끊이지 않는 이유는 무엇일까?

무엇보다 왜 인류는 음식에 열광할까? 이 질문에 답을 찾다 보면 비만의 수수께끼를 푸는 중요한 단서를 얻게 된다. 이번 장에서는 음식을 선택하고 준비하고 조리하는 일이 인간의 특성인 이유를 설명하고, 불과 요리가 없었다면 인간이 현재와 같은 지능을 가진 존재로 결코 진화할 수 없었다는 사실도 설명한다. 거의 알려지지 않은 이 이야기는 우리가 어디에서 왔는지, 미래에는 어디로 향할 것인지를 알려준다. 또한 지금 우리가 살아가는 이 세계, 음식이 중심이 되고 비만을 촉진하는 세상이 구축된 과정도 알려준다. 생명이 처음 등장한 때부터 지금까지 진화에는 충분한 에너지가 필요했다. 이 요건이 이 모든 이야기의 핵심이다. 지금부터 하나씩 살펴보자.

복제물질

현재 상황을 이해하기 위해서는 먼 옛날, 지구에 생명이 처음 등장한 때로 거슬러 올라가야 한다. 대기에 산소가 전혀 없었던 40억 년 전, 적도 부근에 폭풍이 휘몰아치는 컴컴한 바다를 떠올려보자. 이 태초의 바다에서 탄소 사슬로 이루어진 단순한 화학물질이 이리저리 떠다니던 중, 우연히 어떤 방법으로 사슬이 복제됐다. 이 긴 사슬은 바다 위를 떠다니던 다른 화학물질과 결합하여 이중 구조가 됐다. 그리고 다시 한 가닥씩 분리된 후 각각 복제되는 과정이 이어졌다. 이것이 최초의 '복제물질'이다. 화학물질이 사슬처럼 연결된 이 원시 형태의 DNA는 아주 먼 옛날에 나타나 상당한 성공을 거두었다. 이 복제물질로부터 점점 더 복잡한 구조가 만들어졌고, 마침내 세균과 같은 단세포생물이 생겨났다. 보호벽으로 둘러싸인 세포 내부에는 암호가 담긴 복제된 DNA가 있었다. DNA는 기계장치의 주 제어기처럼 세포가 더 많이 퍼질 수 있도록 구슬리고 이끌었다. 생명체가 지닌 이 암호가 살아남느냐 그렇지 않느냐가 관건이었다. 리처드 도킨스Richard Dawkins는 저서 『이기적 유전자』에서 DNA를 생존 기계로 삼아 생명체가 생겨나기 시작한 이러한 이야기를 생생하게 전한다. DNA를 담는 일종의 비영구적인 생물학적 용기로 볼 수 있는 생물의 기능은 단순하다. 성장, 생존, 생식이다.[64]

ATP 배터리 만들기

그런데 우리의 단세포 조상에게는 작은 문제가 있었다. 성장을 하려고 해도 그럴 만한 에너지가 없다는 것이었다. 그래서 놀랍도록 효율적인 자그마한 미세 배터리를 만들어냈다. 세포 하나가 이런 배터리를 수백만 개씩 보유하게 되자 세포 표면에서 음식의 형태로 얻은 에너지를 성장이나 이동에 필요한 세포 각 부위로 전달할 수 있게 됐다. 의학 용어로는 아데노신삼인산, 줄여서 ATP라고 하는 이 '장치'는 음식으로 에너지를 충전하고 충전된 에너지를 세포 내부에서 방출한다. 음식 에너지를 세포가 이해하고 사용할 수 있는 에너지의 형태로 바꾸는 것이다. 그러나 아직 산소를 처리하지 못하는 상태에서 세포가 만들어낼 수 있는 에너지의 양에는 한계가 있었고 이 때문에 더 복잡한 생명체로 발달하지 못했다. 그렇게 우리의 단세포 조상은 진화의 측면에서 어디로도 가지 못한 상태로 25억 년 내지 30억 년을 단세포로 머물러 있었다…. 그러다 마침내 해결책이 나타났다. 고대 세포에 엄청난 힘을 부여해준 이 방법은 오늘날에도 인체 대사에 쓰이고 있다.

새로운 세입자

산소는 대기에 30억 년 전부터 있었지만, 드디어 새로운 종류의 세균이 산소를 이용하여 에너지를 생산하기 시작했다. 이 자그마한 세균은 독특하게도 내부에 주름진 막이 있어서 터보엔진처럼 여러 개의 미세 배터리를 한꺼번에 충전할 수 있었다. 느릿느릿 발전하던 원시 단세포 조상에 비하면 그야말로 발전소나 다름없는 수준이었다. 산소를 흡수해서 엄청난 양의 에너지로 전환하는 이런 세균과 단세포 조상은 어떻게 경쟁했을까? 그들은 굳이 경쟁하지 않고 힘을 합치기로 했다.

에너지 충전 능력이 매우 우수했던 이 새로운 세균은 단세포생물

환경이 우리 몸을 만든다

에게 먹히거나(그러나 소화 작용은 일어나지 않았다) 스스로 단세포생물의 내부에 몰래 들어가서 기생충이 되었다. 어느 쪽이든 에너지가 부족했던 단세포생물의 내부에서 살아남아 번성했다. 서로에게 도움이 되는 관계였다. 단세포생물은 세균을 보호했고 세균은 더 많은 에너지를 만들어냈다. 이렇게 세포가 다른 생물의 세포 내부에서 살아가는 체내 공생 관계가 형성됐다.

단세포생물의 일부가 된 이 에너지 가득한 원시 형태의 세균에게 이와 같은 동맹 관계는 유익했고 그대로 정착해서 인간은 물론 다른 모든 동물의 세포에 남았다. 지금도 복잡한 음식 에너지를 세포가 쓸 수 있는 에너지나 열로 전환하며 우리 몸에 꼭 필요한 구성요소로 기능하고 있다. 이 세포 내 발전소의 이름은 미토콘드리아다. 원시 세균에서 유래한 미토콘드리아는 우리 몸의 일부가 되었다.*

세균 출신의 이 새로운 세입자 덕분에 에너지를 생산할 수 있게 된 단세포생물은 점점 더 복잡한 유기체로 발달했고 오늘날까지 진화가 거듭됐다. 현재 지구상에 존재하는 생물은 천만 종이 넘는 것으로 추정된다. 진균류, 식물, 어류, 동물 등 형태는 제각기 다르지만 모두 한 가지 공통점이 있다. 태초의 바다에서 형성되어 유일한 주형이 된 복제물질에서 DNA가 유래했다는 점이다. 지구에 등장한 모든 생물종의 99퍼센트는 멸종했고, 인류를 비롯해 살아남은

---

* 미토콘드리아는 작은 용광로처럼 세포 안에서 끊임없이 열과 에너지를 만들어낸다. 우리가 쓸 수 있는 에너지의 양과 직결된 인체 대사는 이 용광로에서 좌우된다.

생물은 현대적이고 동적인 생존 기계가 되었다. 인간을 포함한 이 생존 기계는 관리자인 DNA의 지휘를 받고 미토콘드리아라는 공생체가 제공하는 에너지를 사용하며 생존과 성장, 생식 활동을 한다.

태초의 바다에서 단순한 형태의 단백질이 맨 처음 화학적으로 복제된 이후부터 지금까지 지구상에 생물이 전부 사라진 적은 한 번도 없었다. 지난 40억 년 동안 생물의 성장과 생식 기능은 각 세대가 보유한 DNA 암호를 자손에게 물려줄 수 있을 만큼 100퍼센트 발휘됐다. 한 세대에서 다음 세대로 이어지면서 생물은 지구의 변화하는 풍경과 환경에 적응했다. 40억 년의 유산이 축적된 만큼 아주 복잡한 인간의 가계도는 고스란히 유전자에 저장되어 있다. 이것이 현재의 우리와 생존 방식을 좌우하는 틀이 되었다.

화가가 캔버스 앞에 앉아 물감을 덧입혀가며 걸작을 만들어내는 것처럼, 우리 인간에게도 마음대로 바꿀 수 없는 진화의 역사가 켜켜이 쌓여 있다. 40억 년에 걸친 이 작품은 진화가 일어날 때마다 새로운 층이 덧입혀졌고 새로운 특징이 생겨났다.

에너지
예산을 짜다

현재 지구에서 살아가는 모든 생물은 공통적으로 단세포생물이었던 고대의 조상과 관련이 있다. 모든 생물이 동일한 에너지 시스템으로 생존하고 번성한다는 뜻이기도 하다. 세균, 식물, 조류, 진균류 그리고 뱀부터 새, 인간에 이르기까지 모든 동물에게는 음식 에너지를 세포가 쓸 수 있는 에너지로 전환하는 ATP 배터리가 있다. 심지어 바이러스도 이 ATP 배터리를 사용한다. 차이가 있다면 바이러스는 자체 배터리가 없고 침입한 세포에서 ATP를 얻어서 사용한다.

먼 옛날 정립된 에너지 규칙에 따라 모든 동물은 매일 사용할 수 있는 에너지의 최대치를 정한다. 이것이 에너지 예산이다. 몸집이 큰 동물일수록 에너지 예산도 크다. 하지만 예산은 말 그대로 쓸 수 있는 자원의 한계치다. 충분한 에너지 예산이 확보되고 각각의 생물마다 모든 기관이 문제없이 유지되어야 진화가 이루어진다. 즉 생존 기계와 같은 동물이 살아서 기능하려면, 심장이 혈액을 뿜어내고 폐가 호흡하고 근육이 움직이고 위장이 소화를 할 수 있는 충분한 에너지가 확보되어야 한다. 그러나 다른 기관보다 유독 에너지를 더 많이 쓰는 기관이 있다. 홀로 불이 환하게 켜진 등대마냥 에너지를 펑펑 쓰는 이 기관은 바로 뇌다. 뇌는 인간을 다른 모든 생물과 다른 존재로 만들었다. 에너지 예산은 한정되어 있는데 인간은 어떻게 크기도 크고 에너지도 이토록 많이 쓰는 뇌를 발달시킬 수 있었을까? 진화의 수수께끼와도 같은 이 의문의 답은 인간이 특정 종류의 음식을 좋아하는 이유와 관련이 있다.

침팬지는 기름을 먹지 않는다

지금으로부터 1,500만 년쯤 전에 긴팔원숭이로부터 인간의 가까운 친척인 침팬지가 발달했다. 침팬지는 대부분 열대우림에 살고 과일과 견과, 곤충을 먹이로 삼으며 가끔 고기를 먹는다. 침팬지가 사는 열대우림은 1년 내내 먹이가 풍성하다. 그래서 원하는 만큼 먹이를 실컷 먹을 수 있지만 이렇게 먹이가 풍족한 환경에서도 몸무게에 문제가 생긴 사례가 전혀 없다.

그런데 약 190만 년 전부터 침팬지 중 일부가 남다른 행동을 하기 시작했다. 뒷다리로 걷기 시작하더니 그 자세로 점점 더 오래 걸었다. 곧게 선 이 새로운 자세가 자리를 잡자 먼 거리를 보는 시력이 향상됐다. 이들은 두 발로 열대우림을 벗어나서 초원 지대를 돌아다니며 사냥을 했고 새로운 곳을 찾아 세계 곳곳을 탐험하며 정착했다. 시간이 흐를수록 키는 더 커졌다. 다른 동물보다 뛰어난 체력과 지구력 덕분에 굉장히 효율적으로 달릴 줄도 알게 됐다. 이 능력을 발휘하여 먹잇감이 녹초가 될 때까지 쫓았다. 그만큼 사냥 실력이 발전했고 자연히 고기와 단백질을 더 많이 먹기 시작했다. 이 생물종의 이름은 서 있는 사람, 호모 에렉투스Homo Erectus다.

이어 가장 큰 변화가 찾아왔다. 약 15만 년 전 호모 에렉투스의 뇌는 더 커져 해부학적 관점에서 최초의 현대인이라 할 수 있는 호모 사피엔스Homo Sapiens가 등장했다. 이 진화 과정을 두화cephalization라고 한다. 뇌를 뜻하는 그리스어 enkefalos에서 유래했다. 호모 사피엔스는 뇌가 커지면서 더 영리해지는 동시에 성질이 사나워졌다.

환경이 우리 몸을 만든다

그래서 형제와 같은 호모 에렉투스를 전부 죽여서 없애고 그들로부터 떨어져 나왔다. 머리는 약간 더 나빠도 힘은 더 센 사촌 격인 네안데르탈인과도 그렇게 분리됐다. 아직도 우리 DNA에는 네안데르탈인의 흔적이 일부 남아 있다.

값비싼 조직 가설

어떻게 인류는 조상보다 네 배는 더 크고 에너지를 이렇게나 많이 쓰는 기관을 감당할 수 있었을까? 생물의 기본적인 에너지 규칙은 마음대로 깰 수 없다. 그 규칙을 바꾸려면 40억 년 전으로 돌아가 다시 맨땅에 헤딩을 해야 한다. 그러므로 한정된 예산 내에서 이런 변화가 일어났다는 것은 다른 기관이 희생되었음을 의미한다.

진화 과학자들은 오랫동안 이 의문을 풀기 위해 논쟁을 해왔지만 의견을 하나로 모을 수 없었다. 그때 인류학자 P. 휠러P. Wheeler와 L. C. 에일로L. C. Aiello가 「값비싼 조직 가설」이라는 연구 논문에서 한 가지 설명을 제시했다.[65] 이 논문에는 먼저 동물의 몸집에 따라 계산한 에너지 예산이 나온다. 동물이 사용할 수 있는 에너지의 양을 대사율이라고 한다. 동물이 기능하기 위해 필요한 에너지의 양이다.*

---

* 에너지는 와트 단위로 측정된다. 와트는 보통 전기기구에 쓰는 단위지만 살아 움직이는 모든 존재에 똑같이 쓸 수 있으며, 초당 사용되는 에너지의 양을 의미한다. 세탁기는 전기에서 전력을 얻고 자동차는 연료로 움직이는 엔진에서, 동물은 음식으로 만들어지는 ATP에서 에너지를 얻는다. 이해를 돕기 위해 단위를 비교해보자면, 에너지 1줄은 깊이가 1미터인 통에 담긴 사과 하나를 들어 올릴 때 쓰이는 에너지의 양이고, 1와트는 1초 동안 사과를 1미터 들어 올리는 데 필요한 에너지의 양이다. 따라서 1초 동안 사과 10개(약 1킬로그램)를 1미터 들어 올리는 데 필요한 에너지는 10와트다.

에너지에 관해서 그리고 동물마다 필요한 에너지의 양이 다르다는 점에 관해서 생각해보자. 동물이 음식으로 에너지를 얻을 수 없고 전기용품처럼 플러그를 꽂아야 움직일 수 있다면 어떨까. 포유동물의 경우 필요한 에너지의 양은 체중에 따라 달라진다. 체중이 65킬로그램인 인간과 보통 크기의 개를 비교하면 개가 쓰는 에너지의 양이 훨씬 적다. 하지만 몸무게가 65킬로그램인 아이리시 울프하운드종 개라면 필요한 에너지의 양이 사람과 동일하다! 관건은 모든 동물의 세포에 존재하는 미토콘드리아의 총 개수다. 생명 활동 엔진과도 같은 미토콘드리아가 미세 배터리에서 초당 생산되는 세포 에너지의 양을 결정한다.

몸의 재무부에서
예산 삭감?

우리 몸에도 재무부 장관이 있어서 인체의 연간 에너지 예산 관리를 총 지휘한다고 상상해보자. 장관이 낡은 서류 가방을 들고 정부청사를 나서자 건물 밖에서 기다리고 있던 기자들이 모여든다. 기자들에게 장관은 호모 에렉투스를 호모 사피엔스로 바꾸기 위한 전략을 어떻게 설명할까? 재무부가 복지부나 국방부, 환경부, 교통부, 교육부 등 여러 부처에 예산을 분배하는 것처럼 인체의 재무부는 심장과 폐, 장, 근육, 뇌에 에너지를 분배한다. 하지만 예산 분배는 쉬운 일이 아니다. 국가의 더 밝은 미래를 위해 교육 정책을 확대한다는 결정에 따라 보건부와 국방부로 갈 예산을 줄이면 국민의 비난이 쏟아질 것이다. 그렇다면 뇌는 이전보다 크기가 네 배나 커지는 데 필요한 자원을 어디에서 충당할 수 있었을까? 쓸 수 있는 예산은 정해져 있는데 더 커진 뇌를 운영하느라 추가로 에너지가 든다면, 또 어딘가로 배정되어야 할 에너지를 줄여야 하지 않았을까? 근육이나 심장, 폐로 가는 예산을 줄였을까? 어떤 판단을 내리느냐에 따라 약탈자의 손아귀에서 벗어나 생존하고 먹을 것을 찾아다니는 능력이 분명 달라졌을 것이다.

일부 인류학자가 인체 각 기관의 크기를 체구가 비슷한 다른 영장류와 비교한 결과 사람의 뇌가 훨씬 크고 위는 훨씬 작다는 사실을 알아냈다. 그리고 뇌의 성장과 진화에 필요한 대사 요건은 위의 크기를 줄여서 확보되었다는 결론을 내렸다. 인간의 뇌가 크게 진화하면서 위가 희생된 것이다.

하지만 소화계의 크기를 그만큼 극단적으로 줄이고도 생물로서 누리는 전반적인 행복과 건강에 영향을 주지 않을 수 있었을까? 이 변화 때문에 굶주리거나 영양 결핍에 시달리지는 않았을까? 이 의문을 해결해줄 답은 우리 몸이 아닌 환경에 있다. 우리와 가장 가까운 조상인 호모 에렉투스부터 이미 뇌는 침팬지보다 크게 발달하기 시작했다. 고고학계는 호모 에렉투스가 돌을 면도칼처럼 날카롭게 만들어서 고기를 자른 것으로 추정되는 증거도 발견했다. 타고난 체력과 한층 더 영리해진 지능으로 사냥도 무척 잘한 것으로 보

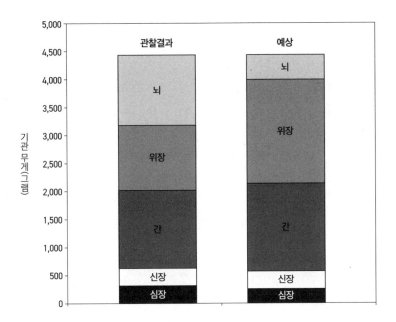

관찰결과   예상

뇌

위장

간

신장

심장

그림 7.1 사람 뇌의 조직 밀도는 사람과 체구가 비슷한 영장류로 예상되는 수준보다 훨씬 높다.
한편 위장관의 크기는 예상치보다 훨씬 작다.

출처: L. C. 에일로와 P. 휠러 (1995). 값비싼 조직 가설: 인간과 영장류 진화에서 나타난 뇌와 소화계. 최
신 인류학(Current Anthropology), 36(2), 199~221.

인다. 작은 사냥감을 잘 잡아먹지 않는 침팬지와 달리 호모 에렉투
스의 식생활에 육류는 점점 더 많은 부분을 차지하기 시작했다. 하
지만 육식을 했던 호모 에렉투스는 이러한 식생활 변화에 필요했을
날카로운 치아나 단단한 턱 근육은 발달하지 않았다. 왜 그럴까?

100만 년 묵은 솥

이 의문은 남아프리카에서 해결됐다. 남아공 서부 노던케이프주

의 어느 산자락에 관목으로 둘러싸인 거대한 동굴 지대가 있다. 인류와 선행 인류인 유인원은 입구가 커다란 돌들로 가려진 이 원더워크 동굴에서 200만 년 동안 거주했다. 지구상에서 가장 오래된 인류 서식지 중 한 곳이기도 하다. 2012년에 미국 보스턴 대학교의 프란체스코 버나Francesco Berna 박사는 100만 년 전 이곳 동굴에서 호모 에렉투스가 불을 이용하여 음식을 익혔다는 사실을 발견했다.[66] 이전에 추정된 시기보다 족히 20만 년은 더 앞선 시점이었고, 이 발견은 피터 휠러가 제기한 값비싼 조직 가설을 뒷받침하는 근거가 되었다.

인간의 뇌가 크게 발달한 두화는 불의 발견, 이동성 증가, 시력 향상과 동시에 일어났다. 최초의 인류가 등장한 시점으로부터 80만 년 전의 일이므로 호모 에렉투스에서 호모 사피엔스가 발달하기까지는 상당한 시간이 걸린 것으로 보인다. 음식을 익혀 먹는 방법을 찾았다는 것은 훨씬 더 다양한 음식을 먹을 수 있게 되었음을 의미한다.

호모 에렉투스가 100만 년 전에 불을 다룰 수 있었다면 질긴 고기를 먹으면서도 치아나 턱은 더 작아진 이유를 설명할 수 있다. 불을 다루고 사용하기 시작한 것, 다양한 종류의 음식을 구할 수 있게 된 것, 육류를 훨씬 더 많이 섭취하게 된 것까지 이 모든 변화가 종합되어 인류는 음식을 익혀서 먹는 단계로 발전했다. 고기를 썰어 삼키기 편하게 익혔고 채소도 익혀서 뿌리식물과 고구마나 카사바 같은 덩이줄기도 더 수월하게 먹을 수 있게 되었다.

인류의 조상은 불 에너지를 영리하게 활용하여 음식을 익히고 쪼개고 소화하기 쉽게 만들었다. 날 음식을 먹으면 익힌 음식을 먹을 때보다 소화계가 에너지를 더 많이 쓴다. 익힌 음식은 미리 분해된 음식과 같아서 효율이 낮은 장으로도 날것을 먹을 때와 같은 에너지를 끌어올 수 있었다. 그러므로 음식을 익혀 먹는 방법을 발견한 것은 인간이 다른 생물과 차별화된 진화적 이점을 누리게 된, 가장 중요한 계기가 되었다. 음식을 익혀 먹기 시작하면서 먹는 음식의 질이 높아졌고 음식을 소화시키느라 장이 아주 길어야 할 필요성도 사라졌다. 장이 짧아지자 한정된 에너지 예산으로 뇌의 크기를 더 키울 수 있는 대사적인 여유가 생겼다. 이러한 발달이 없었다면 우리는 현재와 같은 인간으로 진화할 수 없었을 것이다.

요리사, 침팬지, 고릴라

어느 동물원 우리에 체중이 65킬로그램인 사람이 한 명 들어가 있다고 상상해보자. 그리고 그 사람을 덩치가 좀 작은 고든 램지나 당신이 좋아하는 유명한 요리사 중 한 명이라고 생각해보자. 사실 생생하게 상상할 수 있으면 누구라도 상관없다. 지금 이 사람은 가스불 앞에 서서 땀을 뻘뻘 흘리며 스테이크와 달걀을 굽고 있다. 그 옆에는 몸무게가 똑같이 65킬로그램인 다 자란 침팬지 수컷 한 마리가 어마무시한 양의 견과류와 과일을 집어먹고 있다. 그 반대쪽에는 역시나 몸무게가 65킬로그램이고 아직 성장기인 어린 고릴라 수컷이 대나무와 흰개미를 먹고 있다. 셋 다 포유동물이고 몸무게

환경이 우리 몸을 만든다

가 같으므로 하루에 쓸 수 있는 에너지 예산은 약 2,000킬로칼로리로 동일하다.

그렇다면 이 셋은 어떤 차이가 있을까? 심장과 간, 신장 무게를 각각 재보면 비슷하다. 하지만 요리사가 복잡한 요리를 하면서 입으로는 험한 말들을 마구 쏟아낼 수 있는 이유는 옆에서 괴상한 소리를 내거나 으르렁대는 다른 두 동물보다 뇌가 네 배는 더 크기 때문이다. 또한 침팬지와 고릴라는 하루 종일 날 음식을 먹기 때문에 이 요리사보다 위장관이 훨씬 더 길다. 요리사는 음식을 익혀서 섭취하므로 침팬지와 고릴라가 날 음식을 소화시키느라 쓰는 에너지의 상당 부분을 아낄 수 있고 따라서 위장관이 이들보다 짧다. 그뿐만이 아니다. 하루에 섭취해야 하는 영양소도 요리사가 더 짧은 시간에 확보한다. 침팬지보다도 빠르지만 하루 중 상당 시간을 먹는

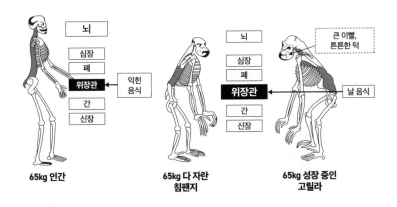

그림 7.2 몸무게가 똑같이 65kg인 인간과 침팬지, 고릴라의 뇌 크기 비교

출처: 영국 왕립 외과학회 박물관에 보관된 워터하우스 호킨스(Waterhouse Hawkins)의 그림에서 발췌.

2부·무엇이 식욕을 유발할까

데 쓰는 고릴라와 비교하면 훨씬 더 짧다. 익힌 음식에서 얻는 에너지로 인간의 뇌는 더 크게 진화할 수 있었고 동시에 다른 동물들이 먹느라 시간을 보내는 동안 뇌를 활용할 수 있었다.

굳이 요리사를 예로 든 이유는, 몸무게가 똑같이 65킬로그램인 세 영장류(요리사도 영장류이다. 당신도 마찬가지고)의 차이가 땀을 뻘뻘 흘리는 요리사 앞에 있는 요리 도구에 있기 때문이다. 음식을 지지고 튀기고 삶거나 굽지 않았다면 인간의 위장이 작아지고 뇌가 커지는 진화는 일어날 수 없었을 것이다. 요리는 인류에게 굉장히 중요한 부분이자 우리를 인간으로 만든 핵심이다. 지금도 음식과 요리에 관한 것이라면 뭐든 마음을 빼앗기는 것도 이런 이유에서다. 세균 용광로인 미토콘드리아가 외부에서 들어와 세포 안에 자리를 잡고 몸을 훈훈하게 덥혀주고 생명을 유지하게 해준 것처럼 음식과 요리는 인간을 인간으로 만들어준 근본적인 바탕이다.

날 음식을 먹고 살 수 있을까?

위장이 작아진 현재의 인간이 불을 이용하기 전으로 다시 돌아가서 날 음식만 먹고 살아야 한다면 생존할 수 있을까? 지금 우리는 익혀서 '미리 분해된' 음식에 의존해서 살아가고 있는 걸까? 지금도 날 음식만 먹고 살던 때로 돌아갈 수 있을까 아니면 이제는 음식을 익혀서 먹는 게 우리 생활의 근간이 되었을까?

날 음식을 옹호하는 사람들은 불을 쓰기 전으로 돌아갈 수 있다고 보는 것 같다. 이들은 생식을 먹어야 에너지와 건강이 향상된다고 주장한다. 1999년에 독일에서 익히지 않은 음식을 먹고 사는 사람 500명 이상을 조사한 결과[67] 익힌 음식 대신 날 음식을 먹으면 체중이 크게 줄어드는 것으로 나타났다. 여성의 경우 평균 12킬로그램이 줄었고 남성은 평균 10킬로그램이 감소했다. 연구 참가자 중 3분의 1은 만성 에너지 결핍과 함께 극심한 저체중이 나타났다. 여성 참가자 중 50퍼센트는 생리가 중단되었고 일시적 불임 상태가 됐다. 체내 렙틴 농도가 낮아지자 인체를 보호하기 위한 안전 메커니즘이 가동되어 생식 기능이 사라진 것이다. 20세기 현대 사회에서 누릴 수 있는 모든 편리함을 다 누리고 사는 사람들이 날 음식을 섭취하자 건강에 이처럼 상당히 우려스러운 결과가 발생했다. 지금은 익히지 않은 음식을 슈퍼마켓이나 식료품점에서 원하는 종류로 얼마든지 구할 수 있고, 야생에서 살던 시대와 달리 계절에 따라 특정한 음식만 먹을 수 있는 것도 아니다. 심지어 최상급 연어회나 육회도 먹을 수 있다. 이 연구에 참가한 사람들도 품질이 우수한 올리브유로 하루에 필요한 총 에너지의 30퍼센트를 얻었다. 블렌더도 쓸 수 있었고 식재료를 잘게 썰거나 분쇄하고 액체로 만드는 등 소화가 더 잘 되는 형태로 바꿀 수 있다. 현대 사회에서 누릴 수 있는 이점을 다 활용할 수 있었다는 의미다. 그럼에도 불구하고 연구 참가자의 3분의 1이 극심한 영양 결핍을 겪었고 여성 참가자의 절반은 불임이 되었다.

이와 같은 편리함을 하나도 누릴 수 없었던 시절, 불과 요리가 있기 전에 사냥과 채집으로 먹고 살았던 부족은 지금과는 비교 자체가 불가능할 정도로 너무나 다른 삶을 살았다. 지금 생식을 해야 한다고 주장하는 사람들이 그 시대에 살던 부족이나 공동체의 일원이된다면 개체 수가 점점 줄다가 몇 세대 만에 멸종할지도 모른다.

기원전
15만 년

태초의 바다에서 요리 방송이 방영되는 현대까지 일어난 변화를 살펴보자. 기원전 15만 년 전, 인류는 침팬지와 다른원숭이에 비해 장이 짧아졌고 음식을 익혀 먹으면서 건강을 유지하고 생존했다. 위장이 작아지고 뇌가 커지면서 인류학자들이 '해부학적 현생 인류'라 칭하는 모습으로 점차 진화했다. 여기서 '해부학적현생'이란 무슨 뜻일까?

리젠트공원의 크로마뇽인

기원전 15만 년쯤 동굴에 살고 있던 호모 사피엔스, 구체적으로는 크로마뇽인을 21세기로 데려와서 몸을 좀 씻도록 한 뒤 청바지에 셔츠 차림으로 공원 벤치에 앉아 있으라고 하면, 지나가다가 그를 주목하는 사람은 아무도 없을 것이다. 크로마뇽인은 피부색이 짙고 눈은 푸를 것으로 추정된다.[68] 공원 벤치에 앉은 그는 손에 굳은살이 가득하고 온갖 풍파에 시달린 모습을 하고 있을 것이다. 이따금 고개를 들어 머리 위 나무에서 돌아다니는 다람쥐를 의심스럽게 쳐다볼 것이다. 크로마뇽인은 자연과 계절, 별에 관해서는 백과사전 못지않은 지식을 갖고 있다. 헌신적인 가장이기도 해서 평생 동안 가족들을 열심히 돌보고 지킨다. 키는 현대인의 평균 키보다 더 클 수도 있다. 그 외에는 겉모습이 우리와 전혀 다르지 않다. 그가 크로마뇽인인지 현대인인지 아무도 알아보지 못할 정도다. 어느 남유럽에서 온 관광객이라고 생각하는 사람도 있으리라.

하지만 이 사람의 속은 깜짝 놀랄 만큼 우리와 다르다. 아마도 현대인을 괴롭히는 질병은 전혀 없을 것이다. 심장은 티 하나 없이 깨끗하고 죽종*의 흔적 같은 건 찾아볼 수 없다. 혈압은 오늘날 운동선수 수준으로 낮다. 관절염과 같은 염증성 질환이나 천식도 없다. 당뇨의 징후도 찾을 수 없다. 하지만 무엇보다 놀라운 점은 이 사람이 비만일 가능성이 극히 희박하다는 것이다. 체중은 건강한 정상 범위일 확률이 매우 높다. 건강 문제가 생긴다면 주로 외상이나 감염일 것이고 그때 의료 시설을 이용할 수만 있다면 아마 90세를 훌쩍 넘기고 장수할 것이다.

---

* 죽종(atheroma)이 생기면 혈관이 두꺼워지고 좁아진다. 현대 사회의 성인 대부분은 몸에 죽종이 있고 이는 심장발작, 뇌졸중, 신부전 및 그 밖에 현대 사회에서 많이 발생하는 여러 질병의 원인이 될 수 있다.

2부 · 무엇이 식욕을 유발할까

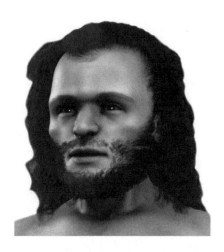

이 원시인 조상은 대체 뭘 먹고 살았기에 이렇게 건강할까? 구석기 식생활을 그대로 본 딴 '구석기 다이어트'라는 식단이 있다고는 하지만, 실제로 그 시대에 사냥과 채집을 하던 인류는 무엇을 먹고 살았을까? 현대 사회의 모든 영향에서 벗어나 지금까지도 사냥과 채집을 하면서 살아가는 사람들을 연구하면 그 답을 찾을 수 있을 것이다. 탄자니아의 하드자족, 나미비아의 원시인, 콩고 정글에 사는 피그미족, 아마존의 외딴 우림에 사는 부족들, 그린란드의 이누이트, 오스트레일리아 원주민들은 지금도 그렇게 살고 있다.

사냥과 채집 시대의 슈퍼마켓

이제 다 함께 사냥과 채집으로 먹고 살던 시대의 슈퍼마켓으로 가보자. 드넓은 공간에 지붕도 없는 이 슈퍼마켓에서는 모든 농산물이 무료다. 이곳엔 계산대도 없다. 대신 시간과 에너지를 쏟아야 장바구니를 채울 수 있다. 쇼핑 구역은 두 곳으로 나뉜다. 과일과 채소, 견과, 진균류, 달걀, 달팽이, 조개류, 녹색 잎채소와 허브를 구할 수 있는 농산물 코너와 고기를 구할 수 있는 육류 코너. 두 코너 모두 꿀을 구할 수 있는 구역이 작게 따로 있다. 또 하나 특징으로 여성과 어린이는 농산물 코너에만 갈 수 있고 육류 코너에는 남자만 들어갈 수 있다.

농산물 코너는 규모가 5제곱킬로미터 정도로 상당히 넓다. 농산물은 여기저기 흩어져 있는 데다가 풀숲이나 바위, 흙 아래에 묻혀있어서 매 끼니마다 충분히 먹을 양을 확보하려면 여성 한 명이 오랜 시간을 들여야 한다. 탄수화물을 얻는 주식이자 가장 많이 의존하는 음식은 뿌리식물이다. 뿌리는 동물들이 다 먹어치우는 잎과 열매와 달리 식물의 에너지가 안전한 땅속에 휴지 상태로 저장되어 있다. 이렇게 땅속에 묻힌 귀중한 식량은 계절이 바뀌어도 보존된다. 1년 내내 구할 수 있다는 점에서 믿고 의지할 만한 음식이다. 여성들은 특별한 막대기를 갖고 다니면서 이러한 덩이줄기나 뿌리식물과 고구마, 참마, 카사바 등의 구근을 캐낸다. 땅 위에서 계절마다 다양하게 나는 각종 베리와 열매, 씨앗, 버섯, 견과, 식용 꽃과 잎채소, 새순도 찾아다니고 새들이 낳은 알이나 달팽이도 주워온다. 가장 귀중한 간식은 꿀이다.

남자만 출입 가능한 곳

이번에는 사냥과 채집 시대 슈퍼마켓의 육류 코너를 살펴보자. 이곳은 남자만 들어올 수 있다. 24시간 문을 닫지 않아서 원하는 육류를 찾지 못한 경우에는 여럿이 무리 지어 가게 한복판에서 밤새 야영을 하기도 한다. 육류 코너는 규모가 무려 100제곱킬로미터가 넘을 정도로 엄청나다! 이곳에서 식량을 얻는 방식을 지켜보면 정말 흥미진진하다. 다섯 명에서 열두 명으로 구성된 젊고 몸이 탄탄한 남성들이 동물이 나타난 흔적을 멀리까지 살핀다. 이들은 먹잇감만큼 날렵하진 않지만 대신 두 가지 이점이 있다. 하나는 허리를 펴고 두 발로 균형을 맞춰 서서 다니게 된 이후로 단시간에 모든 동물들을 통틀어 가장 효율적으로 이동하는 존재가 되었다는 점이다. 몸을 덥혀줄 불과 옷을 찾은 뒤로는 체온을 지켜주던 털이 몸에서 사라졌다. 털이 사라진 덕분에 질주할 때 몸에서 나는 열을 숨을 헐떡여서 방출하는 대부분의 동물과 달리, 땀을 흘려서 매우 효율적으로 식힐 수 있게 되었다. 동일한 거리를 이동할 때, 인간은 모든 포유동물을 통틀어 체중 대비 필요한 에너지가 가장 적다.[69] 사냥을 하러 모인 사람들의 두 번째 이점은 뛰어난 지력이다. 팀을 꾸려서 동물을 뒤쫓아 붙잡을 방법을 공유하고 계획을 세우고 학습할 줄 안다. 화살과 창 같은 더 정교한 무기가 발명되기 전에 사냥꾼들은 넓은 곳에서 먹잇감이 나타나는지 살피다가 동물이 눈에 띄면 월등한 체력을 발휘하여 얼른 쫓아가서 붙든 다음 묵직한 돌로 때려잡았다. '인내력 사냥'으로도 불리는 기술이었다.

육류 코너는 일주일 내내 24시간 문을 닫지 않으므로 젊은 사냥꾼들이 오래 버티려면 간식거리를 곳곳에서 얻어야 한다. 맛있는 곤충과 과일, 알을 발견할 때도 있고 나무에서 꿀을 찾을 때도 있다. 벌에 쏘이지 않고 안전하게 꿀을 얻으려면 연기를 피워야 한다.

모닥불의 시대로 들어가다

매일 오후가 되면 여성들이 채집한 먹을거리를 들고 야영지로 돌아온다. 남성들은 보통 저녁에 귀가한다. 이렇게 사냥과 채집으로 먹고 살던 시절의 슈퍼마켓은 지금 우리가 보기에 성별에 따라 들어갈 수 있는 코너가 분리되어 있으니 성차별이라는 생각이 들 수도 있다. 다른 어떤 동물에서도 볼 수 없는 풍경이다. 왜 유독 인간만 이렇게 생활했을까? 왜 초기 인류는 같은 부족의 남자와 여자가 각기 다른 식량을 찾아다녔을까? 이 의문의 답도 요리에서 찾을 수 있다. 초기 인류의 주식은 뿌리식물과 덩이줄기로 얻는 탄수화물과 야생동물의 고기였다. 둘 다 불로 익혀서 먹어야 한다. 요리는 저녁에 하지만, 요리를 할 때 쓰는 불은 낮이고 밤이고 하루 종일 꺼지지 않았다. 인간을 제외한 다른 동물은 전부 먹잇감을 잡거나 먹이를 찾으면 제일 먼저 찾은 동물이 그대로 먹는다. 어미가 어린 새끼에게 젖을 먹이는 경우를 제외하면 그렇다. 하지만 인간은 날 음식이 썩 입에 맞지 않아서 일단 야영지로 가지고 온 다음 나중에 먹어야 했다. 그래서 확보한 식량을 남자, 여자, 아이들까지 가족 모두가 함께 나눠 먹을 수 있었다.

다른 동물의 경우 수컷과 암컷이 먹이를 이렇게 나눠 먹는 일은 흔치 않다. 같은 부족민끼리 먹을 것을 함께 익히고 나눠 먹으면 사냥에 성공할 가능성이 더 높은 사람이 사냥을 담당하고 그렇지 않은 구성원은 식물을 채집하는 데 에너지를 쓸 수 있다. 이들은 저녁이 되면 한데 모여서 식량을 공유하고 함께 먹었다. 이것이 부족 전체의 생사를 좌우하는 핵심이었다. 모닥불 주변에 둘러앉아 이야기를 나누는 동안 한 세대에서 다른 세대로 아이디어와 이야기가 전달됐고, 이를 통해 다음 세대는 이전 세대의 지식을 물려받았다. 그러므로 불은 음식을 분해해 생명 활동을 돕는 화학적 에너지였을 뿐만 아니라, 공동체 형성의 바탕이었다. 초기 인류는 불을 중심으로 사회 구조를 형성했고 음식을 함께 익히고 나눠 먹으면서 계속해서 배우고 발전해나갈 수 있었다.

사냥은 멀리까지 이동해서 장기간 이어지기도 했다. 동물을 잡으면 가장 귀한 부위는 생으로 바로 먹고 나머지를 야영지로 가지고 돌아올 때가 많았다. 사냥한 동물 고기에서 영양이 가장 풍부한 부위는 간이었다. 사냥과 채집 시대의 인류는, 지금 우리에게는 사라진 모습이지만 잡은 동물을 옮기기 전에 내장을 섭취하던 습성이 있었다. 당시의 인류는 간과 신장, 장, 골수, 뇌를 살코기보다 더 귀중하게 여겼다. 근육 조직보다 이러한 내장 기관에 영양소와 에너지가 훨씬 더 많기 때문이었다.

환경이 우리 몸을 만든다

맛 좋은 내장

이제는 다 잘라내고 버리는 이러한 내장 기관은 필수 지방과 비타민, 무기질이 풍부한 양질의 음식이다. 사냥과 채집을 하면서 살아가던 조상들이 꿀로 얻는 당분보다도 더 귀하게 여긴 영양소는 지방이었다. 지방이 다량 함유된 음식은 무엇이든 좋아했다. 지방을 먹으면 뚱뚱해진다는 현대 사회 전문가들의 이야기를 이 선조들이 듣는다면 아마 웃음을 터뜨릴 것이다(나중에 그 이유를 더 자세히 이야기하기로 하자). 인류의 조상은 더 튼튼하고 건강해지기 위해서는 반드시 지방이 필요하다는 사실을 본능적으로 알고 있었다.

동물의 여러 내장 기관과 고기에 함유된 지방의 양을 비교해보면, 왜 초기 인류가 내장은 종류와 상관없이 귀하게 여겼는지 알 수 있다. 기름기가 없는 고기는 지방 함량이 5퍼센트에 불과한 반면 신장은 15퍼센트, 장과 위 내벽은 18퍼센트, 심장은 25퍼센트, 간은 30퍼센트가 지방이다.[70] 지방이 가장 많은 기관은 어디일까? 바로 뇌다. 뇌의 지방 함량은 최대 50퍼센트에 이른다. 게다가 뇌에는 현재 우리가 콜레스테롤이라고 부르는, 몸에 꼭 필요하지만 지금은 굉장히 큰 오해를 받고 있는 지방이 다량 함유되어 있다. 동물의 내장 기관과 더불어 피부 아래쪽과 배 안쪽 지방도 귀했다. 모든 동물에서 영양소가 굉장히 많은 또 하나의 부위 중 하나가 골수다. 포유동물의 기다란 뼈 안쪽에 조직이 굳은 형태로 형성되는 이 골수에서는 혈액세포가 만들어지며, 지방 함량이 84퍼센트나 된다. 모든 동굴 유적지에서 골수에 담긴 영양소를 얻으려고 동물의 뼈와 두개

2부 · 무엇이 식욕을 유발할까

골을 부순 흔적이 발견될 정도다. 사냥을 하다가 먹을 것이 떨어졌을 때 다른 약탈자가 이미 잡아서 죽인 동물의 뼈를 샅샅이 뒤져서 골수의 귀중한 에너지원을 얻으려고 한 흔적도 많이 발견된다.

채소, 과일, 탄수화물

인류의 조상들이 자연에서 채집하거나 사냥해서 확보한 음식과 오늘날 우리가 먹는 음식이 질적으로 얼마나 다른지 아마 짐작될 것이다. 초기 인류가 채집한 채소와 과일, 덩이줄기는 전부 자연에서 자란 것으로 별 쓸모도 없는 품질관리 과정을 거친 다음에 판매 진열대에 올라오는 일은 없었다. 오늘날 슈퍼마켓에 납품하기 위해 재배된 신선식품의 최대 3분의 1은 겉보기에 별로 말끔하지 않거나 멍이 들어서 또는 신선도가 떨어져서 등 슈퍼마켓이 정한 기준에 못 미친다는 이유로 진열대까지 오지도 못한다. 하지만 이 기준이 항상 맞는 것은 아니다. 초기 인류는 자연에서 난 과일과 베리, 푸릇푸릇한 새순과 뿌리채소를 굉장히 다양하게 섭취했다. 서로 종이 다른 식물을 교배하거나 유전자를 조작해서 만든, 외양은 완벽할 정도로 멀쩡하지만 아무 냄새도 나지 않는 현대의 똑같은 식물보다 당도가 덜하고 좀 덜 익었을지 몰라도 종류는 훨씬 다양했다. 온대 지역에서는 100종이 넘는 식물이 식량으로 쓰였고 열대 기후에서는 종류가 그보다 더 다양했다. 인류의 선조들은 오늘날과 비교하면 탄수화물을 훨씬 적게 섭취했다. 분명 지금처럼 탄수화물이 먹는 즐거움이 되지는 않았을 것이다. 탄수화물이 아닌 구운 야생

　　　　　　　　　　　　환경이 우리 몸을 만든다

돼지의 간이 그런 역할을 했는지도 모른다!

구석기 다이어트

이제 사냥과 채집 시대 사람들과 작별하고, 진화 이후 이들에게 일어난 일을 살펴보자. 그 전에 잠시 이들이 먹었던 음식을 정리를 해보자. 그러면 구석기 시대의 식생활을 알 수 있으리라. 당시 식단에는 고기와 기름진 내장, 골수가 아주 큰 비중을 차지했고 정제 과정을 거치지 않은 탄수화물도 주식 중 하나였다. 그리고 계절마다 구할 수 있는 식량이 간식거리가 되었다.

식품 공급망 확대

동굴 생활을 하던 인류가 15만 년 전에 살았던 초기 인류로 진화하는 과정에서 무슨 일이 일어났을까? 이들은 인간이 가장 잘하는 일, 즉 주변을 돌아다니고 지구를 서식지로 삼으면서 상당한 시간을 보냈다. 그 과정에서 이전보다 효율적으로 사냥했고 언어가 발달했고 동족의식이 생겨났다.

먹을 것이 풍족하고 날씨는 화창하고 몸을 피할 안전할 장소까지 있었으니 에덴동산이 따로 없었을 것 같다. 하지만 현실은 전혀 그렇지 않았다. 음식과의 관계와 음식에 대한 열망은 인류가 진화하는 원동력이었다. 음식은 생존에 반드시 필요했고 음식을 익히고 조리하는 일은 진화하고 '인간이 되기' 위한 수단이었다. 그런데 사냥이나 채집으로 얻는 식량은 믿고 의지할 수가 없다는 문제가 있었다. 계절에 따라 구할 수 있는 식량이 달라져서 인류의 조상은 사냥감으로 삼던 동물들의 이동 패턴과 날씨 패턴에 따라 사는 곳을 옮겨 다녀야 했다. 계절마다 구할 수 있는 식량을 찾아다니느라 야영지가 계속 바뀌었다.

인류는 기원전 2만 년경부터 이와 같은 식량 공급 문제를 해결하기 시작했다. 현재 이집트 지역에서 땅이 유독 촉촉하고 비옥한 곳에 살던 사람들이 초기 형태의 메밀과 스펠트밀 씨앗을 땅에 심으면 재배할 수 있다는 사실을 처음으로 알아냈다. 이 엄청난 발견으로 식량 공급을 예측하고 통제할 수 있게 되었고 사냥과 채집을 하던 부족들이 먹을 것을 찾아 끊임없이 이동할 필요가 사라졌다. 농업 시대가 열린 것이다. 사람들은 식량으로 쓰일 식물을 관리하는 법과 함께 동물을 길들여서 가축으로 키우는 방법도 알아냈다. 소와 염소, 양을 여러 마리 키우면서 고기를 연중 손쉽고 안정적으로 확보할 수 있게 되었다.

주식을 확보한 인류의 선조는 정착해서 영구적으로 살 곳을 마련했다. 정착지가 점점 발달해서 마을이 되고 도시가 되었다. 농업은 식량 공급의 예측성과 효율성을 크게 높였다. 소수의 농부가 수많은 사람들에게 음식을 공급할 수 있게 되었다. 사는 곳을 옮겨 다니던 선조들과 달리, 이제는 농업 덕분에 마을 주민 상당수가 먹을 것을 구하러 온종일 시간을 들일 필요가 없었다. 남는 시간에는 도구를 만들었고, 나아가 과학과 교육 같은 문명이 발달되기 시작했다.

농업과 문명의 발달은 대단한 성과였다. 음식과의 관계는 인류를

환경이 우리 몸을 만든다

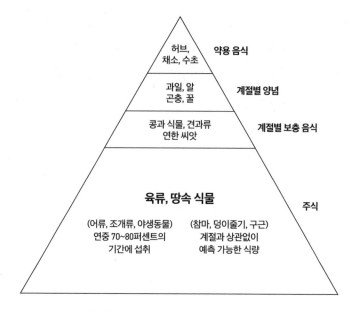

그림 7.4 사냥과 채집 시대의 음식 피라미드(추정)

출처: 마크 시슨(Mark Sisson)의 저서 『원시 청사진(The Primal Blueprint)』에서 발췌.

침팬지와는 다른 존재로 만들었고, 이 관계는 계속 발전했다. 불을 발견하고 음식을 익혀서 먹는 법을 깨달은 후에는 식량 공급을 조절할 수 있게 되었고, 이것은 두뇌를 활용할 줄 아는 능력으로 이어졌다.

그런데 마을과 도시에서 살게 되면서 사람들의 건강에 낯선 변화가 일어났다. 약탈자로부터 안전하게 피하고 기근도 면했지만, 농업 시대 초기 인류는 사냥과 채집으로 먹고 살던 조상들보다 허약하고 몸집도 더 작았다. 이전처럼 다양한 식물과 동물을 섭취하는 대신 농사로 얻는 한정된 음식을 먹은 후부터 영양 수준이 크게 악화되는 경우가 많았다.

작물을 재배해서 수확하고 직접 키운 가축을 도축해서 식량으로 삼게 된 후에도 놀라운 능력을 가진 호기심 많은 뇌는 계속해서 진화했다. 마을 간에 통신과 교통이 개선되면서 농업 시대는 점점 더 빠르게 발전했다. 요리를 할 때뿐만 아니라 식사를 할 때나 음식을 저장할 때 쓸 그릇을 흙으로 빗기 시작했다. 그릇을 만들 때 쓰는 물레를 유심히 지켜보던 영리한 사람들은 물레를 변형시켜 바퀴를 만들었고 최초의 마차가 탄생했다. 교통 혁명이 시작된 순간이었다. 시간이 더 많이 흐른 뒤에는 이 바퀴의 원리를 활용하여 풍차도 지었다. 주로 강물에서 돌아가던 풍차는 밀을 곱게 빻는 데 활용됐다. 철은 쟁기와 같은 농기구를 더욱 쓸모 있게 만들어준 재료였다. 관개 기술, 댐, 작물 윤작 기술도 등장했다.

농업의 생산성이 향상될수록 식량도 많아졌다. 가족, 이웃을 다 먹이고도 남을 만큼 음식이 많아지자 가까운 곳에 시장을 열고 거래하거나 팔기 시작했다. 시장에서 구할 수 있는 음식의 종류도 점차 늘어났다.

교통이 발달하자 반경 약 15킬로미터 범위에 사는 사람들이 이용하던 지역 시장이 곧 전국 규모가 되었다. 이 지역 저 지역을 오가며 거래를 하던 상인들은 한 곳에서 식량을 잔뜩 구입해서 그 음식을 필요로 하는 먼 곳까지 가져가서 팔고 이윤을 남겼다. 이러한 변화는 더 이상 사는 지역에서 재배된 음식만 먹지 않아도 되는 시대가 열렸다는 점에서 중요한 의미가 있었다. 식량을 다른 곳으로 가져가서 팔면 큰 이윤을 남길 수 있었다. 멀리 떨어진 곳에서 생산된 음식을 다양하게 접하고 선택할 수 있으니 다들 좋아했다. 그러나 램프 밖으로 나와 버린 지니처럼 이 새로운 무역 경제는 인류와 음식의 관계에 예기치 못한 결과를 가져왔다.

빅토리아 시대, 성년식을 준비하는 소녀

빅토리아 시대 1850년쯤 런던을 떠올려보자. 인근 도시와 마을에서 수많은 사람들이 런던으로 대거 몰려왔다. 큰 성공을 꿈꾸며 도시로 오는 사람도 있었지만 그저 살아남기 위해 도시를 택한 사람도 있었다. 쥐가 들끓는 런던 거리마다 먼지와 소음, 질병, 범죄가 넘쳐났다. 그리고 뜻밖의 풍경도 펼쳐졌다.

푸르른 식물이 우거진 그린파크가 내려다보이는 알링턴 스트리트의 고급 주택가에서 어느 귀족 집안의 자제가 화장대 앞에 앉아서 곧 시작될 성년식을 준비하고 있었다. 거울에 비친 모습을 보며 살며시 지어 보이는 미소에는 자신이 누리는 부와 지위에 대한 흡족한 마음이 고스란히 담겨 있었다. 한껏 들뜬 마음에 치아를 드러내며 웃는데, 이상하게도 치아가 온통 시커멨다! 치아를 닦으려고 철가루와 물, 식초를 섞어서 문질렀는데 그게 뭔가 잘못된 것 같았다. 도저히 이해할 수 없지만 그 시절에는 이 시커먼 치아가 유행이었다. 그리고 치아를 검게 만든 범인은 바로 설탕이었다.

거부할 수 없는
설탕의 맛

검게 변한 치아가 유행이라니? 사실 이 변화는 인류 진화의 아킬레스건이 우리 앞에 모습을 드러낸 징후였다. 설명을 하다 보면 계속해서 시간을 앞뒤로 훌쩍 뛰어넘곤 하는데, 이번에도 먼 옛날 인류가 대초원 지대에서 살던 시절로 거슬러 올라가야 우리가 왜 이렇게 설탕에 약한지를 설명할 수 있다. 인간에게는 다양하고 새로운 환경을 탐험하다가 낯선 무언가를 먹을지 말지 선택해야 할 때를 대비한 안전장치가 필요했다. 영양소를 얻을 수 있는 것과 독이 될 수 있는 것을 구분하는 능력도 필요했다. 그래서 인류의 선조들은 먹어도 안전한 것과 독이 될 수 있는 것, 영양소를 얻을 수 있는 것을 구분하는 일종의 센서가 입에 발달했다. 이때 발달한 센서는 지금도 우리에게 남아 있다. 바로 혀에 있는 미뢰다. 우리가 구분할 수 있는 맛은 쓴맛, 신맛, 짠맛, 지방 맛, 감칠맛으로도 불리는 단백질 맛, 단맛까지 총 여섯 가지다. 쓰거나 신맛이 나는 것은 무엇이든 삼키기 전에 경계심을 품었고 짠맛이나 지방 맛, 단백질 맛이 두드러지는 음식은 '먹어도 되는' 것으로 받아들였다. 그리고 이들에게 단맛은 얼굴에 화색이 돌게 하는 맛이었다.

진화를 거치는 동안 단맛을 느끼는 미뢰는 뇌에서 즐거움을 느끼는 영역과 연결됐다. 단맛이 일정 수준 이상으로 강해져서 이 신호가 세지면 뇌로 곧장 즐거움 신호가 전달된다. 모르핀이나 헤로인

환경이 우리 몸을 만든다

과 같은 아편제와 효과가 동일하다. 약물은 적은 양으로도 비슷한 영향을 주지만, 발생하는 신호가 동일하다는 점이 중요하다. 단맛을 느낄 때 발생하는 신호는 감정을 차분하게 만들고 기분을 향상시킨다.

과일의 단맛은 사람을 포함한 동물이 열매를 먹도록 유도한다. 그래야 씨앗이 더 멀리 더 넓게 퍼져나갈 수 있기 때문이다. 단맛이 나는 음식에는 포도당이 들어 있고, 인간의 뇌는 많은 에너지를 필요로 한다. 뇌가 기능하려면 포도당이 끊임없이 공급되어야 한다. 그렇지 않으면 단시간에 혼수상태에 빠진다. 단 음식을 중시하고 단 음식만 보면 열광하도록 진화한 이유를 충분히 알 수 있는 대목이다.

사냥과 채집이 주된 활동이었던 시절에는 단 음식을 접하기가 굉장히 힘들었다. 그런 음식이라곤 계절마다 열리는 과일 정도가 전부라 조상들은 더 멀리, 더 넓은 지역까지 달콤한 과일을 찾아다녔다. 하지만 과일의 단맛이 선사하는 굉장한 기분은 고작해야 여름 한철에만 느낄 수 있었다. 농사를 짓고 교통이 발달하고 유쾌한 상인들이 등장하기 전까지는 그랬다.

전 세계 대부분의 지역에서 농부는 사는 곳의 기후 조건에 따라 지역 사람들이 주식으로 먹을 식량을 재배했다. 북아프리카와 중동, 유럽의 경우 주식은 밀이었다. 인도와 중국은 쌀, 아메리카대륙은 옥수수였다. 초기 인류가 이러한 주식을 먹고 단 음식이 주는 '고조된 기분'을 느끼는 경우는 전혀 없었다.

그러다 1만 년쯤 전에 인도네시아에서 어떤 튼튼한 식물을 재배하기 시작했는데, 그 식물 줄기에 당이 있었다. 바로 사탕수수였다. 사람들은 그 달콤한 즙을 맛보려고 사탕수수 줄기를 씹고 빨아 먹곤 했다. 곧 아시아 전역에서 사탕수수가 재배됐다. 영양소가 씨앗에 담겨 있어서 저장해두고 먹을 수 있는 밀이나 쌀과 달리 사탕수수는 수확을 하자마자 얼른 먹지 않으면 상했다. 그러니 재배되는 지역 외에 다른 곳으로 가져가서 팔려고 해도 그럴 수가 없었다. 그러다 300년경, 인도에서 해결책이 등장했다. 농부들이 사탕수수의 과육을 짜내거나 짓이겨서 추출한 다음 햇볕에 말리면 설탕 결정이 된다는 사실을 발견한 것이다. 설탕을 가공해서 다른 곳으로 운반하고 거래할 수 있는 길이 열렸다. 이후 설탕은 요리에 들어가는 귀한 '양념'이자 병을 치료하는 약의 원료가 되었다. 실제로 아편제와 비슷한 설탕의 영향으로 아픈 사람의 기분이 더 좋아지는 효과가 있었다.

중동 지역에서는 설탕 가공 기술이 크게 발전하여 아랍 문화의 한 부분이 되었다. 설탕이 들어간 맛있는 간식을 한번 맛본 사람은 누구나 열광했다. 유럽 사회는 그보다 훨씬 더 오랜 시간이 지난 후에야 설탕에 노출됐다. 11세기 또는 12세기 십자군 전쟁 시대에 설탕 상인이 유럽 땅에 처음 발을 들인 것으로 추정된다. 프랑스, 로마, 영국의 병사들이 유럽에 들여온 '단맛이 나는 소금'에 귀족과 부유한 시민들이 큰 관심을 보였다. 스페인과 키프로스, 포르투갈(마데이라)에서는 직접 설탕을 재배하기 시작했지만, 사탕수수를 재배해서 설탕으로 가공하려면 많은 노동력이 필요했으므로 설탕은 계속해서 상당한 고가로 거래됐다. 설탕은 구하기 힘든 값비싼 진미였다.

설탕과 노예제도

시간이 더 흐르고, 설탕 이야기는 우울하게 흘러간다. 15세기 말 카리브해에서 여러 섬을 발견한 초창기 탐험가들은 그곳 기후가 사탕수수를 재배하기에 안성맞춤이라는 사실을 깨달았다. 얼마 지나지 않아 1501년 쿠바에 카리브해 지역 최초의 설탕 경작지가 생겼다. 유럽의 설탕 수요가 폭발적이라는 사실을 잘 알았던 상인들은 막대한 돈을 벌어들일 기회를 물색했다. 문제는 사탕수수 재배와 설탕 가공 작업을 해낼 막대한 노동력을 구하는 일이었다. 노예 매매로 이 문제를 해결한다는 결정이 내려졌고, 아프리카에서 천만 명에 달하는 사람들이 카리브해 지역과 브라질로 끌려가 설탕 재배에 투입됐다. 거래가 한 번 성사될 때마다 상인들의 주머니는 두둑해졌다. 서아프리카에서 배에 노예를 가득 싣고 카리브해로 건너가 사탕수수를 재배하는 사람들에게 노예를 판 다음 그 배에 설탕과 럼주를 잔뜩 싣고 카리브해를 건너가 유럽에 팔았다. 유럽에서는 배에 총과 탄약을 실었고 다시 아프리카로 돌아와서 이웃 부족을 붙잡아 노예로 팔아넘기려는 아프리카인들에게 팔았다. 삼각형 모양으로 뱅글뱅글 순환하는 이 무역의 고리에서 끔찍한 비극과 엄청난 수익이 생겨났다.

2부 · 무엇이 식욕을 유발할까

넘쳐나는 설탕

1700년대와 1800년대에 카리브해 지역의 설탕 생산량이 급증하면서 사람들은 설탕 제품을 이전보다 훨씬 더 쉽게 구할 수 있게 되었다. 설탕이 고수익 상품이라고 판단한 정부는 '백색 금'으로 불리던 설탕의 수입을 막기 위해 큰 세금을 부과했다. 당시 설탕 450그램의 가격은 2실링으로, 오늘날 화폐 가치로는 8만 원에 가까운 금액이었다.* 생산량이 늘어나자 일반적인 노동계층도 귀하지만 가끔은 접할 수 있게 되었고, 귀족층에서는 흔한 음식이 되었다. 빅토리아 시대에는 설탕을 과도하게 섭취해서 충치가 생기는 귀족이 나타나기 시작했다. 치아가 시커멓게 썩은 사람은 이가 그만큼 썩을 정도로 설탕을 잔뜩 구할 수 있는 경제력이 좋은 사람이었다. 그러니 당시에는 다들 썩은 치아를 부러워했다! 아직 어려서 치아가 썩지 않은 사람은 까맣게 칠을 해서 부유한 사람의 분위기를 내는 유행까지 생겼다.

창 너머 알링턴 스트리트의 공원을 내다보던 젊은 귀족 여성은 길가를 오가는 가난한 사람들을 측은하게 여겼다. '맛있는 설탕을 살 돈도 없고, 유행에 맞게 치아를 까맣게 칠할 수 있는 염료를 살 돈은 더더욱 없겠지.' 하지만 이 부잣집 아가씨의 생각은 모두 잘못됐다. 빅토리아 시대 가난한 사람들은 물론 일부러 계획한 일은 아

---

* 20세기 전까지 설탕은 '설탕봉' 형태로 운반, 판매됐다. 설탕을 굳혀서 커다란 원뿔 모양으로 만든 것이 설탕봉이다. 귀한 상품이었던 이 설탕봉은 장기간 보관할 수 있었으며, 굉장히 딱딱해서 특수한 도구로 깨서 사용해야 했다.

니었지만 영양적으로 황금기를 살고 있었다.

빅토리아 시대
기적의 식단

당시 영국인의 평균 수명은 41세였다. 빈곤층의 엄
청나게 높은 영아 사망률이 평균 수명을 크게 떨어뜨리는 요인이었
다. 빅토리아 시대에 영국의 가난한 노동자 계층의 경우 영아 사망
률이 거의 25퍼센트에 달했다. 빈민가에서는 이 숫자가 50퍼센트
에 이른 곳도 있었다. 대부분의 아이들은 이질이나 콜레라, 장티푸
스 같은 감염질환으로 목숨을 잃었다. 위생이 열악해서 생긴 병이
었다.

당시 건강 통계에서 영아 사망률을 제외하면, 50세 생일을 무사
히 넘긴 경우 빈곤층의 기대수명은 오늘날과 비슷했다." 현대 의학
의 이점을 누릴 수 없었는데도 현재 우리와 비슷하게 오래 살았다.

아동기를 잘 넘기고 생존한 경우, 빅토리아 시대 빈곤층의 건강
비결은 독특한 식생활에 있었다. 먹을 것은 부족하지 않았다. 시장
에 가면 신선한 식품을 비교적 저렴하게 구입할 수 있었다. 양파, 골
파, 당근, 비트, 순무, 돼지감자 그리고 한 단씩 넉넉하게 묶어서 팔
던 물냉이 같은 채소와 뿌리식물로 식생활이 구성됐다. 여름에는
체리와 자두를 쉽게 구할 수 있었고 가을이면 구스베리와 사과가

풍성했다. 아이들은 말린 과일을 간식으로 즐겨 먹었다. 콩, 강낭콩 같은 콩과식물도 많았고 겨울에는 군밤이 별미였다.

영국은 섬나라답게 소금이나 식초에 절인 청어부터 장어까지 다양한 생선과 홍합 같은 조개류가 풍부했다. 육류는 그렇게 흔하지 않았지만, 동굴 생활을 하던 선조들처럼 버리는 부위 없이 전부 다 음식으로 섭취했다. 빅토리아 시대 사람들도 뼈를 넣고 끓인 육수가 건강에 이롭다는 사실을 알고 있었고, 동물의 내장을 귀한 음식으로 여겼다. 심장, 신장, 내장(장과 폐) 그리고 무엇보다 중요한 뇌도 중시했다. 서민들이 먹는 육류는 대부분 이런 저렴한 내장이었다. 필수 미세영양소와 포화지방, 특히 콜레스테롤이 풍부한 식재료였다.

빅토리아 시대를 살았던 가난한 사람들은 설탕과 정제된 탄수화물을 적게 먹고 신선한 채소와 어류, 건강에 좋은 뼈와 내장을 많이 먹었다. 흡연율은 오늘날보다 낮았고 맥주는 알코올 함량이 지금보다 낮았다(이 책 뒷부분에서 알코올의 영향을 설명할 예정이다). 이 모든 요소에 몸을 많이 쓰는 일을 했다는 것까지 더해진 결과, 현대 의학을 누리지 않고도 지금 우리와 같은 기대수명을 누릴 수 있었다. 그러나 빅토리아 시대 중반의 이 건강한 식생활은 채 한 세대도 유지되지 못했다. 1870년에 유럽 대륙에서 건너온 사탕무 설탕이 시장에 쏟아져 들어오자 카리브해 지역에서 생산된 수입산 사탕수수 설탕 가격이 떨어졌다. 설탕 가격이 전체적으로 폭락한 이후, 이들이 누리던 식생활의 황금기는 두 번 다시 돌아오지 않았다.

환경이 우리 몸을 만든다

판도라의
음식 상자

빅토리아 시대 사람들이 건강에 이로운 완벽한 식생활을 우연히 누렸던 것처럼, 거대한 변화도 그렇게 찾아왔다. 산업혁명 이후 농사일에 기계가 도입되자 농업으로 얻는 수익이 늘어났고, 농산물의 효율적인 운송이 가능해지자 식품은 하나의 산업이 되었다. 인류는 역사상 처음으로 가까운 곳에서 생산된 신선한 음식뿐만 아니라 사는 곳과 아주 멀리 떨어진 곳에서 난 음식을 접할 수 있었다. 때로는 다른 나라, 심지어 다른 대륙에서 생산된 음식까지도 맛볼 수 있었다. 이렇게 멀리 운반하려면 먹을 수 있는 상태가 유지되어야 했다. 가장 좋은 방법은 생산할 때부터 장기간 보관할 수 있도록 손보는 것이었다. 그래서 상하기 쉬운 부분은 제거하고, 이를 보존료 성분이나 맛을 더 좋게 만들어주는 성분으로 대체하기 시작했다. 이때 '이로운 지방'으로도 불리는 오메가3 지방산이 제거되는 경우가 대부분이었다(이 문제는 뒤에서 다시 설명한다). 이를 대체한 보존료는 오늘날 식품 포장에 명시된 성분 중 E로 시작되는 각종 물질이었고, 맛을 올려준 성분은 대부분 설탕과 소금, 지방이 혼합된 물질이었다.

기술이 농작물에 가져온 변화

식품 산업화의 핵심 요소는 주식의 가용성과 가격 변화였다. 예를 들어 밀의 경우, 이집트에서 맨 처음 농사를 시작했을 때부터 오랜 세월 인류의 주식이었다. 자연에서 자라던 밀은 서서히 변화했다. 그 시작은 잡종 기술이었고 최근에는 유전공학 기술이다. 잡종 기술이란 작물을 더 튼튼하게 또는 키가 더 크게 자라게 하기 위해서 두 가지 다른 종류의 밀을 혼합하는 기술을 말한다. 지금 마흔 살 안팎인 사람들 중에는 어릴 때 수확을 앞둔 밀밭에서 밀이 1.2미터 정도로 높게 자란 것을 본 사람이 있을 것이다. 어린 시절에 그런 밀밭에 들어가서 걸으면 그 너머로 아무것도 보이지 않았다. 그러나 지난 30년간 큰 변화가 일어났다. 현재 전 세계에서 재배되는 밀은 유전공학 기술을 적용하여 그리 크게 자라지 않으면서 튼튼하고 맥아는 더 큼직하게 형성되도록 만든 품종이 대부분이다. '난쟁이 밀'로도 불린다. 영국, 미국, 아시아 등 밀을 재배하는 대부분 지역에서 수확을 앞둔 난쟁이 밀을 살펴보면 다 자란 키가 60센티미터 정도에 그친다. 높게 자란 밀밭을 거닐던 때가 그리 먼 옛날이 아닌데도 이제 그런 시절은 흘러갔고 아마 다시 돌아오지 않을 것이다. 젊은 세대는 키가 큰 밀을 볼 기회가 없을 것이다. 왜 이런 일이 벌어졌을까?

첫 번째 이유는 난쟁이 밀이 경작지 1에이커 기준으로 생산되는 양이 더 많아서 농민 입장에서 수익률이 훨씬 더 높기 때문이다. 대신 밀의 품질은 떨어지고, 그만큼 우리가 얻는 영양도 줄어든다. 그런데 밀의 변화는 세계 어디에서나 튼튼한 단일 품종을 재배하게 된 것으로 끝나지 않았다. 아름다운 풍경 속, 햇살 아래 반짝이는 강

환경이 우리 몸을 만든다

물 바로 옆에 자리한 방앗간에서 밀을 빻던 시절과 비교하면 밀을 가공하는 기술도 크게 변했다. 과거에는 수력으로 밀을 쪼개고 가루로 빻아서 보관, 운반, 요리하기 쉬운 형태로 바꾸었다. 이제 이런 구식 방앗간은 최첨단 기술이 적용된 가공 공장으로 바뀌었다. 이러한 공장에서는 성분이 유익한 밀의 외피를 전부 제거하고 맛이 좋은 안쪽 배아만 남긴다. 오늘날 빵부터 크래커, 파스타까지 수많은 음식에 들어가는 밀가루는 난쟁이 밀을 고도로 가공해서 만든 결과물로, 먹은 뒤 30분만 지나면 혈류에서 순수한 당으로 바뀐다(이것이 인체 대사에 주는 영향은 11장에서 설명한다). 흰 빵이나 갈색 빵이나 마찬가지다. 내가 만난 수많은 환자들이 평생 체중을 조절하느라 씨름해온 이야기를 하면서 스스로를 '빵 중독'이라고 칭한 이유가 설명되는 부분이기도 하다. 이들은 설탕을 먹으면 기분이 좋아지는 사람처럼 혹은 아편제를 그런 목적으로 사용하는 일부 사람처럼 고도로 가공된 식품을 섭취할 때 나타나는 인체 반응에 중독된 것이다. 모두 뇌의 신호전달 경로가 같기 때문에 일어나는 일이다.

요약

이번 장에서는 세포가 에너지를 처리하는 방법과 인체가 ATP라는 미세 배터리에 의존하는 방식을 살펴보았다. 이 방식은 40억 년 전 세포에서 최초의 생명이 시작됐을 때 확립된 오랜 생물학적 원칙을 따른다. 그로부터 35억 년의 세월이 더 흐른 후에야 단세포생물에 미토콘드리아라는 외부 세균이 새로운 세입자로 들어왔고, 산소를 이용하여 미세 배터리를 만들어내는 미토콘드리아의 강력한 기능으로 진화에 가속도가 붙기 시작했다. 인간을 포함한 모든 동물이 이렇게 만들어지는 에너지를 사용한다. 이 고대의 에너지 법칙은 겹겹이 쌓인 인간의 진화 역사 속 깊은 곳에 자리하고 있다. 그리고 이 규칙을 토대로, 동물은 몸 크기에 따라 쓸 수 있는 에너지 예산이 정해진다.

인간도 에너지 예산이 한정되어 있으므로 다른 기관을 희생시키지 않고서는 크기도 크고 에너지도 엄청나게 많이 쓰는 뇌를 발달시킬 수 없었다. 호모 사피엔스가 등장하기 전, 우리의 가장 가까운 친척뻘인 호모 에렉투스는 불 쓰는 법을 익혔다. 그보다 중요한 사실은 호모 에렉투스가 불을 이용하여 음식에 포함된 에너지를 분해시켜 소화하기 쉬운 형태로 만들었다는 것이다. 현재 우리가 음식을 조리한다고 칭하는 활동이 이때 시작됐다. 이로써 음식을 먹기 전부터 소화 과정에 들어가는 에너지를 절약할 수 있게 되었고 소화기관이 길 필요가 없어졌다. 시간이 흐를수록 인류는 위장이 짧아지는 방향으로 진화했다. 그리고 에너지가 절약된 덕분에 마침내 뇌가 더 크게 발달할 수 있는 여유가 생겼다.

위와 같은 과정은 왜 인간이 음식에 이토록 관심이 많은지, 왜 음식을 조리하고 익히고 음식으로 온갖 실험을 해보는지, 왜 음식에 마음이 푹 빠지곤 하는지 잘 설명해준다. 요리는 인간의 본질과 맞닿아 있다.

오랜 시간이 흐르고, 음식을 통제하려는 인간의 진화적 본능은 농업의 발달로 이어졌다. 이어 시장에서 음식을 사고팔기 시작했다. 보다 최근에는 음식을 가공해서 바다 건너 다른 나라와도 거래할 수 있는 방법을 발견했다. 음식은 상품이 되었고 설탕과 밀은 주식이 되었다.

그러나 음식과 인간의 관계는 여기서 끝나지 않았다. 음식에 자연히 마음을 뺏기는 인간은 생산을 통제하는 것만으로 만족할 수 없었다. 인간은 음식을 이해하고 싶어 했다. 이 욕구에서 빚어진 불운한 결과는 다음 장에서 이야기하겠다.

아침에 식탁에 앉아 설탕 함량이 거의 50퍼센트에 육박하는 시리얼을 그릇에 부을 때, 인간은 우리가 먹는 음식이 최상의 경지에 이르렀다고 느낀다. 너무도 사랑해마지 않는 설탕이 식품 공급망에 이토록 안정적으로 자리 잡은 세상이 온 것이다. 시리얼이 몸속에 들어오면 인간의 발달이 절정에 달한 듯한 평온한 희열이 찾아온다. 음식을 익히고 조리하기 시작하면서 에너지를 절약한 덕분에 우리는 지금의 인간으로 진화할 수 있었다. 피할 수 없이 도달한 이 새로운 진화의 단계에서 가공된 식품과 조작된 식품이 기분을 한껏 고양시켜준다. 마스터셰프, 우리는 바로 그런 존재가 되었다. 마스터셰프의 승리다.

그런데 차를 한 잔 마시며 조간신문을 펼치자 기사 하나가 눈에 들어온다. 디즈니랜드 광고 바로 옆에 '과학계, 새로운 슈퍼푸드 발견'이라는 헤드라인이 보인다. 곧바로 흥미를 느끼고 읽기 시작한다.

환경이 우리 몸을 만든다

08 문제의
근원

영양학이 끔찍한 식습관을 권장한다

:

"우리가 뭘 하고 있는지 알았더라면 연구라고 부르지도
않았을 겁니다, 그렇지 않나요?"

알베르트 아인슈타인Albert Einstein

견디기 힘든 무더위에 인파도 엄청났다. 우리는 목적지를 향해
그림처럼 예쁜 거리를 따라 걸었다. 귀가 따갑게 떠드는 꼬마와 부
모들이 가득해서 몇 번이나 인파에 떠밀렸다. 틈틈이 유모차가 밀
고 들어오면 얼른 길 한쪽으로 비켜야 했다. 전기로 움직이는 버기

카를 한 대 빌려서 이동해보려고도 했지만, 나는 덩치가 '작아서' 안 된다는 대답만 듣고 돌아서야 했다. 주변에서 버기카를 타고 달리는 사람들을 부러운 눈으로 쳐다보다가 다시 열심히 걸었다.

이곳은 모든 것을 한 회사가 통제하는 폐쇄된 마을 같았다. 보안요원이 안전하게 통행을 지휘했고 청소부는 이 어수선한 인파 속에서 거리를 티끌 하나 없이 깨끗하게 청소했다. 상점마다 얼굴에 즐거운 미소가 가득한 사람들이 손님을 맞았다. 사람들은 먼 곳에서 이 유토피아를 찾아왔다. 범죄도, 광고도, 정치도 없는 곳. 아이들과 함께 며칠간 지낼 수 있는 꿈속 세상이었다.

분명히 놀이기구라고 만들어진 장치인데 사람들은 잔뜩 겁을 먹고 탄다. 놀이기구가 무섭긴 해도 한번 경험해보면 뇌에 아드레날린과 엔도르핀이 솟구치고 그 기분을 잊지 못해 또 다시 찾아오게 되는 것이다. 안전하게 위험을 맛볼 수 있는 경험이다. 한껏 겁을 먹었다가 긴장이 풀리는 이런 경험과 함께 이곳에 오면 기분이 좋아지는 또 다른 이유가 있다. 아이들이 이곳에 오고 싶어 하는 이유이기도 하다. 이 안에서 파는 음식은 햄버거와 감자튀김, 설탕이 들어간 탄산음료밖에 없다. 길에 서 있는 매점에서는 전부 간식을 판다. 그것도 굉장한 효과를 자랑하는 음식, 바로 설탕이 잔뜩 들어간 간식이다.

우리는 벤치에 앉아서 좀 쉬기로 했다. 조금 전까지 겁이 나서 하도 긴장을 했더니 좀 쉬고 싶었다. 게다가 큰딸은 전혀 무서워하지 않아서 창피하기도 했다. 우리는 각종 젤리가 골고루 든 큰 봉지를

　　　　　　　　환경이 우리 몸을 만든다

열었다. 설탕의 영향이 뇌에 도달하니 진정이 됐다. 옆에서 아이들은 여기에서 살고 싶다고 난리였다.

나는 우리 앞을 지나는 다른 가족들을 가만히 바라보았다. 대다수가 덩치가 크다는 사실을 새삼 깨달았다. 건강한 보통 체격의 가족은 어쩌다 한 번 나타날 정도였다. 아이들을 데리고 나온 한 엄마는 무거운 가방과 무거운 뱃살에 잔뜩 눌려 있었다. 체격이 곰 같은 그 집 아빠는 유모차를 밀면서 자신도 균형을 잡으며 걸어갔다. 정신없이 까부는 덩치 큰 아이 둘은 뛰어다니면서 서로 싸우고 있었다. 맨 뒤에서 할머니가 전기 버기카에 커다란 몸을 싣고 이들을 따라가고 있었다. 놀이공원을 찾은 가족 대부분이 하루 종일 원하는 만큼 먹을 수 있는 식사 쿠폰을 구매해서 하루 식사를 해결했다. 다들 코카콜라나 다른 탄산음료가 담긴 거대한 컵을 하나씩 들고 있었다. 조금만 둘러보면 음료를 다시 채울 수 있는 가게가 보여서 온종일 빨대를 입에 물고 몸에 설탕을 쉴 새 없이 채울 수 있었다.

인류는 이제 이런 세상으로 나아가는 것일까? 내 몽상은 갑자기 우리 쪽으로 다가온 거대한 그림자에 놀라 뚝 끊어졌다. 어딘가 낯이 익은 그 존재는 구피였다. 이제 '동화나라의 성'으로 갈 때가 되었다.

우리는 주변 환경을 서서히 이런 테마파크와 같은 세상으로 만들고 있을까? 자연에서 난 신선한 음식을 쉽게 접할 수 없는 세상으로? 설탕과 패스트푸드는 마음껏 즐길 수 있지만 불안과 스트레스

2부 · 무엇이 식욕을 유발할까

가 따라다니고 결국에는 우리 모두가 비만으로 고통받게 될 그런 세상으로?

앞 장에서 인류의 역사를 되짚어보며 배웠듯이 인간, 음식, 요리 사이에 끈끈한 관계가 형성되지 않았다면 우리는 현재와 같은 지적 존재로 진화하지 못했을 것이다. 음식을 익히고 조리하면서 위장의 크기가 줄었고 대사 측면에서 뇌의 용량을 키울 수 있는 여유가 생겼다. 그러므로 우리가 계속해서 음식을 좀 더 맛있게 먹는 방법을 탐구하고 음식과의 관계를 발전시키는 것은 지극히 자연스러운 일로 보인다. 설탕이라는 판도라의 상자를 열고 그 속에 든 즐거움을 발견한 후, 설탕이 인류 전체가 먹을 수 있을 만큼 대량 생산된 것은 그저 시간문제가 아니었을까?

다음 그래프를 살펴보자. 빅토리아 시대의 식생활 황금기인 1820년대 이후 1인당 설탕 섭취량을 보면 100년간 서서히 쉬지 않고 증가한 것을 알 수 있다. 1820년에 한 사람이 1년간 섭취한 설탕은 2.2킬로그램 정도에 불과했으나 1920년에는 36.2킬로그램(80파운드)으로 늘어났다.[72]

이러한 증가세는 사탕수수와 함께 사탕무로도 설탕을 만들 수 있게 되면서 설탕을 더 쉽게 구할 수 있었던 시기와 일치한다. 설탕 가격이 떨어지자 식품 제조업체는 다양한 제품에 설탕을 적극 사용했다. 그러다 1920년대부터 설탕 소비량이 안정세로 돌아섰다. 대공황과 제2차 세계대전이 설탕의 가용성과 가격에 지대한 영향을 준 결과였다. 1950년대를 지나 30년이 더 흐를 때까지 설탕 섭취량은

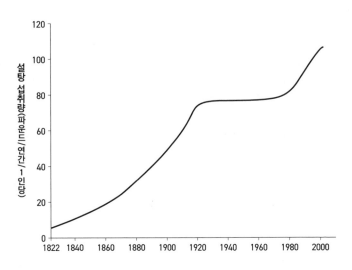

그림8.1 1822년부터 2000년까지 설탕 섭취량의 증가세를 보여주는 그래프. 계속 증가하다가 1980년대까지는 안정화되는 양상이 나타난다.

출처: 미국 상무노동부, 농무부(USDA) 경제연구서비스국.

안정세를 유지했다. 자연히 포화점에, 즉 최대 섭취량에 이른 것 같았다.

그 뒤에 예측하지 못한 일이 일어났다. 30년간 1인당 연간 설탕 섭취량이 거의 일정하게 유지되다가 1980년대에 갑자기 다시 증가하기 시작한 것이다. 이 기간에 설탕 가격은 평균 두 배가 올랐지만 설탕 소비량은 멈추지 않고 계속 늘어났다. 1980년에 1인당 연간 소비량은 36.2킬로그램이었으나 2005년에는 45.3킬로그램이 되었다. 식생활이 왜 이렇게 갑자기 바뀌었을까?

지방이 심장질환을
일으킨다?

　　객석을 채운 저명한 의사들, 과학자들이 일제히 자리에서 일어나 기조연설에 나선 유명인사에게 박수갈채를 보냈다. 연단에 선 그가 새로운 연구 결과를 발표한 직후였다. 그는 반박할 수 없는 사실을 제시하며 가장 큰 라이벌이 주장하던 논리의 허점을 꼬집고 그 논쟁에서 승리를 거머쥤다. 행사장을 꽉 채운 사람들이 찬사를 쏟아냈고 그는 기쁨과 환희를 맛보았다. 평생을 바친 노력이 결실을 맺은 순간이었다. 이제 연구 지원금도 술술 들어올 것이고, 이 분야의 대표 과학자로 족히 몇 년은 명성을 떨칠 수 있으리라. 명성도 좋지만 이제 그의 손에는 가장 실질적인 두 가지 보상이 들어왔다. 바로 권력과 영향력이었다.

　　그는 그동안 치열한 논쟁에서 이겨야 한다는 엄청난 압박에 시달렸다. 지금껏 해온 노력은 이렇게 마땅히 인정을 받을 만한 성과였다. 연구에 부정을 저지르지도 않았다. 그런 비윤리적이고 불명예스러운 일은 하지 않았다. 전문적인 관점에서 그의 연구 결과는 사실이었다. 하지만 그는 자신이 주장하는 결과가 완전한 진실이 아니라는 것을 잘 알고 있었다. 주장하고자 하는 이론과 맞지 않는 사실을 배제했기 때문이었다.

　　그는 자신의 연구 결과로 사람들이 해를 입으리라곤 예상하지 못했다. 하지만 그런 일이 일어났다. 좋은 의도에서 시작된 연구가 '검증'된 이후에 예상치 못한 결과를 불러오기도 한다. 특히 그 결과가 알고 보니 틀린 것이라면 더욱 그렇다. 앤셀 키스 박사의 경우, 수백만 명의 건강을 해쳤고 절망과 조기 사망을 불러왔다.

미국에서는 1950년대에 심장질환이 급증했다. 심장발작으로 숨을 거두거나 협심증으로 일상생활을 잃는 이들이 점점 늘어났고 그중엔 특히 남성 환자가 많았다. 급기야 1955년에 아이젠하워 대통령이 갑작스럽게 심장발작으로 쓰러지자 이 새로운 공중보건 문제는 최고위급 정부 관료들이 모인 자리에서 논의되는 주제가 되었다. 과학계는 늘어나는 심장질환이 식생활과 관련이 있을지도 모른다고 생각했다. 주 용의자는 지방과 설탕이었다.

영국인 영양학자 존 유드킨John Yudkin 박사는 설탕이 범인이라고 확신했다. 1957년부터 발표한 논문과 연구 자료에서 설탕이 심혈관계 질환은 물론 충치, 비만, 당뇨의 주원인이라는 지적을 꾸준히 해왔다. 저서 『설탕의 독』에서도 설탕 문제를 강력히 지적했다. 이 책에는 "설탕의 영향으로 이미 알려진 작용 중에 극히 작은 일부라도 다른 식품 첨가물에서 발견된다면 아마 그 물질은 즉각 사용이 금지될 것"이라는 내용이 나온다.[73]

유드킨 박사의 연구는 큰 주목을 받았고 설득력이 충분해서 설탕을 향한 대중의 인식도 바뀔 것 같았다. 그러나 부정적인 여론을 감지한 설탕업계가 먼저 나서서 조치를 취했다. 1967년 이들은 하버드 대학교의 저명한 과학자들에게 엄청난 지원금을 기부했고, 곧 설탕은 죄가 없다는 연구가 발표됐다. 그리고 심장질환의 원인으로 비난을 받아 마땅한 대상은 지방으로 바뀌었다. 이러한 연구는 크게 존경받던 과학자들 손에서 나왔고 이들이 작성한 공동 연구 논문은 당시 미국에서 가장 저명한 의학 분야 학술지였던 〈뉴잉글랜드 의학저널〉에 게재됐다.[74] 설탕을 지키기 위해 업계가 투자한 돈은 요긴하게 쓰였다. 의료계는 이처럼 명망 있는 학술지에 실린 결과를 함부로 무시하지 못했고 위험한 건 지방이라는 과학자들의 견해와 의견이 주류가 되었다. 특히 콜레스테롤이 심장에 나쁘다는 의견이 주축이 되었다.

2017년 전까지는 과학자가 지원금의 출처를 밝힐 필요가 없었고 여러 업계와 이해관계가 얽혀 있는 일도 흔했으므로 설탕업계는 드러내지 않고 연구를 지원할 수 있었다.[75] 이제는 대부분 세상을 떠나고 없는 당시 과학자들이 남긴 연구 결과는 '섭식 심장 가설'을 뒷받침하는 최초의 근거가 되었다. 포화지방이 심장질환을 일으킨다는 이 주장이 승리를 거머쥐려면 앞뒤가 맞지 않는 다른 근거도 필요했다. 그 결과 우리의 영양 상태는 바뀌었고 이 변화는 수 세대로 이어졌다.

미국인 역학자 앤셀 키스는 1장에서 소개한 미네소타 굶주림 연구를 포함해 질적으로 우수한 영양 연구를 해왔다. 안식년을 영국에서 보내는 동안, 키스는 생선튀김에 감자튀김을 곁들여 먹고 일요일이면 고기를 구워 먹는 고지방식이 영국인의 심장질환 발생률이 높이는 요인이라는 확신을 갖게 되었다. 이에 키스는 포화지방이나 동물성 지방에 함유된 콜레스테롤이 심장 혈관 내벽에 물질이 쌓여 혈관이 좁아지는 죽상동맥경화증을 일으키고 이것이 심장질환으로 이어진다고 보았다. 키스는 설탕업계가 물색하던 존경받는 과학자였고 그는 후원자들을 실망시키지 않았다. 설탕 섭취와 흡연의 연관성을 밝힌 존 유드킨의 연구 결과를 반박한 것이 첫 번째 공격이었다. 담배를 많이 필수록 뜨거운 가당 음료를 마실 가능성이 높다는 연구 결과였다. 흡연과 설탕의 상관관계에 관한 유드킨의 견해는 지속될 수 없었다. 앤셀 키스는 과학계 기자회견이나 협의회 등 기회만 있으면 가차 없이 비난을 쏟아내며 유드킨을 모욕했고 그의 연구를 업신여겼다.

자신의 견해를 입증하기 위해 키스가 실시한 연구 중 하나가 '7개국 연구'다.[76] 전 세계 일곱 개 나라에서 심장질환과 지방 섭취량의 관계를 조사한 연구였다. 연구 결과를 그래프로 나타내면 이 두 요소 사이에 의미 있는 상관관계가 나타난다. 따라서 고지방식이 심장질환을 유발한다는 그의 주장이 더 이상 논쟁거리가 아니라 사실임이 입증된 것처럼 보였다. 이 연구에서 지방 섭취량이 가장 적은 나라는 이탈리아와 일본이었고 두 곳 모두 심장질환 발생률이 가장 낮았다. 영국(잉글랜드와 웨일스)과 미국은 지방 섭취량이 가장 높았고 심장질환 발생률도 가장 높았다. 이러한 결과를 나타낸 그래프는 사람들의 시선을 사로잡았다. 특정 국가 국민들이 섭취하는 지방의 양과 심장질환 발생률 사이에 이토록 높은 상관관계가 있다면 분명 지방과 심장질환이 직접적으로 연관되어 있다는 의미였다.

하지만 키스가 사실 7개국이 아니라 22개국을 조사했다는 사실

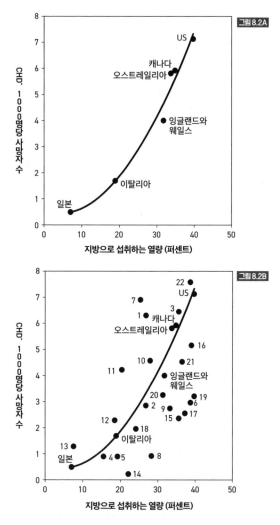

7개국 연구 결과와 나머지 15개국이 포함됐을 때의 통계 결과 비교

그림 8.2A 7개국의 총 섭취 열량 중 지방 섭취량 비율과 관상동맥 심장질환 사망률의 상관관계

그림 8.2B 22개국에서 동일한 데이터를 도출한 결과

출처: J. 예루살미(J. Yerushalmy)와 H. 힐보에(H. Hilleboe) (1957). 지방 섭취와 심장질환으로 인한 사망률, 방법론적 참고 사항. 뉴욕 의학저널(N Y State J Med), 57(14), 7월, 2346.

환경이 우리 몸을 만든다

은 연구 논문에 명확히 나오지 않는다. 키스는 자신의 이론을 입증할 수 있는 국가만 연구 결과에 넣었다. 예를 들어 포화지방을 다량 섭취하지만 심장질환 발생률이 높지 '않은' 유럽 국가가 두 곳이 논문에서 배제됐다. 바로 프랑스와 독일이었다. 프랑스와 독일은 유럽에서 인구가 가장 많은 국가였는데도 연구 결과에서 배제됐다. 네덜란드의 경우 이탈리아와 지방 섭취량이 동일한데 심장질환 발생률은 두 배 더 높았다. 스웨덴 국민들은 오스트레일리아 사람들보다 지방을 훨씬 더 많이 섭취했지만 심장질환 발생률은 오스트레일리아가 두 배 더 높았다. 지방 섭취가 심장질환의 원인이라는 키스의 가설에 맞지 않는 국가는 전부 연구 결과에 포함되지 않았다.

만약 논문에 22개국 연구가 전부 실렸다면, 심장질환과 포화지방은 서로 의미 있는 상관관계가 없다는 결론이 내려졌을 것이다.

의도된 과학적 사실

불리한 자료를 배제하는 편향 연구는 오래전부터 이어진 과학계의 고질적인 문제다. 이런 문제를 없애기 위한 노력이 시작되고는 있지만 그 흔적은 여전히 남아 있다. 의·과학 분야 이론의 상당수가 허술하고 편향된 근거를 바탕으로 나오고 있는 실정이다. 여기에 제약업계와 식품업계의 입김까지 더해지면 형편없는 연구 결과가 나올 뿐 아니라 마땅히 과학 연구의 혜택을 누려야 할 사람들이 혜택을 누리지 못하게 된다.

예를 들어 당신이 어떤 상품을 더 많이 팔고 싶다고 하자. 이 상품은 약일수도 있고 식품일수도 있다. 판매하려는 상품이 우유라면 당신은 사람들에게 우유가 건강에 좋다고 이야기할 수 있어야 한다. 예를 들어 5년 동안 매일 우유를 마시면 더 빨리 달릴 수 있다고 주장할 수 있는 과학적 근거가 필요하다. 이제 당신은 과학자를 찾아가서 돈을 지불하고 연구를 의뢰한다. 의뢰를 받은 과학자는 청년 20명을 모집하고 무작위로 10명씩 두 그룹으로 나눈 뒤 100미터를 몇 초 만에 달리는지 측정한다. 그런 다음 한 그룹에게는 평소대로 지내게 하고 다른 그룹에게는 매일 우유를 500밀리리터씩 마시도록 한다. 5년 뒤 과학자는 두 그룹의 연구 자원자들을 모두 다시 모아서 100미터 달리기 속도를 측정한다. 그런데 그리 반갑지 않은 결과가 나왔다. 연구 의뢰인인 당신의 이론이 입증되지 않은 것이다! 우유를 마신 그룹은 전혀 빨라지지 않았다. 우유를 마셔도 달리는 속도에는 변화가 없었다.

이런 결과는 전혀 흥미롭지 않으니 학술지에서도 관심을 갖지 않을 것이 뻔하다. 그렇다면 어떻게 당신의 이론을 입증할 수 있을까? 머리를 잘 굴려서 실험을 한 번이 아닌 10번 실시하는 방법이 있다. 과학자 10명에게 전부 돈을 지불하고 자원자 20명을 모집해 연구하게 한다. 이렇게 나온 결과를 분석해보니 10건 중 두 건에서 우유를 마신 그룹의 100미터 달리기 실력이 5년 전과 달라진 것으로 나타났다. 한 건은 우유를 마시고 오히려 달리기 속도가 더 느려졌고 다른 한 건은 당신이 원하던 결과대로였다. 우유를 마시고 달리기 속도가 단축된 것이다. 10건의 실험 결과를 전부 다 밝혀야 할 법적

의무는 없다. 하물며 아무런 변화도 나타나지 않은 결과를 굳이 공개할 필요가 있을까. 10건 중 한 건에서 흥미로운 결과가 나왔으니, 해당 연구의 과학자에게 학술지에 결과를 발표하라고 요청한다. 그리고 나머지 연구 아홉 건은 폐기한다. 논문이 발표될 쯤에 당신은 평소 친하게 지내던 기자에게 곧 영양과 건강에 관한 재미있는 논문이 나올 예정이니 참고하라고 슬쩍 귀띔한다. 논문이 나온 다음 날, 신문에 이런 헤드라인이 실린다. '우유를 마시면 달리기가 빨라진다!'

이 같은 가상의 상황에서 우리가 알 수 있는 사실은, 연구를 충분히 여러 번 실시하면 입증하고자 하는 가설과 일치하는 결과가 무작위 확률로 나올 수 있다는 점이다. 이 예시의 경우 앞으로 수년간 사람들이 우유를 더 많이 마시려고 할 테니 우유업계 전체가 새로운 연구 결과를 무척이나 반길 것이다. 연구 의뢰자인 당신이 바로 그런 우유 회사에서 일하는 사람일 수도 있다. 게다가 여기엔 중요한 속임수가 또 한 가지 숨어 있다. 이 연구는 5년간 진행되었으므로 누군가 사실이 아니라고 반박하려면 다른 수익을 포기하고 똑같이 5년이라는 긴 시간을 들여야 한다는 점이다.

과거에는 과학계가 함께 일하는 단체와 연구비의 출처를 공개할 의무가 없었다. 그래서 식품업체나 제약업체가 연구 방향을 조정할 수 있었다. 불리한 결과는 제외하고 원하는 결과만 골라서 분석하는 전략으로 결과를 입맛에 맞게 바꿨다. 그래도 법적으로 전혀 문제가 되지 않았다.

연구 방향이 정해지고 나면 업계가 제공한 돈에 휘둘리는 과학자들은 그 방향대로 연구를 진행한다. 문제는 그 방향이 완전히 틀린 경우가 많다는 것이다. 우리에게 전달되는 수많은 의학 지식이 그렇게 차곡차곡 쌓인 잘못된 연구 결과로 뒷받침되는 내용일 가능성이 다분하다. 연구에 개입하는 산업계의 힘이 막강할수록 또는 제공하는 돈의 액수가 커질수록 과학 연구의 방향과 '과학적 사실'에 끼치는 영향력도 강력해진다.

영양 연구는 조건을 통제하고 연구 대상자를 계속해서 관찰하지 않는 한 편향과 오류가 생기기 쉽다. 실제로 영양 연구는 대부분 역학 연구다. 즉 사람들이 살아가는 방식과 질병 사이의 연관성을 조사한다. 그러나 연관성이 있다고 해서 반드시 인과관계가 있는 것은 아니다. 아직 연구되지 않은 다른 요인이 존재하는 경우도 많다. 예를 들어 앤셀 키스의 7개국 연구는 국민들이 섭취하는 지방의 양이 심장질환과 연관성이 있는 것처럼 말했지만, 지방 섭취량과 심장질환 발생률이 모두 최저 수준인 일본과 이탈리아의 경우 설탕 섭취량도 가장 낮다는 점이나 지방 섭취량과 심장질환 발생률이 가장 높은 영국과 미국이 설탕 섭취량도 높다는 점은 언급하지 않았다. 키스의 연구 결과가 발표되고 몇 년이 지난 후에 독립 기관에서 연구 내용을 다시 분석한 결과, 심장질환은 다른 특정 식품과 강력한 상관관계가 있다는 사실이 확인됐다. 그 식품은 바로 설탕이었다.

건강한 식생활 권고에 기반이 되는 영양학적 역학 연구에는 결점이 많다. 식습관 조사는 부정확하기로 악명이 높은 회상 방식의 설문 조사로 실시되고, 질병은 실제 진단이 아닌 증상을 토대로 보고 되는 경우가 많다. 이런 '헐거운 데이터'로 통계를 분석하고 마음에 안 드는 결과는 배제하면, 사실상 어떤 내용이든 사실로 만들 수 있다. 무엇이 '사실'인지를 대형 산업체가 좌우할 수 있다.

섭식 심장 가설에
관한 논란

혈관 벽에 지방이 축적된다는 것을 처음으로 밝힌 사람은 19세기에 활동한 유명한 독일 병리학자인 루돌프 피르호Rudolf Virchow다. 피르호는 혈관에 축적된 지방이 심장질환과 관련이 있다고 보았다. 500명 중 약 한 명은 유전적인 원인으로 혈중 콜레스테롤 농도가 높다. 이를 가족성 고콜레스테롤혈증으로 부른다. 혈중 콜레스테롤 농도가 높으면, 황색판종 증상으로 눈꺼풀과 힘줄 피부 아래쪽에 축적된 지방이 밝은 노란색을 보인다. 1930년대에 의학계는 황색판종 증상이 있는 경우 흔히 심장질환으로 굉장히 일찍 사망한다는 사실을 처음으로 인지했다. 당시에는 굉장히 드문 일이었다. 1934년에 혈중 콜레스테롤 농도를 검사로 확인할 수 있게 되자 높은 콜레스테롤 농도가 심장질환과 연관이 있다는 사실이 처음으로 분명하게 밝혀졌다. 단, 이런 뚜렷한 관계는 아주 희귀한 유전 질환을 앓는 사람에 한해 나타났다. 이후 한 연구에서 평소에는 양배추 잎만 먹인 토끼에게 고지방식을 제공하자 동맥에 심장질환의 전조인 죽상동맥경화증이 발생한다는 결과가 나와 널리 알려졌다. 다른 연구에서는 일부 사람들이 식생활을 바꾸고 혈중 콜레스테롤 농도를 낮출 수 있었다는 결과가 나왔다. 저지방 식단을 택한 사람들 중 일부는 혈중 콜레스테롤이 낮아졌다.

이러한 연구 결과는 섭식 심장 가설을 두고 1960년대부터 이어진 오랜 논쟁의 바탕이 되었다. 희귀병으로 인해 콜레스테롤 농도가 높으면 심장질환이 발생한다는 것과 일부 사람들이 저지방식으로 콜레스테롤 농도를 낮췄다는 연구 결과가 알려지자, 저지방식은 국민 전체의 심장질환 위험성을 낮출 수 있는 방법으로 여겨졌다. 앤셀 키스가 발표한 7개국 연구에서 콜레스테롤 섭취와 심장질환에 강력한 연관성이 있는 것으로 나왔으니 이러한 가설은 틀림없는 것 같았다.[77]

그러나 일이 그렇게 간단하게 풀리지 않았다. 이 가설을 지지하는 사람들은 1950년대부터 포화지방 섭취량이 늘면서 심장질환이 증가했다고 주장했지만, 적색육 섭취량은 그 전부터 이미 감소 추세였다.[78] 또한 심장 동맥에 서서히 축적된 지방이 심장질환의 원인이라는 주장은 2차 세계대전 기간에 심장질환이 갑자기 감소한 사실과 어긋났다. 참고로 이 기간에는 설탕을 포함한 모든 음식이 배급되었다. 심장질환이 만성 질환이라면 어떻게 그토록 단시간에 상황이 역전될 수 있었을까? 역학자들은 처음에 흡연이 심장질환과 관계가 있을 것으로 추정했으나 흡연율이 1960년대에 최고조에 이

환경이 우리 몸을 만든다

르렀으니 연관성을 입증할 수가 없었다.

　이후 콜레스테롤은 혈액에 전달되는 방식에 따라 매우 다양한 형태로 존재할 수 있다는 사실이 밝혀졌다. 예를 들어 지질단백이라는 수송체에 실려서 혈액을 통해 옮겨질 때는 불용성 물질로 존재한다. 이러한 수송체 중 하나인 고밀도 지질단백HDL과 결합된 콜레스테롤은 몸에 굉장히 이롭고 심장질환으로부터 인체를 보호한다. 반면 저밀도 지질단백LDL과 결합된 콜레스테롤은 건강에 해롭다고 알려졌었다. 그러나 최근 연구에서 LDL은 두 가지 하위유형이 있는 것으로 밝혀졌다. A타입 LDL은 크기가 작고 밀도가 높으며 B타입 LDL은 크기가 크고 부유하는 성질이 있다. B타입의 경우 혈관 내벽으로 유입되어 염증을 일으키기에는 크기가 너무 커서 죽상동맥경화증과 관계가 '없다.' 포화지방을 섭취하면 LDL 콜레스테롤이 증가하는 것은 사실이나, 구체적으로 살펴보면 건강에 무해한 B타입이 증가한다. 심장질환의 궁극적인 원인인 죽상동맥경화증은 크기가 작고 밀도가 높은 A타입 LDL 콜레스테롤에 의해 발생한다. 최근에 발표된 연구 결과에서 A타입 LDL 콜레스테롤은 지방이나 콜레스테롤 섭취로 증가하는 것이 아니라 탄수화물과 설탕 섭취로 증가한다는 사실이 확인됐다.[79] 존 유드킨 박사가 1950년대에 밝혔다가 설탕 옹호자들의 손에 신빙성 없는 사실로 치부됐던 견해와 정확히 일치한다. (콜레스테롤을 둘러싼 논쟁과 이 논쟁이 우리의 식습관에 끼친 영향은 '부록: 콜레스테롤 논쟁'에 자세히 나와 있다.)

영양주의,
새로운 과학

　　1950년대에 시작된 콜레스테롤 논쟁은 지금도 우리 생활에 영향을 주고 있다. 감염질환 학자들이 전통적으로 환경에 따른 유행병을 연구하여 감염을 이해하고 치료법을 찾으려고 했던 것처럼, 영양학계도 특정 인구가 섭취하는 식품 중 질병의 잠재적 원인이 될 수 있는 요소가 있는지 조사하기 시작했다. 식품과 질병의 관계를 새로운 시각으로 바라보면서 식품의 개별적인 구성요소가 어떤 질병에 영향을 주는지 파악했다.

　그런데 이와 같은 연구에는 정치인과 그 정치인들의 로비스트, 로비스트에게 자금을 대는 식품업체, 식품업체의 이윤, 과학자들, 식품업계가 제공하는 연구 지원금 그리고 식품업체의 수익을 만드는 소비자들까지 훨씬 더 많은 이해관계가 얽혀 있었다. 이 모든 상황에 사람들은 혼란스러워했다. 과거에는 계절에 따라 먹을 음식을 정하면 됐지만 이제는 머리가 어지러울 만큼 다양한 보존식품과 가공식품, 수입식품 속에서 골라내야 했다. 그래서 현 시대에는 모두가 가장 좋은 선택이 무엇인지 고심하고 평가해야 한다. 계속 살펴보겠지만 '지방이냐 설탕이냐'의 논쟁은 오늘날 우리가 먹는 음식의 종류에 지대한 영향을 주었다. 그리고 우리의 건강과 허리둘레에 '악'영향을 몰고 왔다.

공식 정책이 된 섭식 심장 가설

〈뉴잉글랜드 의학저널〉에 앤셀 키스의 연구 결과가 실리고 그 밖에 다른 역학 연구 몇 편에서도 포화지방과 심장질환에 연관성이 있다고 밝힌 후에도 과학계는 섭식 심장 가설을 공공 정책의 바탕으로 삼기에는 아직 증거가 부족하다고 보았다. 증거가 차고 넘친다는 사람도 있었지만 영국에서는 동의하지 않는 과학자가 많았다. 이들은 통제 연구로 불리는, 보다 엄격한 실험에서도 같은 근거가 나왔는지 살펴보았다. 이들이 살펴본 연구 중에는 참가자를 두 그룹으로 나누고 몇 년 동안 관찰하면서 심장질환 상태를 비교한 실험도 있었다. 한 그룹은 식생활에서 포화지방 섭취량을 줄이고 다른 그룹은 평소대로 먹는 방식이었다. 이 연구는 오랜 기간 동안 수천 명을 대상으로 여러 차례 실시됐다. 연구 규모가 충분히 컸으므로 도출된 결과는 상당히 정확하다고 볼 수 있었다. 오류나 편향이 생길 가능성도 낮았다. 이 연구에서 저지방 식단을 지킨 사람들은 심장질환 발생률이 감소하지 않았다. 이들 사이에서 유일하게 일관성이 나타난 결과는 암 발병 추세뿐이었다. 영국의 저명한 의학 학술지인 〈란셋The Lancet〉은 식생활과 심장 건강에 관한 논란이 한창일 때, "치료법이 질병보다 건강을 더 악화시켜서는 안 된다"라는 의견을 밝혔다. 의사와 과학자들이 "무엇보다 해를 입히지 말라"는 히포크라테스 선서를 상기해야 한다는 의미였다.[80]

1960년대 후반 미국에서는 영양 지침을 발표하는 상원 특별위원회가 조직됐다. 위원장은 조지 맥거번George McGovern 상원의원이 맡았다. 원래 이 위원회는 정부에게 영양 결핍에 관한 정보와 예방법을 제공했으나 1970년대에 이르자 질병과 식생활의 관계, 특히 심장질환과의 관계를 밝히는 일을 하게 되었다. 그리고 1977년 앤셀 키스와 존 유드킨을 포함한 당시 일류 과학자들 사이에서 뜨거운 논쟁이 이어지는 가운데, 미국 최초의 국가 영양 지침이 발표됐다. 「미국 식생활 목표」라는 제목의 이 지침에는 검증되지 않은 섭식 심장 가설 쪽의 손을 들어주고 인정하는 내용이 담겨 있었다. 많은 과학자들이 이 가설을 정부의 공식 입장으로 정하거나 국가 정책으로 만들기에는 근거가 부족하다는 입장을 밝혔는데도 이러한 지침이 발표된 것이었다. '맥거번 보고서'로도 불리는 이 자료는 지방 섭취량, 무엇보다 콜레스테롤이 함유된 포화지방 섭취량을 줄여야 한다고 권고했다.

맥거번 보고서는 공중보건에 결정타가 되었다. 정부가 국민들에게 무엇을 먹어야 하는지 권고하는 것 자체가 처음 있는 일이었다. 이때 정해진 미국의 식생활 목표는 탄수화물 섭취량을 총 섭취량의 55~60퍼센트로 늘리기, 지방 섭취량을 40퍼센트에서 30퍼센트로 줄이기, 포화지방 섭취량을 10퍼센트로 줄이기, 콜레스테롤 섭취량을 일일 300밀리그램으로 줄이기, 설탕과 소금 섭취량을 줄이기였다.

이후 심장질환은 어떻게 됐을까? 1980년부터 2000년까지 심장질환 발생률은 10만 명당 약 250명에서 160명으로 감소했다. 지금도 계속 줄어들고 있다. 저콜레스테롤식단을 지지하는 사람들은 심장질환의 이러한 감소가 위와 같은 식단이 효과가 있다는 증거이고 공중보건에 유익한 영향이 생겼다고 생각한다. 그러나 앤셀 키스의 연구 결과가 놓친 것처럼 심장 건강이 이렇게 개선된 데에는 여러 다른 요인이 작용했다. 사람들이 간과하는 이런 요인 중 하나는 맥거번 보고서가 발표된 시점에 심장질환은 이미 감소 추세였다는 점이다. 1960년에 환자 수는 인구 10만 명당 400명이었고 1970년에는 300명으로 줄었다.

1964년에 공중보건 분야에 중대한 일이 일어났다. 맥거번 보고서와 함께 또 한 건의 유명한 자료가 나왔는데, 미국 공중위생국장이 발표한 이 보고서에는 흡연이 건강에 해롭다는 진지한 경고가 포함되어 있었다. 이후 흡연율과 심장질환 발생률이 어떻게 변화했는지 살펴보자.

흡연율 통계를 보면, 식생활 변화가 심장 건강이 개선된 시기와 어떻게 맞아떨어졌는지 충분히 설명할 수 있다. 게다가 이러한 변화는 정부의 식생활 목표가 발표되기 전에 시작됐다.

그럼에도 콜레스테롤 연구가 대거 실시된 이유는 무엇일까? 왜 지금도 여러 과학자들은 섭식 심장 가설을 옹호할까? 최근에는 이러한 연구에 드는 비용이 설탕업계가 아닌 제약업계 주머니에서 나온다. 현재 전 세계적으로 가장 큰돈을 벌어들이는 약은 스타틴이다. 혈중 콜레스테롤 수치를 감소시켜 심장 발작 위험성을 낮추기 위해 사용되는 이 약은 2010년에 전 세계에서 350억 달러를 벌어들였다. 수익 창출을 위한 연구의 표적은 말할 것도 없이 콜레스테

2부 · 무엇이 식욕을 유발할까

	흡연율 (담배 개피/1년)	심장질환 발생률 (10만 명당 발생 건수)
1960	4,400	400
1964	흡연 정보가 담긴 공중위생국장 보고서 발표	
1970	4,000	300
1977	맥거번 보고서로 식생활 목표 발표	
1980	3,000	250
2000	2,000	160

표8.1 흡연이 심장질환 발생률에 끼친 영향

출처: 흡연율: CDC (2012). 국민건강영양검진조사, 2011~2012. CDC/NCHS. 심장질환 발생률: C. S. 폭스(C. S. Fox) 등 (2004). 1950년부터 1999년까지 관상동맥 심장질환 사망률과 돌연 심장사의 시간적 추세: 프레이밍햄 심장 연구. 미국심장학회지(Circulation), 110(5), 8월, 522~7.

롤이다. 섭식 심장 가설이 잘못됐다는 사실이 판명되면 제약업계의 수익은 크게 줄어들 것이다. 이들이 세계적인 과학자와 명성 높은 연구소를 찾아서 무너지기 일보직전인 이 이론을 어떻게든 지키려고 애쓰는 것도 바로 그런 이유에서다.

'몸에 좋은' 가공식품

정부가 발표한 권고는 식품업계를 흔들어놓았다. 맥거번 보고서가 나온 후 대중의 식품 선택이 바뀔 것임을 인지한 식품업계는 서둘러 제품을 새로운 수요에 맞게 바꾸었다. 정부 지침과 맞으면 '건강에 유익하다고 공식적으로 인정된' 제품으로 판매할 수 있었다. 그런데 걸림돌이 생겼다. 대부분의 가공식품에 지방, 특히 포화지방이 상당하다는 점이었다. 그렇다고 지방 함량을 크게 줄이면 맛이 떨어졌다. 그런 식품은 말 그대로 종이 맛이 났다. 얼마 지나지 않아 식품업계는 해결 방안을 찾아냈다. 지방을 설탕으로 대체한 것이다. 설탕이야말로 에너지를 공급하면서도 심장질환의 원인은 아니라고 인정받은 성분이니까!

그리하여 새롭게 설계된 '몸에 좋은' 가공식품이 식품 판매대를 채우기 시작했다. 과학자와 기자들이 알려준 정보를 '숙지하고' 안목을 갖춘 소비자들을 위한 제품이었다. '저콜레스테롤'이나 '저지방' 문구가 붙은 제품은 가장 눈에 잘 띄는 자리를 차지했다. 이상하게 달달하다 싶긴 해도 전체적인 맛은 괜찮았다. 국민 건강을 위한 영양 관리가 순탄하게 이루어졌고, 과학계, 정치계가 국민의 식습관에 개입한 것은 담대하고도 현명한 결정처럼 보였다.

30년간 일정하게 유지된 설탕 섭취량은 성분이 달라진 가공식품이 소비자의 장바구니로 들어온 1980년부터 다시 증가하기 시작했다. 이후 25년간 설탕 섭취량은 계속해서, 갈수록 더 큰 폭으로 늘어났다. 연간 1인당 섭취량은 36.2킬로그램에서 45.3킬로그램으로 증가했다. 맥거번 보고서에서 비롯된 영향이었다.

식품업계는 지방의 총 함량은 물론 콜레스테롤이 함유된 포화지방의 비율도 줄여야 했다. 맥거번 보고서에서는 몸에 해로운 포화지방 대신 건강에 좋은 다중불포화유지를 쓰라고 권장했다. 다행히 다중불포화지방이 함유된 식물성 유지는 값이 저렴하고 구하기도 쉬웠다. 마침 캐나다에서 유전공학 기술이 발달하여 이를 유채씨에 적용할 수 있게 되었고, 카놀라유는 대두유와 함께 새로운 주식으로 자리를 잡았다. 참고로 카놀라Can-ola는 '캐나다산 유지Canada-oil'를 줄인 말이다.

영양학자에게 다중불포화 식물성 유지가 건강에 왜 좋은지 설명해달라고 하면, 아마 대부분 신이 나서 두 눈을 반짝이며 포화지방이 낮고 '이로운 지방'의 함량이 높기 때문이라고 이야기할 것이다. 이런 특징은 섭식 심장 가설과 잘 맞는다. 불과 100년 전만 해도 랜턴 연료로 쓰거나 초를 만들 때나 쓰던 기름을 이제는 다량 섭취하고 있다. 맥거번 보고서로 인해 식생활의 일부가 된 이 새로운 식품은 정확히 무엇일까?

식물성 유지를 유채씨, 대두, 해바라기씨 등 식물 씨앗을 압착해서 만든다고 생각한다면 오산이다. 몸에 좋은 단일불포화지방이 함유된 천연 유지인 올리브유의 경우에는 고대 그리스 시대부터 이어져온 간단한 추출 기술을 활용해 그와 같이 생산된다. 그러나 다른 식물성 유지는 좀 더 '산업적'으로 생산된다. 그 과정은 복잡해서 이해하려면 화학과 학위가 있거나 석유공학에 관해 알아야 할 정도다.

먼저 식물에서 얻은 씨앗을 180도 증기 수조에 넣어 가열하고 압착해서 기름 성분을 분리한다. 이렇게 나온 기름을 다른 수조로 옮긴다. 그런데 이 수조에는 증기나 물이 아닌 헥산이라는 화학물질이 담겨 있다. 헥산은 본드 흡입을 하는 사람들이 쓰는 용제로 중독성이 있다. 헥산으로 다시 한 번 증기를 가해서 더 많은 기름을 추출한다. 남은 씨앗은 원심분리기에 넣고 기름을 더 분리한 다음 인

환경이 우리 몸을 만든다

산염을 첨가한다. 이 단계까지 완료하면 원유를 얻지만, 냄새가 아주 고약하므로 정제 작업을 추가로 실시해야 한다. 냄새가 나지 않는 투명한 오일을 생산하려면 표백과 탈취 공정을 거쳐야 한다. 표백은 이름에서 알 수 있듯이 표백제를 사용하여 클로로포름과 같은 불순물을 제거하는 공정이다. 그리고 탈취 공정에서 500도나 되는 엄청나게 높은 고온 증기와 고압을 가해서 악취를 없앤다.

몸에 좋다는 식물성 유지의 생산 방법은 모든 종류의 원유 생산법과 동일하다. 인간은 설탕 생산에 혁신을 가져온 독창성을 또 다시 발휘하여 이 새로운 종류의 식품을 만들어냈다. 겉보기에는 그럴듯한, 몸에 좋아 보이고 음식에 첨가하거나 요리에 사용할 수 있는 순수한 지방을 만든 것이다. 보관하기도 쉽고 전 세계 곳곳으로 운반하거나 거래하기에도 좋은 이 식품의 원료는, 먹을 수 없는 물

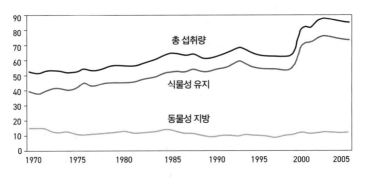

그림8.3 1970년부터 2005년까지 음식에 첨가하는 지방과 식용유지의 섭취량은 63퍼센트 증가했다.

참고 사항: 2000년 미국 통계국에 식물성 유지 생산 업체로 신고한 업체 수가 대폭 증가했다.

출처: USDA 경제조사서비스국, (1인당) 식품 가용성 데이터 시스템.

질과 독성이 있는 경우도 있는 식물의 씨앗이다. 이런 재료로 만든 식품은 또 하나의 성취이자 발전으로 여겨졌다.

정말로 이런 물질을 식품이라고 할 수 있을까? 건강에 끼치는 영향이 뚜렷하지 않으니 일단은 먹을 수 있는 인공 화학물질로 봐야 하지 않을까? 식물성 유지는 바비큐를 할 때 불길을 확 붙게 하는 점화용 기름과 수상할 정도로 흡사하다. 다르게 보면 자동차를 굴리는 물질로 지방을 섭취할 수 있을 정도로 우리가 진화한 것일까?

이 새로운 유지가 건강에 정말로 이롭다고 믿는다면, 그저 그렇게 믿고 싶은 희망일 뿐이다. 1970년대부터 식물성 유지 섭취량은 급증했다. 콜레스테롤을 향한 사람들의 두려움이 10년 단위로 계속 커진 것도 한몫했다(그림 8.3 참고). 식물성 유지는 동물성 지방 섭취량이 줄어든 양을 다 채우고도 남을 정도로 큰 인기를 얻었고 2000년 이후에는 지방의 '총' 섭취량이 오히려 증가한 요인이 되었다. 식생활 지침이 맨 처음에 권장한 방향과는 정반대가 된 셈이었다.

트랜스 지방은 늘 있다

많은 사람들이 식물성 유지에 몸에 좋은 오메가-3 지방산이 듬뿍 함유되어 있다고 알고 있다(지방산에 관해서는 9장에서 더 자세히 설명할 예정이다). 식품업계 입장에서 오메가-3는 식품을 상하게 만들고 변질시키는 성분이다. 그래서 식물성 유지의 유통기한을 단축시키는 오메가-3 함량을 줄이기 위해 수소화라는 공정을 거친다. 사실상 한다는 것 자체가 음식의 '고유한' 특징이며 인위적으로 만들어진

환경이 우리 몸을 만든다

대체품이 아니라는 증거인데 말이다.

수소화는 착한 편에 속하는 오메가-3 중 일부를 건강에 상당히 나쁜 트랜스 지방으로 바꾼다. 트랜스 지방은 심장질환을 일으키며 인체에 굉장히 강력한 독성물질로 작용한다. 인체에 해로운 LDL 콜레스트롤이 동맥에 쌓여 염증과 죽상동맥경화증을 유발하게 하는 데다가 건강에 이로운 HDL 콜레스테롤을 감소시키므로 위험성은 한층 더 높아진다(부록에 콜레스테롤에 관한 더 많은 정보가 나와 있다).

심장질환을 줄여보고자 시작한 일들이 돌고 돌아 이런 결과에 이르렀다. 동물성 지방은 줄이고 식물성 유지를 늘리자 불가피하게 트랜스 지방 섭취량이 늘어나고 심장질환에 걸릴 위험성은 더 높아졌다. 이러한 변화가 국민 전체의 심장질환 발생률에 끼친 악영향은 흡연율 감소와 혈압 치료 기술의 발달로 상쇄되어 오랫동안 역학 연구에서도 드러나지 않았다.

트랜스 지방의 위험성이 마침내 드러난 후에는 트랜스 지방이 공중보건을 해치는 주된 요인이라는 우려가 나왔다. 정부는 식품업계에 식물성 유지에 함유된 트랜스 지방을 줄이거나 아예 없애라고 권고해왔다. 그러나 식물성 유지는 특성상 수소화로 처리하지 않으면 변질될 수밖에 없으므로 트랜스 지방은 늘 존재한다. 프라이팬이나 오븐으로 식물성 유지를 너무 높은 온도로 가열하기만 해도 이 원치 않는 독성물질이 생길 수 있다. 맥거번 보고서가 발표된 후, 주식의 한 부분으로 빵과 과자를 구울 때 사용되었던 라드나 버터와 같은 포화지방 함량이 높은 지방은 '쇼트닝'으로 불리는, 고형화된 식물성 유지로 대체됐다. 실온에서 액상인 식물성 유지를 고체로 만들 수 있는 방법이 딱 하나 있다. 이미 예상했겠지만 수소화를 더 많이 거치면 된다. 이렇게 만든 유지를 많이 사용하게 되면서 케이크, 비스킷, 크래커, 도넛, 파이, 마가린 등 모든 가공식품에 함유된 트랜스 지방도 그만큼 더 증가했다.

트랜스 지방이 얼마나 들어 있어야 너무 많다고 할 수 있을까? 미국 식품의약국FDA이 발표한 새로운 지침에 따르면, 트랜스 지방 섭취량은 총 섭취 열량의 1퍼센트를 초과하면 안 된다. 이 양은 일일 20칼로리 또는 2그램으로 케이크나 비스킷, 크래커 한 회 섭취량에 들어 있는 양과 같다.

비누가 꼭 라드 같네!

롤러코스터처럼 급변해온 식품 가공의 역사에서 프록터 앤 갬블Procter and Gamble이라는 업체와 관련된 이야기는 매우 흥미진진하다. 영국에서 초를 만들던 윌리엄 프록터William Procter와 아일랜드 출신인 비누 제조업자 제임스 갬블James Gamble은 자매지간인 두 여성과 각각 결혼을 하면서 한 가족이 되었다. 미국 신시내티에 정착한 이들은 함께 사업을 하기로 뜻을 모으고, 식물성 유지를 액체에서 고체로 만드는 기술을 유럽에서 들여와 특허를 취득했다. 이 기술이 비누 제조업계에 커다란 혁신을 가져오리라 확신한 프록터와 갬블은 연구소와 공장을 세우고 비누를 생산하기 시작했다. 이곳에서 나온 단단하고 하얀 비누는 라드와 놀라울 정도로 모양이 흡사했

환경이 우리 몸을 만든다

다. 그래서 두 사람은 사업을 확장해 1910년에 사람이 먹을 수 있는 신제품을 출시하고 상품으로 등록했다. 수소가 첨가된 최초의 식물성 유지 식품인 '크리스코Crisco'는 이렇게 탄생했다. 콜레스테롤을 향한 사람들의 두려움이 싹트기도 전에 크리스코는 출시 후 몇 년 만에 어느 가정에서나 흔히 볼 수 있는 식품이 되었다. 당연히 여기엔 트랜스 지방이 잔뜩 들어 있었다.

전부 다 섞어라

가공식품은 대부분 설탕과 지방에 소금을 살짝 넣은 다음 잘 섞어서 만든다. 고도로 정제된 밀가루가 첨가되는 경우도 굉장히 많다. 이 혼합물에 마무리 작업으로 색소와 향미료, 유화제, 보존료를 첨가해서 가공되지 않은 음식의 맛을 흉내 내며 역겨운 품질을 감춘다. 여기에 부드러운 식감이나 쫄깃함, 바삭함 등 다양한 특징을 일관성 있게 부여할 수 있으므로 먹을 때 느끼는 즐거움을 더할 수 있다. 가공식품은 먼저 연구소에서 설계된 후 자원자들을 대상으로 '대박'이 날 만한 상품인지 확인하는 절차를 거친다. 맛이 좋고 중독성이 강할수록 많이 팔린다. 이러한 전략은 시장경제의 기반이다. 도전하고, 경쟁자보다 더 나은 제품을 만들어야 한다.

2016년에 미국 시민 9,000명 이상을 대상으로 식습관을 조사한 결과 하루에 섭취하는 총 열량 중에서 고도로 가공된 식품으로 얻는 열량이 무려 57퍼센트에 달하며, 이를 통해 음식으로 먹는 첨가당의 90퍼센트를 섭취하는 것으로 나타났다.[81] 가공식품은 굉장히 거대한 산업이다. 전 세계적인 대형 식품업체 중 한 곳인 네슬레 Nestlé의 경우 연간 매출액이 102조억 원에 이른다.

우리로썬 참 불운한 일이지만, 식품 제조업체는 중독성이 강하고 열량이 높은 식품을 섭취할 때 장기적으로 건강에 발생하는 영향을 신경 쓸 필요가 없다. 업체들은 식품을 제공할 뿐, 덜 먹으려고 노력하고 저항하는 것은 소비자의 몫이다. 건강에 좋은 식품처럼 보여도 '저지방'이나 '무가당'이라는 라벨을 보면 무슨 의미인지 헷갈린다. 저지방이어도 설탕 함량은 높을 수 있고 첨가당은 없어도 지방 함량은 높을 수 있다. 영양 정보는 제품 뒷면에 꽁꽁 숨겨져 있고, 찾아내더라도 정확히 무슨 뜻인지 해독하기가 굉장히 어렵다. 내 경험상 계산기가 있고 수학에서 A등급을 받은 사람은 그나마 조금 이해할 수 있지만 완전히 해독하기 어려운 건 마찬가지다. 이제 우리는 형형색색의 라벨에 몸에 좋다는 문구가 적힌, 끝내주게 맛있는 식품을 아주 저렴한 가격에 구입할 수 있게 되었다. 이런 식품을 구입하는 소비자는 건강에 매우 취약하다. 다름 아닌 당신과 나, 호모 사피엔스 전체가 그렇다. 음식을 익히는 법을 알게 된 덕분에 진화할 수 있었던 인간은 이제는 식품을 직접 제조하고, 그렇게 가공된 식품을 무척이나 좋아한다.

새로운 환경에
적응하기

　　인간은 먼저 불을 다루는 법을 배웠고 이어서 불로
요리하는 법을 배웠다. 그리고 음식을 익혀 먹으면서 대사에 여유
가 생긴 덕분에 뇌가 크게 발달했다. 이제는 큰 뇌를 활용하여 자연
과는 상당히 거리가 먼 식품 환경을 만들고 있다. 자유시장 경제는
인간이 만든 식품을 전 세계로 확산시켰다. 인간의 지능은 세상을
좀 더 안락하고 좀 더 편리한 곳으로 바꾸어놓았다. 수백만 명이 서
로 이웃이 되어 살아가지만 공동체는 형성되지 않는 도시 환경도
그렇게 탄생했다. 오늘날 인간은 주거지를 옮겨 다니거나 생존을
위해 육체노동을 하지 않아도 된다. 하지만 소음과 인공조명으로
낮과 밤의 경계는 모호해졌다. 사람들은 심한 스트레스에 시달리고
쉬이 잠들지 못한다. 낯선 오염물질이 어딜 가나 존재한다. 인간이
꿈꾸던 디즈니 만화 속 유토피아 같은 세상에 가까워진 것 같긴 한
데, 정말로 지금 이 세상은 우리가 원하던 세상일까?
　새로운 환경은 인간에게 무엇을 선사했을까? 먼 옛날 사냥과 수
렵을 하며 살아가던 조상들의 목숨을 빼앗았던 질병을 이제는 환상
적인 의료보건 시스템으로 물리칠 수 있게 됐다. 그러나 의료보건
수준이 향상된 동시에 '문명 질환'은 점점 더 늘어나고 있다. 인간이
구축한 의료보건 시스템은 새로운 환경과 생활 조건으로 인해 발생
하는 것으로 추정되는 새로운 질병을 치료해야 한다. 심장질환, 고

혈압, 제2형 당뇨, 우울증, 암 등이 그러한 질병에 포함된다. 그리고 이 모든 질병에 영향을 주는 가장 중요한 병이 하나 있다. 바로 비만이다.

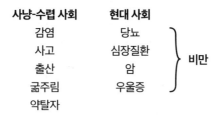

유목 사회와 현대 사회의 일반적인 질병과 사망 원인

사냥-수렵 사회	현대 사회	
감염	당뇨	
사고	심장질환	비만
출산	암	
굶주림	우울증	
약탈자		

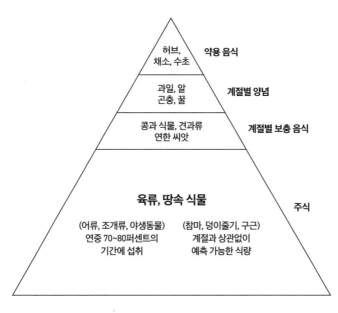

그림 8.4 사냥과 채집 시대의 음식 피라미드(추정)

출처: 마크 시슨의 저서 『원시 청사진』에서 발췌.

환경이 우리 몸을 만든다

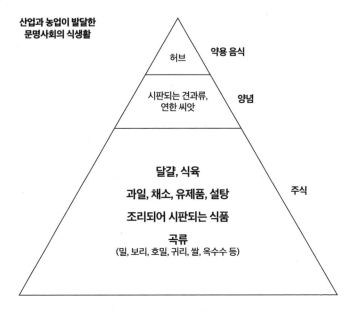

산업과 농업이 발달한
문명사회의 식생활

허브　　약용 음식

시판되는 견과류,
연한 씨앗　　양념

달걀, 식육
과일, 채소, 유제품, 설탕
조리되어 시판되는 식품
곡류
(밀, 보리, 호밀, 귀리, 쌀, 옥수수 등)

주식

그림 8.5 현대 사회의 음식 피라미드

출처: USDA, 1992년, 「식품 지침 피라미드(Food Guide Pyramid)」에서 발췌.

두 사회의 음식 피라미드를 비교해보자.

사냥과 채집으로 먹고 살던 사람들은 주로 고기를 먹었고 탄수화물을 주식으로 섭취했다. 모든 음식은 자연에서 났고 그 안엔 자연식품의 장점이 고스란히 담겨 있었다. 비타민, 무기질, 식물영양소가 가득했다. 동물의 내장은 천연 지방을 섭취할 수 있는 주요한 음식이었다. 콜레스테롤도 피하지 않았다.

현대 사회의 음식 피라미드에는 정부가 권장하는 음식이 나와 있다. 앞서 설명했듯이, 안타깝게도 현재 우리는 섭취하는 열량의 대부분을 고도로 가공된 식품으로 얻는다. 대부분의 사람들은 식이 지침이 있다는 사실은 알지만 진지하게 따르지는 않는다.

우리가 정부의 식이 지침을 잘 따른다고 가정하고 음식 피라미드가 바뀐 과정을 살펴보자. 동물에서 얻은 고기와 내장의 지방은 유목 생활을 하던 인류의 조상들에게는 건강과 에너지를 지키는 최고의 음식이었지만 이제는 비만과 심장질환을 일으키는 식품으로 평가 절하됐다. 육류(식육)는 점점 좁아지는 음식 피라미드의 꼭대기와 더 가까운 곳에 자리한다. 고기와 나란히 배치된 달걀 역시 건강에 해롭다고 여겨진다. 그리고 달걀과 고기 바로 위에는 양념류가 있다. 육류가 사냥과 채집 사회의 음식 피라미드에서 아래쪽 넓은 면적을 차지했던 것과 비교하면 이제는 그 지위가 상당히 추락한 셈이다. 21세기 새로운 음식 피라미드에서 맨 아래쪽은 육류와 덩이줄기 식물 대신 곡류가 차지한다. 우리는 식물에서 난 씨앗이 건강에 이로우니 새로운 주식이 되어야 한다는 이야기를 듣는다. 이 새로운 식이 지침에서 고기와 유제품으로 얻는 지방은 식물성 유지로 대체된다. 식물성 유지는 음식 피라미드에서 '조리되어 시판되는 식품'에 해당한다. 그 바로 위에 설탕이 멋지게 자리한다.

사냥과 채집 사회의 주식	새로운 주식
육류, 지방 함량이 높은 내장 포함	곡류
덩이식물	식물성 유지/설탕

자, 이제 솔직하게 이야기해보자. 둘 중에 어느 쪽이 건강에 이로

환경이 우리 몸을 만든다

울까? 어느 쪽이 비만과 심장질환, 문명화로 발생한 수많은 질병의 원인이 될까?

치료보다 예방이 우선이다

나는 가끔 의대생들에게 압정을 밟고 서 있는 환자를 발견한다면 어떻게 치료할 것인지 묻는다. 대부분은 파라세타몰, 이부프로펜, 코데인 등 처방해줄 수 있는 여러 진통제를 열거한다. 정답을 이야기하는 영리한 학생은 아주 드물다. 그런 학생을 보면 나중에 공중보건 분야에서 꼭 일했으면 하는 생각이 든다. 압정을 밟은 사람을 치료하는 올바른 방법은 압정을 밟은 채로 그렇게 가만히 서 있으면 안 된다고 말하는 것이다. 제대로 된 조언을 해주면 약은 없어도 된다.

지난 50년간 인류의 건강에는 무슨 일이 일어났을까? 암과 심장질환이 급증하여 가장 큰 사망원인이 되었다. 현대 의학과 기술 발전은 이러한 질병을 치료하는 방식에 커다란 영향을 주었다. 암을 물리치기 위한 노력이 성과를 드러내고 있다고 생각하는 사람들도 있을 것이다. 이제는 암을 조기에 진단할 수 있고, 수술, 표적 방사선치료, 화학요법부터 최근에 나온 면역요법까지 여러 가지 치료 방법이 개발되었으니 말이다. 심장질환 치료법도 마찬가지로 발전했고 스텐트 시술이나 심장 우회술의 안전성은 향상됐다. 중증 비만이 수많은 인구에 영향을 주자 비만대사 수술이 개발되어 보다 안전하게 비만을 치료할 수 있게 되었다. 현대 의학을 구성하는 전체적인 틀은 문명화된 현대 사회에 발생한 이러한 질병을 치료하면서 구축된 것으로 보인다.

하지만 인간이 환경을 변화시키지 않았다면 애초에 이런 병도 생기지 않았을 것이고 의학도 발전할 필요가 없었을지 모른다는 주장도 가능하다. 값비싼 의료보건 시스템은 생활방식이 바뀌면서 생긴 질병을 막아준다. 영국의 경우 2017년 기준으로 근로계층의 기대수명은 73세로, 빅토리아 시대 중반의 노동계급 중 다섯 살 생일을 무사히 넘긴 사람의 기대수명과 동일하다.[82] 그러므로 기대수명으로 평가한다면, 의학의 발전으로 얻은 효과는 예전에는 없던 '생활방식 질환'으로 상쇄되어 무효화되었다고 볼 수 있다.

새로운 병을 물리치기 위한 연구개발에 방대한 자원을 투입하면서도 너무나 뚜렷하고 확실한 치료 방법은 간과하고 있는 건 아닐까? 압정을 밟고 가만히 서 있는 사람에게도 적용되는 말이지만, 치료보다는 예방이 우선이다. 흡연만 하더라도 흡연율이 감소하는 큰 진전이 이루어졌고 이제 흡연은 사회적으로도 용인될 수 없는 행위가 되었다. 이러한 변화는 심장질환과 폐기종, 폐암 발생률에 큰 영향을 주었다. 그러나 비만이 유행병처럼 번지자 또 다른 '생활방식 질환'이 늘어났고 당뇨, 심장질환, 암 발생률이 증가했다. 이제 어떻게 해야 할까? 계속해서 더 많은 돈을 쏟아부어서 연구하고 치료법을 찾아야 할까? 지나온 역사에서 얻은 교훈을 토대로 원인을 찾아서 해결하는 분별 있는 조치를 취해야 하지 않을까?

환경이 우리 몸을 만든다

신세계의
유행병

비만이 완전히 새로운 질병은 아니다. 사실 수천 년 전부터 일부 사람들은 비만이었다. 기원전 3만 년에 제작되어 인간을 묘사한 최초의 조각도 풍만한 여성의 모습이다. 조각상이 처음 발견된 유럽 북부 지역의 지명을 따서 '빌렌도르프의 비너스'라 불리는 이 점토 조각상은 서로 꼭 빼닮은 조각상 여러 개로 구성되어 있다. 모두 가슴과 엉덩이가 굉장히 크고 비만인 나체 여성의 형상이다. 조각이 만들어진 시기에 몸이 이 정도로 불어날 수 있었던 운 좋은 여성들은 다른 사람들보다 생식 기능도 훨씬 우수했을 것이다. 지방이 가득한 엉덩이에는 먹을 음식이 부족해도 임신을 유지할 만큼 에너지가 충분히 비축되어 있었다. 당시에 어떤 남성이든 자신의 아이를 성공적으로 낳을 동반자로 원했을 법한 완벽한 조건이었다. 그러나 그런 여성을 만나는 행운을 누린 남성은 거의 없었다. 인류가 유목 생활을 하던 시절에 비만은 굉장히 드물었고, 있더라도 희귀 유전질환의 영향일 가능성이 높았다. 나는 그 시대에 비만율이 1퍼센트에도 못 미쳤을 것으로 추정한다.

2만여 년 전부터 농업이 시작되고 음식을 구하는 방식이 변하면서 비만율은 서서히 증가한 것으로 보인다. 설탕이 흔해지기 전인 빅토리아 시대 중반에는 비만율이 전체 인구의 5퍼센트에 이르렀다. 이후 산업화와 음식 가공 기술, 무역이 발전하면서 비만율은 약

100년 동안 서서히 증가했고 1980년이 되자 인구의 15퍼센트까지 늘어났다.

1980년대에는 비만인 사람들이 갑자기 급증했다. 서구 사회 인구 전체의 허리둘레가 훌쩍 늘어났고, 여러 나라에서 한 세대의 4분의 3이 비만일 정도로 흔해졌다. 세계보건기구WHO의 2017년 집계에 따르면 전 세계 비만 인구의 비율은 세 배로 증가했다.

비만율이 급증한 시기는 인구 전체를 대상으로 식생활과 콜레스테롤에 관한 실험이 시작된 시기와 일치한다. 이 실험은 콜레스테롤 섭취가 선진국 인구에게 끼치는 영향과 근거가 충분히 밝혀지지 않은 상황에서 진행됐다. 이제는 개발도상국에서 그런 실험이 일어나고 있다. 원래 개인의 식품 선택은 문화와 가족의 영향을 받았지만 맥거번 보고서가 발표된 후에는 선택의 기준이 과학자들의 손으로 넘어갔다. 1980년부터 식품 성분이 바뀌었다. 설탕과 식물성 유지는 더 많아지고 포화지방은 줄었다.

14세기에 가래톳 페스트가 유럽 전역에 번져 인구 절반이 목숨을 잃는 사태가 일어났다. 1918년부터 1919년까지 이어진 이 스페인 독감은 1년 만에 전 세계적으로 5천만 명에서 1억 명의 목숨을 앗아갔다. 현재까지 에이즈로 숨진 사람은 2,500만 명이다. 그리고 WHO의 2018년 통계 결과를 보면 현재 전 세계 비만 인구는 6억 5천만 명이 넘는다. 심지어 중동 지역 일부 국가에서는 비만이 '아닌' 사람보다 비만인 사람이 더 많고 특히 여성 인구에서 이러한 특징이 나타난다. 미래에는 비만의 유행도 과거에 유행했던 다른 질

환경이 우리 몸을 만든다

병과 동일선상에 놓고 이야기하게 될 것이다. 세계에서 가장 부유하다고 손꼽히는 국가마다 21세기 초반에 생긴 비만의 부작용으로 당뇨, 심장질환, 암이 죽음과 고통을 몰고 왔다고 이야기하게 될 것이다.

요약

우리가 어쩌다 이런 곤경에 빠지게 되었는지 정리해보자. 지능이 뛰어난 우리 인간은 왜 지금처럼 쾌락에 젖어 위험할 정도로 건강을 해치는 세상을 만들게 되었을까. 앞 장에서 우리는 원시 시대 인류의 선조들이 처음 불 에너지를 활용하여 사는 환경과 먹는 음식을 어떻게 바꾸었는지 살펴봤다. 이 변화로 인체 대사에 여유가 생겼고, 그 결과 뇌가 더 크게 발달했다. 지능이 발달한 후에도 음식을 향한 애정은 이어졌다. 수 세대에 걸쳐 농업과 무역, 식품 가공 기술이 발전하자 마침내 공장에서 산업적인 규모로 가공식품을 생산했고 강력한 힘을 가진 식품업체가 등장했다. 그러나 이게 끝이 아니다. 인간이 먹는 음식은 그 뒤로도 변했다….

이번 장에서 우리는 1950년대부터 심장질환의 원인이 설탕이냐 포화지방이냐를 두고 과학계의 견해가 엇갈렸다는 사실을 확인했다. 결국 이 싸움은 막강한 자금력을 보유한 설탕업계의 승리로 끝났다. 그 결과 천연 포화지방, 특히 콜레스테롤은 인간에게 해로운 음식으로 분류됐다. 처음에는 설탕을 팔아서 나온 돈, 이어서 스타틴을 팔아서 나온 돈으로 식품업계와 제약업계는 수많은 연구를 지원했고 섭식 심장 가설은 굳건히 유지됐다.

설탕과 지방을 둘러싼 과학계의 갈등은 1977년, 정부가 사상 처음으로 국민들에게 무엇을 먹어야 하고 무엇을 먹지 말아야 하는지를 권고한 「미국 식생활 목표」가 발표되면서 절정에 달했다. 그 결과 1980년대부터 지금까지 식품의 포화지방 함량은 줄고 설탕 함량은 증가한 동시에 식물성 유지 섭취량은 폭발적으로 증가했다. 그리고 비만율도 급증했다.

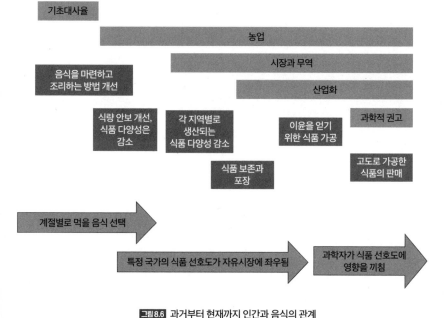

그림8.6 과거부터 현재까지 인간과 음식의 관계

여기까지가 비만을 유발하는 환경이 조성된 과정이다. 다음 장에서는 이 환경이 인류 건강에 끼친 영향과 보다 안전한 식품 문화를 조성할 수 있는 가장 좋은 방법은 무엇인지 살펴본다.

09 오메가 코드

범인은 영양 결핍일지도 모른다

:

"사람에게 발생하는 질병의 90퍼센트는 값싼 식품이 원인이다. 우리는 우리가 먹는 음식 그 자체다."

빅터 린들라Victor Lindlahr, 영양학자,
『먹는 음식이 당신을 만든다You are What You Eat』의 저자

아직 어둑한 런던의 겨울 아침, 병원에 출근하자마자 호출이 울렸다. '아픈' 새 환자를 봐달라는 호출이었다. '아프다'는 표현은 '상태가 굉장히 안 좋다'는 의미로 쓰는 비공식 용어로, 나는 각종 장비

가 쌓인 비좁은 병원 복도를 서둘러 걸어갔다. 검사 장비 밖으로 삐져나온 전선들, 환자용 아침 식사가 담긴 카트를 요리조리 피해가며 병실로 향했다.

유능한 수련의들과 이들의 지도를 받는 의대생들이 병실에 줄지어 서서 나를 기다리고 있었다. 모두 새 환자가 누워 있는 병상 주변에 빙 둘러서 있었다. 나는 먼저 내 소개를 하고 무슨 문제가 있는지 들어보려고 침대 가까이에 앉았다. 소니아라는 이름의 환자는 상태가 썩 좋아 보이지 않았다. 삼십 대 인도 여성인 소니아의 거대한 몸은 누가 높은 곳에서 침대로 떨어뜨린 것 같았다. 한쪽 다리는 침대 바깥으로 튀어나와 있었고 다른 한쪽은 구부려져 있었다. 팔은 양쪽으로 펼쳐 있었다. 침대 시트는 불편한 몸 주위로 마구 꼬여 있었다. 소니아는 환자복으로 갈아입지도 않았다. 보아하니 간호사가 입고 온 옷을 벗겨보려다가 도중에 포기한 것 같았다. 소니아는 지친 기색이 역력했다. 내가 말을 걸어도 겨우 대답할 정도였다. 힘들게 뱉은 소리는 속삭이는 것처럼 작아서 알아들을 수가 없었다.

나는 무슨 일인지 정보를 얻어보려고 침대 주변을 둘러봤다. 지금 소니아는 의자에 앉을 수도 없었지만 휠체어가 있는 것으로 봐선 전날 밤에 병원에 도착했을 때는 상태가 지금보다 괜찮았던 것 같았다. 몸 상태가 급격히 나빠진 것이었다. 침대 머리맡에 "쾌유를 빌어요"라고 적힌 풍선이 매달린 것을 보고 걱정해주는 사람들이 있구나, 생각했다. 토사물을 받는 통이 병실에 여러 개 흩어져 있었고, 그 안에는 침과 담즙이 조금 보일 뿐 거의 비어 있었다. 나는 환자의 활력 징후를 확인했다. 체온 정상, 맥박도 정상이었고 혈압도 괜찮았다. 감염질환이나 내출혈은 없다는 의미였다. 호흡도 골랐고 복부를 눌러도 통증을 느끼는 기색은 없었다. 그래서 장 천공이나 폐색은 없다고 판단할 수 있었다.

우리 팀 수련의 중 한 명이 소니아의 체중이 130킬로그램이라고 알려주었다. 한 달 전에 위 우회술을 받았고 퇴원할 때까지 별다른 문제가 없었다는 정보도 확인했다. 소니아의 남편은 의료진에게 수술 후 일주일쯤 지났을 때부터 구토를 하기 시작하더니 이후 3주간 증상이 지속됐다고 설명했다. 그러다 지난 48시간 동안 몸이 급격히 쇠약해졌다는 것이었다. 수수께끼 같은 일이었다. 혈액검사 결과도 탈수 소견이 있는 것 말고는 전부 정상이었다. 입원 후에 수련의들이 정맥으로 수액을 다량 공급했으니, 정말로 체액 손실이 문제였다면 상태가 호전되어야 정상이었다. 하지만 소니아는 몸을 움직이거나 말을 제대로 하지도 못할 정도로 몸이 약해진 상태였다. 그저 가만히 허공만 바라보고 있었다.

소니아는 기분이 비정상적으로 침울해 보였다. 대화를 나누려고 하지 않고 우리를 응시하기만 했다. 수술 이후 심각한 우울증이 시작된 것 같았다. 의대생 한 명은 우울증으로 급성 긴장증, 즉 몸이 얼어버린 것처럼 꼼짝도 하지 않는 증상이 나타난 것일지도 모른다는 의견을 제시했다. 정신의학과 레지던트를 호출해야 한다는 의견도 나왔다. 그만큼 소니아가 왜 이런 상태가 되었는지 파악할 수 있는 다른 단서를 전혀 찾을 수가 없었다.

환경이 우리 몸을 만든다

나는 추가로 몇 가지 혈액검사를 지시했고, 알코올 중독자가 장기간 내키는 대로 술을 퍼마시다가 입원했을 때 놓는 영양 주사를 처방했다.

다음 날 아침에 나를 비롯한 의료진은 다시 소니아의 병실에 모였다. 원인을 찾은 것이다. 환자의 기분도 한결 나아 보였다. 며칠 사이 정신없이 겪은 일 때문에 아직은 조금 혼란스러워 했지만 침대 옆 의자에 앉아서 잡지를 읽을 수 있을 정도로 회복됐다. 소니아가 겪은 병은 세계 곳곳에서 수백 년 동안 나타나지 않은 것이었다. 먼 옛날 주로 열대 지역에서 쌀을 주식으로 삼던 사람들이 겪던 이 병은 다시 깨어날 조건이 갖추어질 때까지 잠들어 있었다. 이제는 하도 드물어서 의대생들이 공부하는 책에서도 간단히 언급될 뿐인 이 병은 바로 각기병이다.

인체에 티아민(비타민B1)이 결핍되면 건강이 급속히 악화될 수 있다. 인체에 저장할 수 있는 티아민의 양은 18일치 정도가 전부다. 보통 난민이나 굶주림, 기근에 시달리는 사람에게서 티아민 결핍이 발생한다. 그런데 최근 들어 체중을 줄이는 새로운 수술이 등장한 이후 각기병 환자가 슬슬 다시 나타나기 시작했다. 앞에서 설명한 내용을 다시 떠올려보면, 비만대사 수술을 받은 후에는 호르몬의 작용으로 식욕이 사라지므로(6장에 나온 내용) 환자가 구토를 하더라도 인체는 소실된 영양을 채우려는 본능적인 욕구를 느끼지 못한다. 이로 인해 티아민이 결핍되면 무감각과 마비, 정신의학적인 증상까지 더해지는 무서운 결과로 이어진다. 원인을 찾지 못하고 방치하면 결국 목숨을 잃을 수 있다. 다행히 소니아의 경우 공급받은 영양 주사에 티아민이 포함되어 있었고 상태가 금방 호전됐다. 단시간에 완전히 회복되어 남편과 소니아의 어린 아이들이 모두 기뻐했다.

역사가 남긴 교훈,
각기병

아주 먼 옛날에 생긴 병이 현대 사회에 부활했는데 원인을 몰라 제대로 해결하지 못한다는 사실이 무척이나 흥미롭다. 각기병이 무언가가 결핍되어 발생하는 병임을 알지 못했던 수 세기 동안 수백만 명이 목숨을 잃었다. 진짜 원인이 알려지기 전까진 어떤 치료도 소용이 없었다. 티아민이 필수 비타민으로 밝혀진 후에야 각기병을 물리칠 수 있었다.

각기병의 역사를 짚어보면, 진짜 원인이 밝혀지기 전까지 오랫동안 의사들은 자신의 치료법이 맞다고 확신했던 것 같다. 실제로는 효과가 전혀 없어도 그렇게 믿었다. 먼 미래에 현재를 되돌아보면 비만에 대처하는 지금 우리의 방식에도 그와 같은 잘못이 보일도 모른다. 비타민B1이 발견되기 전에 각기병 환자가 받았던 치료들처럼 현재의 비만 치료도 전부 소용없는 일로 드러날지 모른다. 사실 지금 우리가 비만 위기를 극복하려고 내놓는 조언이나 치료는

환경이 우리 몸을 만든다

별로 효과가 없어 보인다. 그럼에도 의사들은 지금의 치료법이 옳다고 확신한다.

각기병은 비만처럼 음식이 가공되기 전까지는 여기저기에서 만연하는 질병이 아니었다.[83] 보관과 운반의 용이성 때문에 벼 낱알의 겉껍질과 배아가 도정된 쌀을 먹고 살던 사람들만 걸리던 병이었다. 동남아시아 사람들 중에 돈이 없어서 정미소를 이용하지 못했던 사람들은 각기병에 걸리지 않았다. 이들은 전통 방식대로 야생 쌀을 거둬 통째로 찧어서 체에 걸러 겉껍질을 분리하고 먹었다. 이렇게 손질한 쌀은 24시간 이내에 먹어야 했고 오래 보관하거나 멀리 옮길 수 없었다. 쌀의 배아에 남아 있는 기름 성분이 빨리 변질되어 곰팡이가 피고 벌레가 꼬이기 때문이었다. 그러므로 이런 쌀은 거래할 수가 없었고 멀리까지 운반해서 주둔지가 계속 바뀌는 군인 등 먼 곳의 사람들에게 공급할 수도 없었다. 반면 도정된 쌀은 수개월 동안 보관할 수 있어서 배에 싣고 무역할 수 있었다. 야생 쌀보다 보관이 쉽다는 점 외에 또 한 가지 중요한 장점은 맛이 더 좋다는 것이었다. 사람들은 쌀을 도정하면 겉껍질, 배아와 함께 건강에 꼭 필요한 어떤 성분도 제거된다는 사실을 알지 못했다. 바로 비타민B1이었다. 도정된 쌀이 식생활에서 차지하는 비중이 높으면 각기병 위험성도 커진다. 실제로 당시에 많은 인구가 각기병을 앓았다.

각기병은 기원전 2000년에 기록된 고대 중국 문서에서 처음 언급됐다. 신할라족 언어로 '허약하고-허약하다'라는 뜻을 가진 단어가 병명으로 붙여졌다. 로마군도 각기병의 무서움을 금방 인지했

2부·무엇이 식욕을 유발할까

다. 병사의 30퍼센트가 목숨을 잃을 수 있었으니 어떤 적군보다도 무서운 적이 각기병이었다. 주로 함께 생활하는 집단에서 발생한다고 여겨졌고, 특히 군인, 선원, 죄수 집단에서 환자가 생겼다. 각기병에 관한 초기 기록을 보면 각기병은 주로 쌀을 먹고 사는 중국 남부의 마을과 도시에서 발생하고 밀을 먹고 사는 북부 지역에서는 나타나지 않는다는 내용이 있다. 그러므로 식생활과 관련하여 무언가가 결핍되는 것이 원인일 수 있다는 의혹이 제기됐다.

영국의 경우, 극동 지역에서 생활하는 국민 상당수가 각기병으로 목숨을 잃자 식민지 정부 소속 의사와 과학자들이 무슨 병인지 분석해보라는 지시를 받고 극동 지역으로 향했다. 그러나 위와 같은 정보는 입수하지 못했다. 당시 전문가들이 다양한 관점에서 결론지은 각기병의 원인은 아래와 같다.

1. 나쁜 공기, 즉 냄새가 고약한 기체가 다량 존재하는 환경
2. 감염
3. 쌀에 함유된 항독소

오해와 혼란

식민지 정부의 과학자, 연구자들은 처음에 각기병이 나쁜 공기 때문에 생긴다고 생각했다. 비위생적인 환경과 부패한 음식에서 나온 악취가 각기병을 유발한다고 본 것이다. 많은 사람들이 존경하는 플로렌스 나이팅게일도 이 이론을 지지하여 자신이 운영하는 군

병원의 공기 질을 개선해야 한다고 생각했다. 그렇게 병원을 깨끗이 청소하자 공기만 깨끗해진 것이 아니라 전염성 질환이 더 원활하게 통제되어 사망자가 줄었다. 그럴수록 나쁜 공기가 여러 질환의 원인이라는 믿음은 더욱 공고해졌다.

각기병이 고립된 지역과 마을에서 발생한다는 점에 주목한 일부 과학자들은 감염원이나 독소가 원인일 수 있다고 추정했다. 또 쌀을 먹고 사는 지역에서만 발생한다는 사실을 토대로 쌀에 들어 있는 항비타민 성분이 병을 일으킨다고 생각하는 사람들도 있었다. 워낙 많은 질병이 발생했던 데다가 여러 국가나 문화권 사이에 과학 정보가 거의 교류되지 않았으니, 틀린 이론도 여러 의사들을 통해 수년 동안 확산됐다.

한 나라 안에서도 의견이 일치되거나 문제의 원인을 제대로 이해하는 경우가 드물었고 수많은 사람들이 목숨을 잃었다. 그러다 1895년, 일본 해군 소속 의사인 가네히로 타카키Kanehiro Takaki가 단백질 결핍이 각기병의 원인이라고 판단했다. 이에 따라 장기간 항해하는 해군 전체에 배급되는 식량의 단백질 비중을 늘렸다. 바뀐 식단에는 우연히도 비타민B1이 충분히 포함됐다. 그러자 각기병 환자가 완전히 사라졌다. 안타깝게도 일본 육군 소속 동료 의사들은 그의 이론을 믿지 않았고, 각기병은 감염질환이라는 생각을 고수했다. 그래서 도정된 백미가 큰 부분을 차지하는 식사를 똑같이 제공했고 위생 관리를 강화하는 것 외에 다른 특별한 조치는 취하지 않았다. 그 결과는? 일본 해군에서는 각기병이 완전히 사라졌지

2부 · 무엇이 식욕을 유발할까

만, 그로부터 10년 뒤인 1904년부터 1905년까지 러시아와 전쟁을 벌이는 동안 일본군 8만 명이 각기병에 걸렸고 그중 8,000명이 목숨을 잃었다.[84]

다 지나고 보면 각기병이 영양소 결핍으로 생기는 병임을 알 수 있었을 만한 증거가 무궁무진하다. 문제는 모든 증거를 한데 모아서 정리한 과학자가 한 명도 없었다는 점이다. 증거는 공통점 없이 옛 자료로 여기저기 분산되어 있었다. 과학계의 오랜 친구이자 동반자인 행운이 따르는 경우에만 비로소 진짜 원인을 찾을 수 있었다.

돌파구를 찾다

1890년대에 동인도 지역, 현재의 인도네시아에서 활동하던 네덜란드 과학자들은 각기병이 무엇에 감염되면 생기는지 조사하기 시작했다. 이들은 각기병에 걸린 암탉에서 피를 뽑고 혈청을 분리해서 건강한 암탉에 주사했다. 혈청 주사를 맞은 닭에서 즉시 각기병 증상이 나타나자 각기병은 감염질환이라는 이론이 더욱 확고해졌다. 그러나 분별력이 뛰어났던 이 과학자들은 결과가 정말 정확한지 이중 점검을 해보기로 했다. 그래서 다시 한 번 같은 실험을 했다. 그런데 이번에는 각기병에 '감염'된 닭의 혈액을 건강한 닭에 주사해도 병이 생기지 않았다. 왜 똑같은 실험에서 정반대의 결과가 나왔을까? 연구진은 두 실험에 무슨 차이가 있는지 찾아내려고 머리를 싸매고 분석했다. 딱 한 가지 달라진 조건은 닭을 키우던 축사 관리인이 바뀐 것이었다. 관리인들을 불러서 조사해본 결과, 이전

환경이 우리 몸을 만든다

관리인은 닭에게 도정된 쌀을 먹였고 새로 온 관리인은 야생 쌀을 먹였다는 사실이 밝혀졌다. 각기병이 도정된 쌀에는 없는 어떤 성분 때문에 발생한다는 사실이 드디어 입증된 것이다. 그로부터 몇 년 지나지 않아 학자들은 야생 쌀의 겉껍질에서 비타민B1을 분리해냈고 정제해서 각기병 치료에 사용했다. 수백만 명의 목숨을 앗아간 각기병의 정체가 마침내 밝혀졌고 치료가 가능해졌다.

또 하나의 결핍성 질환,
괴혈병

다른 결핍성 질환도 알아보자. 수백 년간 오해가 사라지지 않아 큰 고통을 주었고 셀 수 없이 많은 사람들의 생명을 앗아간 이 병은 다음 요소가 원인일 것으로 추정됐다.

1. 도덕성 결여, 지저분함
2. 향수병
3. 운동 부족
4. 악취가 진동하는 나쁜 공기(여기에도 등장한다)

이 병에 걸리면 성격이 변하고 극도로 피곤해지며 식욕이 강해진다. 이 경우 다이어트 때문에 식욕이 커지는 것과는 차이가 있다. 또

잇몸이 붓고 썩는 증상과 함께 피부 발진이 나타나고 상처가 한번 생기면 잘 낫지 않는다. 환자는 결국 시력을 잃거나 정신질환, 내출혈에 시달리고 극심한 구토 증상을 보인다. 구토를 하다가 고약한 냄새가 나는 피를 쏟아내기도 한다.

비타민C가 결핍되어 나타나는 괴혈병은 장거리 항해 시대가 열리기 전부터 널리 알려졌다.[85] '육지 괴혈병'으로도 불린 이 병은 중동 지역에서 사막을 가로질러 이동하던 십자군 사이에서 흔히 발생했다. 나폴레옹의 군대도 전투가 장기화될 때 큰 영향을 받았다. 나폴레옹의 주치의는 말고기를 섭취하면 병사들이 이 병에 걸리지 않는다는 사실을 알아냈다. 이때 병사들이 먹은 말고기는 생고기였고, 생고기에 비타민C가 충분히 함유되어 있어 괴혈병을 막을 수 있었던 것이다. 몸에 좋은 말고기에 맛을 들인 나폴레옹의 병사들은 군대 생활이 끝난 후에도 일부러 말고기를 구해서 먹기 시작했다. 그렇게 말고기는 프랑스 전통 음식이 되어 수 세대를 지나 오늘날까지도 이어지고 있다.

영국에서는 해군에서 적군과 싸우다 숨지는 병사보다 괴혈병으로 죽는 병사가 더 많았다. 1756년 프랑스와 스페인과 맞선 7년 전쟁에서 영국 해군 18만 4,000여 명이 참전했는데 이 중에서 13만 3,000명 이상이 실종되거나 병으로 죽었다. 병으로 죽은 경우 가장 큰 사인은 괴혈병이었다. 해군 군의관 윌리엄 클로우즈William Clowes는 다음과 같은 기록을 남겼다. "환자의 잇몸이 치아 뿌리까지 전부 썩었다. 볼은 단단해지고 부어올랐다…. 모두 극심한 통증과 고통

을 호소했고 피부 곳곳이 손상되거나 불그스름한 자국 또는 반점이
나타났다."

치료법은 황산으로 만든 묘약?

선원들은 이미 수 세기 전부터 비타민C가 함유된 신선한 과일과
채소를 먹으면 괴혈병을 피할 수 있다는 사실을 알고 있었지만 의
학계는 받아들이지 않았다. 대신 소화기능을 촉진하는 거품 음료를
만들어서 치료하려고 했다. '황산으로 만든 묘약'으로 알려진 이 음
료는 황산에 보리를 우려낸 물을 섞고 고약한 맛을 덮기 위해 향신
료를 첨가한 것이었다. 엄청나게 오랜 세월 동안 영국 해군은 출항
하는 배마다 이 음료를 가득 싣고 다녔지만 괴혈병 치료에 아무런
효과가 없었다.

그렇게 수백 년을 허비하고 나서야 제대로 된 치료법이 나왔다.
뱃사람이라면 누구나 신선한 과일과 채소를 섭취하면 괴혈병에 걸
리지 않는다는 사실을 본능적으로 알고 있었다. 16세기에 포르투갈
에서는 항구 근처에 오렌지와 레몬 숲을 조성했고 병에 걸린 선원
들도 금세 건강을 되찾을 수 있었다.

스코틀랜드 출신인 젊은 해군 군의관 제임스 린드James Lind는 카
리브해로 항해하던 중 괴혈병 환자를 처음으로 목격했다. 이 경험
을 토대로 의학계 대부분의 연구자들보다 괴혈병을 더욱 광범위하
게 파악하고 이해할 수 있었다. 불필요한 권위를 싫어하고 의학 지
식이 변질되는 것을 극히 싫어했던 린드는 괴혈병의 진짜 원인이

무엇인지 확신했다. 그리고 자칭 전문가라는 사람들이 이 사실을
여태껏 이해하지 못했다는 사실에 절망했다.

제임스 린드의 실험

린드는 1747년에 괴혈병 치료법을 평가하기 위해 사상 최초로
실험 조건을 통제한 임상시험을 실시했다. 괴혈병 증상이 나타난
해군 병사 12명을 두 사람씩 무작위로 나누고 각 그룹마다 각기 다
른 치료법을 시도했다. 린드가 배정한 여섯 가지 치료법은 아래와
같다.

1. 황산으로 만든 묘약(당시의 표준 치료법)
2. 매일 사과주 1리터씩 섭취
3. 하루 식초 3회 두 스푼씩 섭취
4. 마늘, 서양고추냉이, 발삼, 겨자씨를 섞어서 만든 페이스
   트 섭취
5. 하루 약 250밀리리터씩 바닷물 섭취
6. 매일 오렌지 두 개와 레몬 한 개 섭취

감귤류 과일을 섭취한 해군 두 명은 며칠 만에 회복되어 군 복무
를 이어갈 수 있었다. 린드가 1753년에 발표한 「괴혈병에 관한 논
문」에 이 실험의 내용이 정리되어 있다.[86] 이 논문에서 린드는 당시
의학계 지식에 관해 다음과 같은 견해를 밝혔다. "이론은 쓰는 사람

마다 내키는 대로 쓰고 철학은 유행을 따른다…. 오랜 세월 이어진 무지는 아무런 의미 없이 난해하기만 한 전문용어의 베일 뒤에 감 취진다." 린드의 이론이 받아들여져 해군 전체가 따르기까지 무려 40년의 세월이 더 흘러야 했으니, 린드의 이런 생각도 틀리지 않았 던 셈이다.

오랜 시간이 걸리긴 했지만 영국 해군은 그 덕분에 모든 경쟁 국보다 앞서가며 군사적으로 크게 우세한 지위를 누릴 수 있었다. 1804년에는 영국 해군이 프랑스 여러 항구에서 나폴레옹의 해군이 출항하지 못하도록 봉쇄하는 작전을 펼쳤다. 병사들은 운동도 제대 로 하지 못하고 몇 달간 꼼짝없이 배에 머물러야 했는데, 당시 해군 이 병사들에게 공급할 레몬즙 5만 갤런을 미리 구입해두지 않았다 면 이 작전도 불가능했을 것이다. 이 봉쇄 작전으로 영국을 해상 공 격하려던 나폴레옹의 원대한 계획은 실패로 돌아갔고 역사의 흐름 은 바뀌었다.

1867년에는 의회가 해군 소속 모든 선박에 라임과 라임즙을 반 드시 실어야 한다는 명령을 발표했다. 영국 해군 출신을 가리키는 별명인 '라이미limeys'도 여기서 나왔다. 지금도 다른 나라에서 생활 하는 영국인을 이렇게 부르기도 하지만 알고 보면 이 단어에는 오 래전 잊힌 질병의 역사가 담겨 있다.

식생활 속 결핍이
비만의 원인일까?

　　다시 현대로 돌아와서, 식생활에서 일어난 결핍이 체중 설정값을 상향 조정하는 신호로 작용할 수 있을지 알아보자. 서구식 식단으로 어떤 영양소가 결핍되고, 인체가 이것을 오랜 기근 또는 길고 힘든 겨울이 온 징후로 잘못 해석해서 보험 삼아 지방을 좀 더 많이 저장하기로 판단한다면? 실제로 일부 비만이 결핍으로 발생한다면 각기병, 각혈병과 역사적으로 같은 길을 걷고 있는 셈이다. 비만 역시 오랜 세월 의사와 과학자가 잘못 판단한 결핍성 질환일 수 있다.

　영양 결핍이 비만을 일으킨다는 가설은 1장에서 소개한 체중 설정값 이론과 일치한다. 다시 정리하면, 뇌의 시상하부가 무의식적으로 우리 각자에게 가장 적절한 체중을 계산한다는 것이 체중 설정값 이론이다. 환경이 바뀌고 가령 몸에 꼭 필요한 식품이 부족해지면 체중 설정값이 높아질 수 있다. 체중 설정값이 높아지면 뇌는 무의식적으로 식욕을 강력하게 높이고 인체 대사는 감소시켜서 체중이 새로 정해진 설정값에 이르도록 만든다. 이때 우리는 극심한 허기와 피곤을 느끼고 무기력해진다. 그 다음은 잘 아는 대로다. 늘 배고프고 그래서 끊임없이 먹고 그만큼 체중은 계속 늘어난다.

　이런 설명은 비만을 해석하는 굉장히 별난 시각으로 여겨진다. 하지만 극심한 허기와 무기력함은 더 이상 비만이라는 질병의 '원인'이 아닌 '증상'으로 봐야 한다. 비타민C가 발견된 후 괴혈병 환자가 느끼는 피로감은 병의 원인이 아닌 증상으로 인정받았다. 같은 역사가 반복될 수 있다. 무엇보다 중요한 것은 효과적인 비만 치료 전략이 이미 다 마련되어 있을지도 모른다는 사실이다.

식문화에 일어난 변화

그럼 비만은 무슨 결핍이 문제인지 찾아보자. 그러려면 다음 세 가지 질문에 답을 찾아야 한다.

1. 비만율이 증가하기 시작한 시점은 언제인가?
2. 그때 우리가 먹은 음식에 무슨 일이 일어났나?
3. 제거되거나 대체된 것은 무엇인가?

첫 번째 질문의 답은 쉽다. 비만율은 1980년대 중반부터 급증하기 시작했다. 이때 식문화에는 무슨 일이 일어났을까? 정부가 건강한 식생활 지침을 발표했다.

1977년 정부를 크게 신뢰하는 국민들에게 「미국 식생활 목표」라는 제목의 맥거번 보고서가 발표됐다(8장에서 다룬 내용이다). 전쟁 이후 심장질환자가 크게 증가하자 이 문제에 대응하기 위해 만들어진 지침이었다. 당시 많은 과학자들의 반대에도 불구하고 섭식 심장 가설이 그 바탕이 되었다. 심장질환을 유행시킨 근본 원인으로 지목된 것은 포화지방이었다(이런 생각은 아직도 사라지지 않았다. 부록

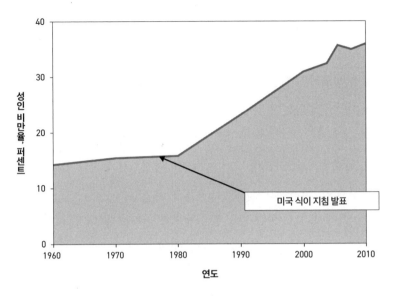

출처: C.L. 오그던과 M.D. 캐럴 (2008). 성인 인구의 과체중, 비만, 고도비만 발생률: 1960~1962년부터 2007~2008년까지 미국 동향. NHANES, 6월. 국립보건통계센터.

을 참고하기 바란다). 그러므로 비만이 유행하기 시작한 시기는 정부의 조언에 따라 식단에 커다란 변화가 생긴 시점과 일치한다. 음식에서 생긴 결핍이 비만의 원인이라는 가설이 사실이라면, 이 시기에 음식으로 먹어야 하는 필수 성분이 제거되거나 대체된 것이 분명하다.

'몸에 좋은' 식물성 유지가 식단을 장악하다

식생활에 발생한 가장 놀라운 변화 중 하나는 버터와 라드에 함유된 포화지방이 목화씨, 홍화, 유채씨(카놀라) 등에서 추출한 기름이나 해바라기유와 같은 식물성 유지로 대체된 것이다. 이러한 식물성 유지는 심장을 지켜주는 식품으로 묘사됐다. 식물성 유지 식품을 섭취하면 혈중 콜레스테롤이 감소하고, 혈중 콜레스테롤이 낮아지면 심장질환에 걸릴 위험이 감소한다고 말이다. 이게 바로 섭식 심장 가설의 내용이다. 1970년 6.8킬로그램이었던 식물성 유지의 연간 소비량은 2009년이 되자 300퍼센트가 증가한 연간 27킬로그램 이상으로 늘어났다(그림 9.2).

식물성 유지로 만든 반고형 식품으로 버터보다 '더 안전'하다고 알려진 마가린의 인기도 지속됐다. 마가린 제조업체 플로라Flora는

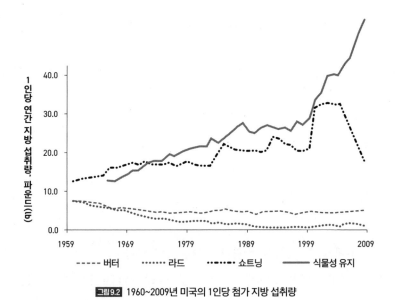

그림9.2 1960~2009년 미국의 1인당 첨가 지방 섭취량

출처: USDA 경제연구서비스국 데이터.

2부 · 무엇이 식욕을 유발할까

런던 마라톤 후원사로도 활약하며 건강에 좋은 인공식품의 대명사가 되었다.

그러나 음식으로 섭취하는 지방의 종류가 바뀌면서 부정적인 결과가 초래됐다. 포화지방 섭취량은 계속 감소했지만 식물성 유지와 제과 및 제빵에 쓰이는 고형 식물성 유지인 쇼트닝, 마가린의 섭취량은 늘어나서 지방의 총 섭취량은 증가했다. 1970년부터 2005년 사이 증가폭은 63퍼센트에 이른다.

밀과 옥수수 농사에 내려진 선물

정부의 식이 지침은 두 번째 중대한 변화도 권고했다. 곡류 섭취를 늘리라는 내용으로, 심장 건강에 좋다는 것이 그 이유였다. 이후 곡류 소비량은 증가했다. 특히 판매 가능한 밀과 옥수수의 저장량이 상당했던 미국 농무부로썬 반가운 변화였다. 대부분의 국가들은 이 권고를 충실하게 따랐고 그 결과 밀가루 소비량은 1980년부터 2000년까지 1인당 연간 약 52킬로그램에서 68킬로그램으로 증가했다. 정부는 권고 내용을 수용한 사람들이 통 곡물을 섭취할 것으로 예상했지만, 실제로 소비된 밀은 거의 대부분 고도로 정제된 형태였다. 고도로 정제된 곡물은 체내 인슐린 수치에 설탕과 비슷한 영향을 준다. 나중에 뒷부분에서 더 자세히 설명하겠지만, 인슐린은 체중 설정값이 정해지는 과정에서 중요한 역할을 한다.

정부의 식이 지침으로 사람들은 직접 요리해서 먹는 생활에 흥미를 잃었고 뭘 먹어야 하는지 전보다 더 큰 혼란을 느꼈다. 가공식품

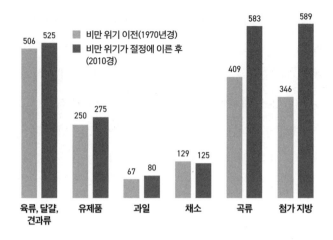

그림9.3 비만 위기 전(1970년경)과 비만 위기가 절정에 달한 이후(2010년경)
식품군별 미국인의 하루 평균 섭취 열량

출처: USDA 경제연구서비스국 통계자료, 퓨 연구센터(Pew Research Center), 미국 워싱턴.

판매량은 점점 더 늘어났다. 포장에 '저콜레스테롤'이나 '심장 건강
에 좋은'과 같은 문구가 적힌 제품이 많아졌다. 식물성 유지와 정제
된 곡류 섭취량이 대폭 늘어난 것은 이러한 가공식품의 형태로 섭
취하는 양이 증가했기 때문이다. 저렴한 기름과 곡류는 향미료나
보존료, 첨가물과 혼합되어 비스킷, 크래커, 케이크, 수프, 그레이비
소스 등으로 만들어졌다.

비만율 급증 직전에 일어난 식품 변화

비만율이 급증한 1980년대부터 식생활에 생긴 변화를 요약해보
면 아래와 같다.

- 식물성 유지 증가
- 곡류 증가
- 가공식품 증가

왼쪽 그래프를 보면 식생활 패턴에 일어난 큰 변화를 뚜렷하게 확인할 수 있다. 육류와 달걀, 유제품, 과일, 채소 섭취량은 거의 비슷하고 설탕 섭취량도 증가했지만 그 폭은 30킬로칼로리로 크지 않다. 그러나 곡류 섭취량은 일일 170킬로칼로리까지 늘어났고 식물성 유지로 섭취하는 첨가 지방의 양은 무려 일일 240킬로칼로리 증가했다.

무엇이
빠졌을까?

이제 식생활에서 무엇이 결핍됐는지 추적하기 위해 우리가 해결해야 할 마지막 의문이 남았다. 이러한 변화가 일어난 후 식단에서 사라진 것은 무엇일까? 식물성 유지의 섭취량이 대폭 증가하고 식품 가공 기술이 발달한 후, 건강에 꼭 필요한 식품 성분에 미세한 결핍이 발생했을까? 최근 실시된 지방 관련 연구 결과를 보면 이 추측은 사실일 가능성이 있다. 지방은 비만뿐만 아니라 심장질환, 자가면역질환, 암과 같은 현대의 다른 흔한 질병에도 영향

환경이 우리 몸을 만든다

을 주었을 가능성이 있다. 지방의 기능에 관한 과학적 이해 수준은 비타민보다 한참 뒤쳐진다. 새로운 연구 분야로 떠오른 흥미로운 주제이기도 하다. 현재 우리가 섭취하는 지방의 종류가 비만을 비롯한 질병과 어떤 관련성이 있는지 파악하기 위한 시도가 이어지고 있다.

비만 위기에 영향을 주었을 수 있는 지방 결핍을 이해하려면 먼저 지방과 지방이 인체에서 하는 역할을 확실하게 알아야 한다.

지방은 에너지 저장 기능과 더불어 생명 유지에 반드시 필요한 다른 여러 기능을 수행한다. 뇌와 신경의 주된 구성 성분도 지방이다. 뇌의 경우 구성 성분의 50퍼센트가 콜레스테롤이라는 점을 생각하면 신경과 뇌가 정상적으로 기능하는 데 지방이 필수 요소라는 점을 알 수 있다. 행동의 강력한 동력이 되는 호르몬도 지방으로 만들어진다. 성호르몬인 에스트로겐, 테스토스테론과 스트레스 호르몬인 코르티솔도 마찬가지다. 생체 조직의 복구 및 감염을 물리치는 기능, 인체의 염증 반응도 지방으로 이루어진 신호전달체를 통해 촉발된다. 마지막으로 지방의 가장 중요한 기능은 지구상에 존재하는 모든 생물의 세포벽을 구성한다는 점이다. 세포벽은 생물의 핵심인 DNA를 바깥세상으로부터 지키는 최후의 방어벽이자 외부와의 연결 통로다.

지방의 구성

지방은 세 종류가 있다. 사슬처럼 이어진 탄소 원자들이 각각의 지방 분자를 구성한다.

탄소들이 연결된 사슬마다 지방의 귀중한 에너지가 저장된다. 탄소 사슬에서 지방을 끌어당기는 말단을 오메가 말단이라고 하고 물을 끌어당기는 말단을 알파 말단이라고 한다. 이렇게 한쪽은 지방과 결합하려고 하고 다른 한쪽은 물과 결합하려는 형태를 지방산이라고 한다. 인체의 지방도 바로 이런 구조로 존재한다. 중세 시대의 길고 커다란 연회 테이블에 비유하자면, 왕과 왕비가 테이블 양 끝에 앉아 있는 형태다. 서로 끌어당기는 성질이 다른 두 말단이 이 같이 위치한다.

테이블에 함께 앉아 있는 '손님'의 숫자에 따라 지방산의 종류가 결정된다. 지방산 테이블에 함께하는 손님은 수소 원자다. 테이블이 손님들로 꽉 차서 더 이상 앉을 공간이 없는 지방산을 포화지방산이라고 한다. 포화지방산은 상당히 단단하고 구부러지지 않는다. 또한 매우 안정적이며 다른 포화지방산 위에 겹쳐질 수도 있어서 견고한 구조물을 쉽게 만들 수 있다.

안정적인 포화지방은 실온에서 고체로 존재한다. 포화지방이 다

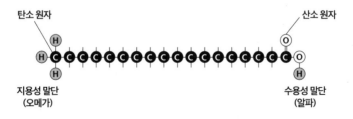

그림9.4 지방 분자의 구성

환경이 우리 몸을 만든다

량 함유된 식품을 예로 들면 버터, 라드, 치즈, 팜유, 코코넛유, 동물 지방 등이 있다. 한 자리 빼고 테이블이 꽉 찬 지방산은 단일불포화지방으로 불린다(단일=하나). 이 지방은 사슬이 단단한 포화지방보다는 약간 더 유연하다. 그래서 실온에서는 액체로 있고 냉장고에 보관하면 고체가 된다. 올리브유, 땅콩유, 아보카도 오일 등이 이러한 단일불포화지방에 해당한다.

테이블에 빈자리가 많을 때는 다중불포화지방산이 된다. 포화지방이나 단일불포화지방에 비해 훨씬 잘 구부러지고 유연하므로 실온에서나 냉장고에서나 똑같이 액체로 존재한다. 일반적인 식용유가 그 예다.

특수한 지방

다중불포화지방산은 두 가지 특수한 종류로 나뉜다. 오메가-3 지방산과 오메가-6 지방산이다. 각각 독특한 특징이 있다.

포화지방이나 단일불포화지방은 인체가 만들 수 있다. 따라서 음식으로 반드시 얻어야 할 필요가 없다. 앞서 설명했듯이 포화지방인 콜레스테롤은 뇌와 세포벽의 필수 성분이자 건강에 반드시 필요한 성분이다. 콜레스테롤이 함유된 식품을 먹지 말라고 권하는 식이요법 전문가도 있지만, 콜레스트롤을 먹지 않으면 인체가 간에서 재료를 긁어모아 직접 만들어낸다.

오메가-3와 오메가-6는 다르다. 이 지방은 인체에서 만들어낼 수 없으므로 비타민처럼 오메가 지방이 함유된 음식으로 얻어야 한다.

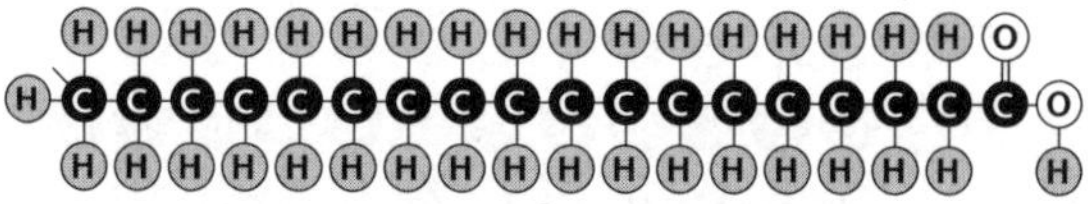

그림 9.5 포화지방산의 구성

오메가 지방이 필수지방산으로 불리는 것도 이런 이유 때문이다. 건강을 지키는 데 반드시 필요한 지방인 만큼 식생활에 꼭 포함되어야 한다.

오메가-3와 오메가-6는 비슷해 보인다. 이 두 지방이 인체에 주는 영향을 이해하기 위해 먼저 두 지방의 중요한 차이점부터 살펴보기로 하자.[87] 오메가-3는 더 둥글게 말린 형태이고 탄소 말단 쪽이 더 유연하다. 이동 속도가 오메가-6보다 빠르고 유연해서 1초에도 여러 번 형태가 바뀐다. 그러므로 오메가-3가 포함된 조직은 굉장히 유연하고 빠르고 적응성이 뛰어나다. 이는 오메가-3가 인체에서 담당하는 매우 중요한 특징이다. 두 번째 차이점은 오메가-3가 오메가-6보다 훨씬 빨리 산화된다는 것이다. 즉 산소에 노출되면 더 쉽게 분해되거나 부패한다. 음식을 아무렇게나 방치하면 어떤 일이

	오메가-3	오메가-6
탄소 말단	구불구불하고 동적이다. 이동 속도가 빠르다.	느리고 뻣뻣하다.
조직 특성	유연하고 적응성이 우수하다.	유연성과 적응성이 덜하다.
산화	쉽게 부패한다.	보다 안정적이다.

표 9.1 오메가-3와 오메가-6의 특징

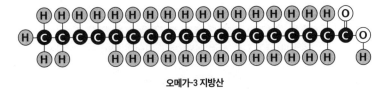

오메가-3 지방산

오메가-6 지방산

그림 9.6 오메가-3 지방산과 오메가-6 지방산의 구성

벌어지는가? 산화되서 갈색으로 변하고 부패한다. 그냥 두면 금방 변질되는 신선식품은 오메가-3의 함량이 높은 경우가 많다. 생선 등이 그 예다.

자, 여기까지 우리는 건강 유지를 위해 비타민처럼 식생활에 반드시 포함되어야 하는 두 종류의 지방을 확인했다. 1977년에 발표된 식이 지침으로 현재 우리가 섭취하는 지방의 종류가 바뀌었고, 이 시점은 비만 위기가 시작된 시기와 일치한다. 그렇다면 식생활의 변화로 우리 식단에 필수지방산이 결핍된 건 아닐까? 자연에서는 필수지방산을 어떻게 만드는지부터 살펴보자.

태양에서 나오는 오메가-3

열대우림, 목초지, 바다로 햇살이 쏟아지면 지구상에 존재하는 모든 생물에게 반드시 필요한 작용이 일어난다. 녹색 잎을 구성하는 세포, 바다 위를 떠다니는 플랑크톤, 조류를 구성하는 세포에는 엽록체라는 구조물이 있다. 식물의 엽록체는 우리 몸에서 에너지를 만들어내는 세포 공장인 미토콘드리아와 하는 일이 동일하다. 세상에서 가장 중요한 구조물인 엽록체는 태양광에서 얻은 에너지를 화학적 에너지로 바꾼다. 이렇게 만들어진 에너지는 더욱 복잡한 구조의 지방과 단백질, 탄수화물을 만드는 데 쓰이고, 그 덕분에 식물과 플랑크톤은 성장하고 생존할 수 있다. 엽록체에서 생산되는 귀중한 에너지는 소와 물고기 그리고 이런 동물들을 먹고 사는 인간 등 포식자까지 지구에서 살아가는 모든 생물이 먹이를 얻는 바탕이 된다.

지구상에 존재하는 모든 생물 에너지는 엽록체에서 나온다. 그런데 이 엽록체는 우리 인간에게 꼭 필요한 다른 물질도 만들어낸다. 바로 오메가-3다. 세계 곳곳에 열대우림, 방대한 목초지, 풀밭이 있고 바다에는 조류가 가득하므로 오메가-3는 세상에서 가장 흔한 지방이라고 할 수 있다. 시금치나 양상추를 먹으면서 그 안에 지방이 다량 들어 있다거나 심지어 그 지방이 건강에 꼭 필요한 필수 성분이라는 사실을 생각해본 적은 없을 것이다. 양이나 소처럼 풀을 뜯어 먹고 사는 동물은 몸에 오메가-3가 많다. 그리고 그런 동물을 잡아먹는 약탈자도 조직에 오메가-3가 존재한다. 먹이사슬 맨 꼭대기에 있는 인간은 오메가-3가 함유된 채소나 생선을 먹거나 풀을 먹고 사는 소를 음식으로 섭취하면 몸속에 오메가-3가 충분히 유지된다.

환경이 우리 몸을 만든다

가을에 나오는 오메가-6

또 다른 필수지방산인 오메가-6도 식물에서 만들어지지만 녹색 잎이 아닌 씨앗에 존재한다. 오메가-3와 마찬가지로 먹이사슬을 통해 전달되므로 씨앗을 먹는 동물 그리고 그런 동물을 잡아먹고 사는 동물의 몸에는 오메가-6가 다량 존재한다.

비만 위기가 시작된 시점에 식단이 바뀌었을 때, 이러한 필수지방산의 섭취량은 어떻게 변화했을까?

오메가-6가 급증하다

미국 정부는 포화지방 섭취를 줄이고 곡류 섭취를 늘리라고 권고했다. 이에 따라 포화지방의 상당 부분이 식물성 유지로 대체됐다. 그러나 전체적인 지방 섭취량은 늘어났다. 포화지방 대신 섭취하게 된 식물성 유지는 씨앗으로 만들어져 오메가-6가 풍부하다.

현재 미국에서 소비되는 식물성 유지의 50퍼센트는 대두유가 차지한다. 대두유에 함유된 오메가-6는 부피 기준 54퍼센트이고 한 스푼의 열량은 120킬로칼로리다. 가공식품에 가장 많이 첨가되는 유지도 대두유다.

오른쪽 그래프를 보면, 식물성 유지는 대부분 오메가-3보다 오메가-6의 함량이 상당히 높다는 것을 알 수 있다. 그 예외가 플랑크톤을 먹고 사는 어류로 만든 대구 간유와 버터다. 이 두 식품은 인류가 오래전부터 섭취해온 천연 포화지방이 대부분을 차지하고 다중불포화지방의 함량은 낮다.

그러므로 곡류(씨앗 포함) 섭취량을 늘리라는 식생활 권고 이후 오메가-6의 섭취량이 증가했다고 볼 수 있다. 가공식품은 어떨까? 가공식품에는 식물성 유지와 밀과 같은 정제 곡류가 다량 함유되어 있으므로 오메가-6가 풍부하다. 식이 지침을 따른다면 오메가-6는 결핍은커녕 인체에 전례가 없을 정도로 많아졌다. 섭식 심장 가설을 여전히 지지하는 사람들과 오메가-6가 혈중 콜레스테롤을 낮춘다는 점을 중시하는 사람들은 식생활의 이러한 변화가 유익하다고 생각할 것이다. 정말로 그런지 살펴보자.

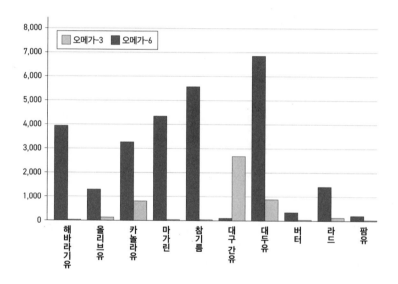

그림 9.7 일반 식용유와 스프레드의 오메가-3(연한 회색)와 오메가-6(진한 회색) 함량. 한 스푼(14g)에 함유된 양(mg) 기준.

출처: USDA 표준 참조용 국가 영양소 데이터베이스: nutritiondata.self.com.

환경이 우리 몸을 만든다

2013년에 저명한 학술지 〈영국 의학저널British Medical Journal〉에 실린 한 연구에서는 포화지방을 오메가-6 지방으로 대체했을 때 일어난 변화를 조사했다. 철저한 검증 없이 식생활 변화가 권장되었다는 사실에 주목하고 실시된 연구였다. 연구진은 최근 심장 건강에 이상이 생긴 남성들을 모집하여 한 그룹당 약 220명씩 총 두 그룹을 구성했다. 한쪽은 포화지방이 함유된 식사를 평소대로 이어가게 했고 다른 한쪽은 지방을 리놀레산이 함유된 홍화씨유와 마가린(오메가-6)으로 대체해서 섭취하게 했다. 어떤 결과가 나왔을까? "포화지방 대신 리놀레산을 섭취하면 심장질환을 포함한 모든 원인에 의한 사망률이 증가하는 것으로 나타났다."[88] 이 연구와 다른 여러 비슷한 연구에서도 명확한 결론이 나왔지만 지금도 똑같은 내용의 식생활이 권고되고 있다. 영국 국민의료보험도 여전히 포화지방보다 오메가-6가 함유된 식물성 유지를 옹호한다. 이러한 권고의 중심에는 섭식 심장 가설이 공고히 자리하고 있다. 이 가설이 사실과 다르다는 증거가 계속 쌓이고 있는데도 여전히 굳건히 자리를 지키고 있다(책 뒷부분의 부록에서 콜레스테롤을 설명하면서 이 문제를 상세히 다룬다).

식생활에서 오메가-6의 비중이 대폭 늘어난 것은 충분히 예상된 결과였다. 인체 조직의 오메가-6도 그만큼 증가했다. 책 『배고픈 뇌 The Hungry Brain』의 저자 스테판 기네Stephan Guyenet는 이 현상을 그래프로 나타냈다. 1961년에는 8퍼센트 정도로, 다른 영장류인 침팬지와 비슷했던 체내 오메가-6의 비율은 식물성 유지와 곡류 섭취량이 늘

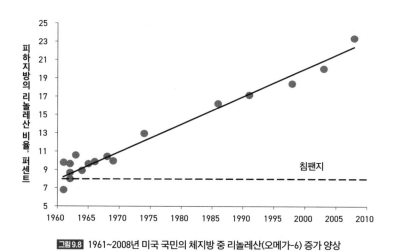

그림9.8 1961~2008년 미국 국민의 체지방 중 리놀레산(오메가-6) 증가 양상

출처: S. 기네 (2011), 씨앗 오일과 인체 비만-문제 있는 만남. 웹사이트 홀 헬스 소스(Whole Health Source), 2011년 8월 21일.

어남에 따라 서서히 증가하여 2008년에는 23퍼센트에 이르렀다.

오메가-3가 줄어들다

1980년대 이후, 식생활에서 오메가-6의 섭취량이 크게 늘어났다면 오메가-3에는 어떤 변화가 일어났을까? 당시에 발표된 식이 지침은 포화지방 섭취량을 줄이라고 권고했다. 콜레스테롤 섭취량을 줄이려고 풀을 먹고 사는 동물의 고기나 유제품의 섭취량을 줄이면 오메가-3의 중요한 공급원이 줄어든다. 풀을 먹고 사는 모든 동물은 몸에 오메가-3가 풍부하고 이러한 동물의 젖도 마찬가지다. 그러므로 적색육과 유제품을 덜 먹으면 우리 몸으로 공급되는 총 오메가-3의 양이 줄어든다.

가축에게 먹이는 값싼 곡물

문제는 고기를 덜 먹어서 오메가-3 섭취량이 줄어드는 것으로 그치지 않는다. 고기의 질도 문제다. 집약 농법이 증가하면서 농가는 이제 성장 속도를 높이기 위해 소에게 곡물을 먹인다(2장에서 살펴본 내용이다). 동일한 중량의 풀과 비교하면 곡물에는 에너지가 더 많고 오메가-3는 그리 많지 않아서 보관 기간도 길다. 따라서 대형 농장에서는 곡물을 보다 편리하고 비용 면에서도 더 효율적인 소의 먹이로 여기게 되었다.

곡물을 먹고 자란 소

소에게 곡물을 먹이면 그 곡물에 함유된 오메가-6는 다량으로 얻지만 원래라면 풀에서 얻어야 하는 오메가-3는 얻지 못한다. 그러므로 소의 먹이가 바뀌면 소에서 얻는 식육의 영양적 품질에도 영향이 발생한다. 즉 오메가-3는 줄고 오메가-6는 늘어난다. 어류도 예외가 아니다. 현재 우리가 슈퍼마켓에서 구입하는 생선은 대부분 양식장에서 키운 것이고, 소와 사람처럼 물고기 역시 원래 자연에서 먹이로 삼는 플랑크톤 대신 곡물을 먹으면 몸집이 커진다. 먹이 사슬의 맨 위에 자리한 인간은 곡물을 먹고 자란 동물의 고기나 생선을 먹게 되므로, 인체 조직의 주요한 오메가 지방산이 오메가-3에서 오메가-6로 바뀐다.

유통기한이 있는 식품에는 오메가-3가 없다

식물성 유지와 가공식품 섭취량이 늘면서 오메가-3 섭취량에는 어떤 변화가 생겼을까? 앞에서 음식을 그냥 방치했을 때 갈색으로 변하고 산화된다면 오메가-3가 들어 있기 때문이라고 이야기했다.

농장이 아닌 공장에서 만들어지는 가공식품은 유통기한이 길어야 한다. 유통기한이 어느 정도 긴 식품은 대부분 오메가-3가 제거됐다는 사실을 기억해야 한다. 신선식품에는 오메가-3가 있고 그렇기 때문에 냉장고에서 꺼내면 빠르게 변질된다. 올리브유를 제외한 식물성 유지도 마찬가지다. 식물성 유지도 오메가-3 성분을 제거하지 않으면 금방 변질되므로 화학물질과 열로 처리해서 없앤다. 앞에서 설명한 내용을 상기하면, 수소화 공정으로 불포화지방이 산화될 가능성을 없애면 심장에 유해한 트랜스 지방이 만들어진다. 모두 식품의 맛을 보다 오랫동안 유지하기 위한 과정이고, 식품업체가 보다 큰 수익을 올리는 것이 궁극적인 목적이다.

그러므로 우리에게 도움이 되리라고 믿었던 포화지방을 줄이라는 권고는 두 가지 필수지방산의 섭취 비율을 대폭 바꾸었다. 오메가-6의 섭취량은 크게 늘어났고 오메가-3 섭취량은 급감했다.

환경이 우리 몸을 만든다

오메가-3와 오메가-6의
적정 비율이 무너지다

    인류의 지난 역사를 통틀어 볼 때, 체내 오메가-3와 오메가-6의 가장 이상적인 비율은 1:1에서 1:4 정도로 추정된다. 즉 많으면 오메가-6가 오메가-3보다 네 배 많은 수준이다. 먹는 음식이 전부 생식이고 지금처럼 곡류나 식물성 유지를 많이 먹지 않았던 사냥과 채집 시대에는 이 비율이 지켜졌다. 오늘날에도 전 세계 오지에서 자연식품을 먹고 사는 사람들은 이 비율을 유지하고 있다. 그러나 산업화된 식생활에 따라 살아가는 사람들은 앞서 설명한 것처럼 오메가-3는 상당량 제거되고 오메가-6는 가공식품이나 판매 목적으로 생산된 음식으로 다량 섭취된다. 그 결과 일부 도시에서는 오메가-3와 오메가-6의 비율이 무려 1:50에 이른다.

인구군	오메가-6:오메가-3
구석기 시대	0.79
1960년 이전 그리스	1.00~2.00
현대 일본	4.00
현대 인도(시골 지역)	5~6.1
현대 영국과 북유럽	15.00
현대 미국	16.74
현대 인도(도시 지역)	38~54

표9.2 다양한 지역의 오메가-6 대비 오메가-3 비율

출처: A. P. 시모폴로스(A. P. Simopoulos) (2004). 오메가-6/오메가-3 필수지방산 비율과 만성질환. 국제 음식 비평(Food Reviews International)」 20 (1), 77~90.

표 9.2에 지역별로 시간이 흐르면서 오메가-3와 오메가-6의 비율이 어떻게 바뀌었는지 나와 있다. 2004년 미국 워싱턴 D.C.의 유전학·영양·건강센터에서 실시한 연구에서 나온 결과다.

이 변화가 우리 몸에는 어떤 영향을 줄까?

이제 현대 사회에서 발생한 새로운 결핍이 무엇인지 알아냈다. 최근까지만 해도 알려지지 않았던 문제다. 필수지방산 결핍은 식품을 가공하고 신선식품이 부족해질수록 악화된다. 그 결과 비타민 B1과 비타민C가 결핍됐을 때처럼 문제가 나타나기 시작한다. 비타민 결핍이 각기병과 괴혈병의 진짜 원인으로 밝혀진 것처럼 새롭게 밝혀진 필수지방산 결핍이 비만이라는 현대 질환을 이해하는 데 도움이 되지 않을까?

오메가 형제의 이야기

앞서 두 종류의 오메가 지방은 식물의 각기 다른 부위에서 생겨난다고 설명했다. 오메가-3는 녹색 잎에서, 오메가-6는 식물 씨앗에서 나온다. 이 두 오메가 지방이 인체에서 수행하는 기능을 살펴보면 서로 상반되는 특징이 많다는 사실을 알게 된다. 마치 같은 엄마에게서 태어났지만 성격은 정반대인 형제 같다. 오메가-3는 신속하고 재빠르며 유연하다. 치유 능력이 있지만 이 능력은 망가지기 쉽다. 좀 더 뻣뻣한 쪽인 오메가-6는 훨씬 단단하고 안정적이지만 느리고 하는 일마다 말썽을 일으킨다. 많은 형제들이 그렇듯 오메가 형제도 서로를 라이벌로 생각한다. 끊임없이 경쟁하고 좋아하는 곳에

환경이 우리 몸을 만든다

서로 먼저 가려고 싸운다. 하필 꼭 같은 자리에 앉으려고 하니 문제다. 그 자리란 바로 우리의 건강을 지키는 중요한 곳인 세포벽이다.

체구가 자그마하고 다정한 성격에 재빠르고 유연한 오메가-3는 잎에서 나온 만큼 초록색 옷을 입고 있고, 우직하지만 화를 더 잘 내는 오메가-6는 씨앗에서 나왔으니 갈색 옷을 입고 있다고 상상해 보자. 그리고 여러 쌍의 오메가 형제들이 우리 집 정원 담벼락에 줄줄이 앉아서 정원을 지킨다고 하자. 정상적인 상황이라면 녹색 옷과 갈색 옷을 입은 형제들의 비율이 1:1로 동일하다. 담벼락 너머로 옆집 정원에 전달할 게 생기면 녹색 옷을 입은 다정하고 유연한 오메가-3에게 부탁하면 된다. 그런데 어느 날부터 갈색 옷을 입은 오메가-6가 늘어났다. 녹색 옷은 겨우 두세 명 보일까 말까 할 정도로 확 줄었다. 이제 정원을 지키는 사람은 대부분 뻣뻣하고 늘 시큰둥한 갈색 옷의 오메가-6다. 담장 너머 이웃집에 무언가를 전달하기도 어렵고, 담장 쪽으로 가까이 가기라도 하면 오메가-6가 벌컥 화를 내며 발로 뻥 차버리기 일쑤다. 심지어 몰래 숨어 있다가 나타나서 공격하는 바람에 다치기도 한다.

오메가 형제들은 인체 세포벽을 이와 같이 지키면서 세포 안으로 유입되거나 세포 바깥으로 나가는 물질을 관리하고 위험요소로부터 세포를 보호한다. 실제로 이것이 오메가 형제가 하는 일이다. 오메가 형제는 세포벽 기능을 유지하며 세포 내부로 물질이 오갈 수 있게 해주는 열쇠와 세포 보호에 필요한 무기를 갖고 있다.

그런데 앞서 이야기한 것처럼 오메가 형제들은 세포벽에서 서로 같은 자리에 앉겠다고 쉼 없이 싸운다. 공간은 한정되어 있으니 앉을 자리를 찾지 못하는 경우도 생긴다. 혈액에 섞여 우리 몸을 순환하는 오메가-3가 늘어나면 세포벽에 앉는 오메가-3도 많아진다. 오메가-6도 마찬가지다. 세포벽의 오메가-3와 오메가-6의 비율은 우리가 섭취하는 음식에 함유된 오메가-3와 오메가-6의 비율에 따라 좌우된다.

먹는 음식이 세포벽에 그대로 새겨진다

지난 40년간 식탁에서 오메가-3는 대폭 줄고 오메가-6는 그보다 훨씬 더 큰 폭으로 늘어났다. 이 같은 변화는 인체를 구성하는 30조 개에 달하는 세포 하나하나의 세포벽에서 오메가 형제들의 비율이 바뀌는 결과로 이어졌다. 고집불통에 불친절한 오메가-6와 민첩하면서도 다정하고 유연한 오메가-3의 비율이 난데없이 20명 당 한 명 꼴로 바뀌었다. 이런 변화가 건강에 가져온 영향을 생각해보자.

오메가 지방산이 하는 일

오메가 형제는 서로 정반대되는 기능을 수행한다. 그 세 가지 기능을 하나씩 살펴보자.

1. 방어(염증)
2. 세포벽의 투과성(인슐린 민감도)
3. 메시지 전달(기분, 식욕)

방어

무언가에 감염되거나 다쳐서 염증 반응이 나타날 때 오메가-3와 오메가-6는 서로 반대되는 기능을 수행한다.

오메가-6 지방산은 세포막을 분해시켜 다음 반응을 촉진하는 물질을 방출시킨다.

- 염증 반응 증가
- 혈액 응고성(응혈) 증가

반면 오메가-3 지방산이 세포막을 분해시키면 이와 상반되는 반응이 일어난다. 즉 염증을 유발하는 기능과 혈액을 응고하는 기능이 훨씬 약화된다. 그러므로 세포벽에 오메가-3보다 오메가-6가 훨씬 큰 비중을 차지할 정도로 증가하면 무슨 자극이 주어지든 염증도 더 많이 생긴다. 다시 말해 면역체계가 매우 민감해진다. 오메가-3 대비 오메가-6의 양이 급격히 증가하면 면역계가 과민반응을 일으킬 수 있다.

이러한 면역계의 과민반응은 자가면역질환으로 이어질 수 있다. 면역계가 혼란에 빠져 인체 세포를 공격하는 것이다. 관절염, 알레르기, 천식, 염증성 장질환이 이러한 자가면역질환에 포함된다. 또한 면역계의 반응이 지나치게 민감해지면 가벼운 염증으로도 암이 생길 위험이 높아질 수 있다. 경미한 염증에 혈액 응고성이 높아지는 변화가 동반되면 심장질환이 발생할 위험이 높아진다.

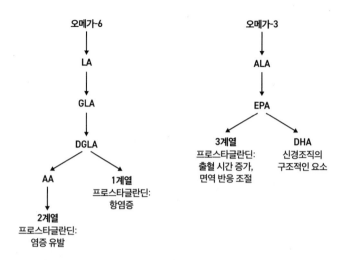

그림9.9 오메가-6와 오메가-3에서 발생하는 염증 유발 화학물질

LA-리놀레산, GLA-감마리놀레산, DGLA-디호모-감마리놀레산, AA-아라키돈산, ALA-알파리놀레산, EPA-에이코사펜타엔산, DHA-도코사헥사엔산.

출처: W. E. 랜즈(W. E. Lands) (1992). n-3 지방산의 생화학과 생리학. 미국 실험생물학회 저널(FASEB J). 6 (8), 5월, 2530~36.

그러므로 혈중 오메가-6와 오메가-3의 비율 변화가 이와 같은 모든 현대 사회 질환의 위험성을 높였다고 할 수 있다. 가공식품과 식물성 유지가 인체 일부가 되기 전에는 드물었던 질병이다.

또한 인체의 가벼운 염증은 TNF-알파(5장에서 설명한 염증 유발 분자)의 증가로 이어진다. TNF-알파는 렙틴의 작용을 차단한다. 그리고 렙틴 저항성은 체중 설정값을 높여 비만을 일으킨다.

세포벽의 투과성

오메가-3 지방산은 말단이 유연하고 움직임이 많다. 또한 움직이는 속도가 빨라서 세포벽의 유연성을 높이이기 때문에 세포벽은 유동적으로 환경에 잘 적응하게 된다. 오메가-3가 세포벽에 존재하면 칼슘과 같은 물질이 보다 신속하게 세포벽 너머로 전달된다. 세포벽은 대사 적응 기능과 적응력이 좋아지고 세포 바깥에서 온 호르몬 신호에도 더 정확하게 반응하게 된다. 뻣뻣한 오메가-6가 세포벽에 높은 비율로 존재하면 이와 정반대되는 일이 발생한다. 적응 능력과 투과성이 떨어지고 인체 대사가 둔화된다. 호르몬 신호에 대한 세포막의 반응도 정확성이 떨어진다.

세포벽에 오메가-3 대비 오메가-6의 비율이 증가하면 근육에서는 인슐린, 뇌에서는 렙틴에 대한 세포벽의 민감도가 '감소'하는 중대한 변화가 발생한다. 이로 인해 인슐린 농도가 높아지고 렙틴 저항성이 발생하면 체중 설정값이 높아지고 비만 위험성도 증가한다.[89]

메시지 전달

오메가-6 지방산은 엔도카나비노이드endocannabinoids라는 물질의 전구체로 작용한다. 엔도카나비노이드는 뇌의 카나비노이드 수용체에 신호를 전달해서 활성을 자극하는 분자다. 이 명칭을 보고 어떤 물질인지 추측한 사람도 있으리라. 카나비노이드 수용체는 대마초cannabis를 피울 때 활성이 촉진되는 바로 그 수용체다! 대마초를 피워서 카나비노이드 수용체가 활성화되면 기분이 좋아지고 행복해진다. 그 양이 충분히 늘어나면 극도의 희열을 느낀다. 잘 알려진 바대로 대마초를 피우고 1시간쯤 지나면 갑자기 식욕이 당기고 음식을 찾기 시작한다. 이럴 때 음식을 먹으면 기분이 한층 더 좋아지고 맛도 더 좋게 느껴진다.

서구식 식단으로 오메가-6의 비중이 오메가-3보다 크게 늘어난 후 인체의 엔도카나비노이드 시스템은 어떻게 변했을까? 오메가-6가 늘어나자 신호전달물질인 엔도카나비노이드가 늘어났고 카나비노이드 수용체가 만성적으로 과잉 자극됐다.[90] 그렇다고 오메가-3 대비 오메가-6의 비율이 높은 사람이 전부 헤벌쭉하게 웃으면서 몽롱하게 취한 얼굴로 돌아다닌다는 뜻은 아니다. 엔도카나비노이드 시스템이 낮은 수준으로 장기간 자극된다는 의미다.

오메가-3보다 오메가-6의 비율이 높을 때 엔도카나비노이드 시스템 기능에 발생하는 영향이자 우리의 행동과 건강에 영향을 끼친다고 검증된 내용은 아래와 같다.[91]

- CB1cannabis1 수용체가 활성화되어 식욕과 섭취 열량이 증가한다.*
- 인체 에너지 균형과 관련이 있는 엔도카나비노이드 시스템이 과도하게 활성화되면 비만으로 이어질 수 있다.[92]

---

* 참고로 이와 관련하여 10년 전에 비만을 치료하는 가장 흥미롭고 효과가 뛰어난 약물 치료법이 등장했다. 리모나반트(rimonabant)라는 약물을 이용하는 방법으로, 이 약은 뇌의 CB1 수용체를 차단한다. CB1 수용체는 오메가-6 지방산으로 만들어진 엔도카나비노이드가 활성을 자극하는 수용체다. 내가 만난 환자들 중에서도 이 약을 복용하고 체중이 크게 줄어들었다고 이야기한 사람이 많았다. 그러나 리모나반트는 정신질환을 유발하고 심지어 자살을 유도할 수 있다는 보고가 접수되면서 출시 1년 만에 판매가 중단됐다.

- 엔도카나비노이드 시스템이 활성화되면 단맛을 더욱 강하게 느끼고, 뇌에서 즐거움과 보상을 이끄는 호르몬인 도파민이 증가한다. 이로 인해 음식이 더 맛있게 느껴지고 음식을 먹으면 기분이 한층 좋아진다.

그 뻣뻣하고 무뚝뚝한 세포벽 보초인 오메가-6가 대마초와 비슷한 효과를 불러온다는 점을 기억하자. 세포벽에 오메가-6가 많아질수록 식욕은 증가하고 체중 조절 시스템은 체중을 늘리는 방향으로 움직인다. 오메가-6가 음식 맛을 돋우고 음식을 먹을 때 더 큰 보상을 느끼게 하므로 우리는 체중이 늘어나도 즐겁다고 느끼게 된다. 큼직한 통에 든 KFC 치킨을 허겁지겁 먹어치우는 습관은 어느 날 갑자기 생기지 않는다. 예전 경험에 그 뿌리가 있다. 예전에 KFC 치킨을 먹고 유입된 오메가-6가 여전히 세포벽에 딱 자리를 잡고 카나비노이드 수용체를 활성화시킨 결과다.

오메가 지방산의 비율이 바뀌면서 건강에 또 한 가지 중대한 변화가 발생했다. 뇌의 기능이 바뀌었다는 점이다. 이 책에서 이 부분은 상세히 다루지 않지만, 유념해야 할 사항은 다음과 같다.

- 원래 뇌의 세포막은 오메가-3의 비율이 25퍼센트로 높게 존재한다.
- 식생활 변화로 오메가-3 대비 오메가-6의 비중이 높아지면 뇌에서 두 지방산의 비율도 바뀐다.

- 오메가-3 결핍이 심각해지면 무감각, 허약, 시력이 흐릿해지는 증상이 발생할 수 있다.
- 다발성 경화증, 황반 변성, 헌팅턴병 환자의 경우 뇌의 오메가-3 농도가 낮다.[93]
- 오메가-3 대비 오메가-6가 증가하면 알츠하이머, 치매, 불안장애, 자살 위험성에 영향을 준다.

모두 현대 사회에서 점점 늘고 있는 질병이다.

옥스퍼드 대학교 생리학과 명예교수인 존 스타인John Stein은 오메가-3 대비 오메가-6의 비율이 증가하는 상황에 관해 이런 의견을 밝혔다. "인간의 뇌는 기후 변화만큼이나 심각하게 바뀔 것이다."

오메가-6는
오메가-3를 차단한다

이미 벌써 안 좋은 소식이 가득하지만, 더 나쁜 소식이 남아 있다. 인체는 식물로 얻은 오메가-3를 어류와 동물에서 얻을 수 있는 활성이 더 큰 형태의 오메가-3로 전환하는데, 오메가-6가 늘어나면 이 전환이 차단된다. 다르게 설명하면 몸에 오메가-6의 비율이 이미 굉장히 높으면 녹색 채소를 아무리 많이 먹어도 소용없다. 식물에서 얻은 오메가-3를 더욱 유용한 형태로 바꿀 수 없기 때문이다. 그러므로 식생활로 얻는 필수 영양소인 오메가-3의 결핍이 비만의 원인이 될 수 있다는 주장도 설득력을 갖게 된다. 이는 아래의 상황과도 일치한다.

- 역학 증거: 오메가-3 대비 오메가-6 비율이 높지 않은 지역에서는 비만 문제가 발생하지 않는다. 서구 지역을 제외한 전 세계의 시골 지역과 일본이 그렇다. 반면 오메가-6의 비율이 높은 곳은 십중팔구 비만율도 높다.
- 세포막 지방에 관한 연구 결과: 오메가-3 대비 오메가-6의 비율이 인체 대사에 다양한 영향을 준다는 사실이 밝혀졌

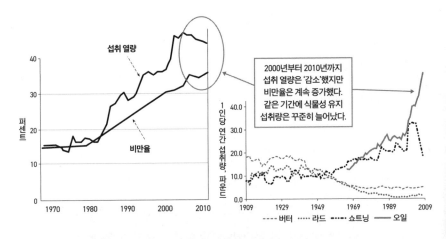

그림 9.10 1970~2010년 미국의 식물성 유지 섭취량과 비만율의 관계

출처: 섭취 열량: USDA 경제연구서비스국. 지금은 사라진 식품을 반영해 감소량을 조정했다. 비만율: C.L. 오그던과 M.D. 캐럴 (2008). 성인 중 과체중, 비만, 고도비만 발생률: 1960~1962년부터 2007~2008년까지 미국 동향. NHANES, 6월. 국립보건통계센터. 첨가 지방: USDA 경제연구서비스국.

다. 특히 체중 설정값을 높이는 것으로 확인됐다.

- 환자들의 이야기: 오메가-6와 오메가-3의 비율은 수개월
에 걸쳐 변화하고 다이어트를 해도 바뀌지 않는다. 다이
어트가 끝나면 체중이 다시 원래대로 돌아오는 이유를 여
기서 찾을 수 있다. 다른 나라로 거주지를 옮기면 체중 설
정값은 새로운 식품 환경에 맞게 재조정된다. (3부에서 사
는 곳을 옮기지 않고도 체중 설정값을 재조정할 수 있는 방법을 설
명한다.)

새로운 결핍성 질환

비타민C가 부족하면 괴혈병이 '유발'되고 그 '증상'으로 극도의 피
로와 성격 변화, 강한 식욕이 나타나는 것처럼 서구식 식단으로 오
메가 지방산의 비율이 변화하면 체중 설정값 증가가 '유발'된다. 그
'증상'으로 허기와 피로감이 나타나고 체중이 늘어나 비만이라는 병
이 생긴다.

겨울이 온다
준비하자!

인체의 체중 설정값은 유전자와 후생적 요소에서 얻
은 정보 그리고 과거와 현재의 환경을 토대로 정해진다. 인체는 이

데이터를 바탕으로 미래에 찾아올 기근과 같은 재앙에 대비하여 생존에 필요한 '연료 탱크' 또는 저장 에너지의 적정 크기를 정한다. 이때 오메가 지방산은 자연이 보낸 대리인처럼 미래 환경에 관한 정보를 인체에 제공하는 메신저 역할을 한다.

자연이 주는 정보를 살펴보면 오메가 지방산의 메시지 전달 기능이 어떻게 진화해왔고 '어떻게' 이 메시지가 우리의 체중과 면역계를 변형시킬 수 있는지 단서를 찾을 수 있다. 오메가-3는 식물의 잎에, 오메가-6는 씨앗과 견과에 함유되어 있다. 열대 기후가 아닌 온대 기후에서는 음식으로 얻을 수 있는 오메가-3와 오메가-6의 양이 계절마다 바뀐다. 새순이 돋아나는 봄에는 오메가-3를 주로 얻고 잎이 지는 가을에는 씨앗과 견과가 풍성하므로 오메가-6를 더 많이 얻는다. 몇 주, 몇 달씩 시간이 흐르면 몸을 구성하는 세포의 벽은 식품 환경에 맞게 변화한다. 오메가-3 대비 오메가-6의 양이 봄과 여름에는 줄고, 가을과 겨울에는 다시 증가한다.

계절에 따른 이러한 세포 변화가 일부 동물에게 어떤 영향을 줄까? 겨울이 다가오면 동물의 행동과 생물학적 기능이 달라진다. 태양의 힘이 점차 사그라지는 가을이 오면 환경에서 음식을 통해 얻을 수 있는 에너지가 줄어든다. 동물들은 추운 겨울이 오면 음식으로 얻는 에너지는 주는데 생존하기 위해 몸에 열은 더 많이 내야 하는 환경에 적응해야 한다. 자연 환경이 지금부터 얻을 수 있는 에너지는 줄고 나가는 에너지는 늘어날 것이라고 신호를 보내면, 몸의 대사 균형에 스트레스가 발생한다. 새들은 이런 상황을 논리적으로 해결한다. 에너지 공식이 불리하게 바뀌면, 남쪽 나라로 날아가서 태양빛으로 만들어지는 에너지를 더 풍성하게 구한다. 하지만 육지에서 살아가고 새들처럼 먼 거리를 이동할 수 없는 다른 동물들은 이 문제를 어떻게 해결할까?

불곰은 겨울이 가까워지면 식욕이 굉장히 왕성해져서 몸무게가 30퍼센트 정도 늘어난다. 이때 늘어나는 체중은 전부 지방이고, 지방은 몇 개월간 이어지는 길고 긴 동면 기간 동안 서서히 연소된다.[94] 불곰이 섭취하는 오메가-6와 오메가-3가 늘어나면 세포막에서도 두 성분이 증가하여 겨울잠 또는 동면을 촉발하는 것으로 추정된다.[95] 즉 오메가-6가 증가하면 먹이 없이 수개월을 견뎌야 하는 겨울에 대비하여 체중 설정값이 상향 조정될 가능성이 있다. 여름이 끝날 무렵부터 가을까지는 아직 먹이로 에너지를 얻을 수 있으므로, 겨울에도 생존할 수 있도록 최상의 값으로 계산된 체중 설정값에 따라 '연료 탱크'가 가득 채워질 때까지 먹이를 실컷 먹어둔다. 마침내 겨울이 오면 또 다른 생존 전략을 펼친다. 동면에 들어가서 체온과 대사율을 떨어뜨린다. 그렇게 몇 달 동안 추운 겨울이 지나고 다시 봄이 찾아와 기온이 바뀌었다는 신호가 전달될 때까지, 불곰의 몸에 저장된 에너지는 천천히 연소된다.

얼룩다람쥐도 환경 신호에 따라 행동이 바뀐다.[96] 가을이 되면 얼룩다람쥐는 구할 수 있는 먹이가 달라진다. 열매는 줄고 견과는 많아진다. 이러한 오메가 지방산 비율의 변화는 얼룩다람쥐의 식욕 강화와 체중 증가를 촉진하는 신호 중 하나다. 더불어 우리가 잘 아는 것처럼 먹이를 마구 모아서 축적하는 행동이 나타난다. 겨울을 나기 위해 굴속에 견과를 잔뜩 모아두는 것이다. 오메가-6와 오메가-3의 비율은 얼룩다람쥐가 겨울잠에 들어야 하는 시점을 알려주기도 한다. 동면에 들어가면 에너지 사용량과 대사율은 크게 떨어지지만 의식은 남아 있다.

다람쥐의 일종으로 캐나다 추운 지역에서 서식하는 노란배마멋은 1년 중 여덟 달 동안 겨울잠을 잔다. 먹이는 주로 식물의 잎과 풀, 견과, 동물의 알, 곤충이다. 실험실 환경에서 이 마멋을 키우면 체내 오메가-3 농도가 바뀌고 동면을 유발하는 신호가 전달되지 않는다.[77] 그러므로 야생 환경에서 오메가-3와 오메가-6의 비율 변화가 동면의 시작을 알리는 신호로 작용한다는 것을 알 수 있다.

겨울철 먹이와 몸속 변화

위에서 든 예시는 겨울잠을 자는 야생동물 중 몸속 오메가 지방산의 특징이 연구된 사례다. 기온 변화나 대기 중 빛의 양, 비타민D 등 다른 환경 신호도 겨울잠을 촉진한다. 나는 계절마다 달라지는 먹이 역시 분명 동물의 행동과 생명 활동 기능을 변화시키며, 인간도 그러한 동물에 포함된다고 생각한다. 이 이론대로라면 오메가-3보다 오메가-6의 비율이 더 높아지면 앞으로 다가올 혹독한 환경에 대비하기 위한 원초적 보호 반응이 나타난다고 볼 수 있다. 이러한 가정은 이치에 맞는 것 같다. 겨울이 다가오면 오메가 지방산이 식욕을 높이는 신호로 작용한다. 이 신호에 따라 우리 몸은 다급히 음식을 찾고 음식을 더욱 음미하고 즐기게 된다. 대사에 낭비가 없으려면 새어나가는 에너지를 줄여야 하고 세포막은 대사적으로 더 안정되어야 한다. 겨울에 발생할 수 있는 감염에 맞서고 조직을 치유할 수 있도록 면역계도 강화된다. 오메가-3 대비 오메가-6의 비율이 증가하면 인슐린 저항성이 발생하여 혈당이 높아진다. 일부 학자들은 이 현상이 아주 먼 옛날 추운 날씨에 몸이 얼지 않도록 동물이 스스로를 보호하는 고대의 생물학적 생존 기능이라고 추정한다. 실제로 물에 설탕을 녹이면 어는점이 낮아진다. 노란꼬리개구리는 겨울에 몸의 일부가 얼어붙은 상태로 생존을 유지하는데 이렇게 극단적인 방식으로 동면에 들어가는 일부 동물들은 지금도 이 전략을 사용한다.[98]

이 모든 생명 활동 반응은 고대부터 전해진 진화의 흔적일 가능성이 있고, 정말 그렇다면 생존을 위한 기능일 수 있다. 이것이 사실이라면 비만의 주요 원인은 의지박약이나 게으른 성격이 아니라 환경 변화에 따라 몸을 보호하기 위한 적절한 반응으로 봐야 한다. 안타깝게도 우리의 먹을거리에는 급격한 변화가 일어났다. 계절의 변화가 아닌, 식생활에 따른 변화다. 자연의 순리대로 계절이 바뀌고 가을이 온다고 해서 이만큼 대폭 오메가-6가 증가하고 오메가-3가 줄어들지 않는다. 또한 가을이 무기한 이어지도 않는다.

이 이론은 검증되지 않았지만 충분히 말이 된다. 무엇보다 우리가 지금까지 보고 들은 비만의 모든 특징과 일치한다. 과거의 실패를 전부 다 설명할 수 있고, 왜 어떤 치료는 부분적으로만 효과가 있

환경이 우리 몸을 만든다

고 또 어떤 치료는 아예 효과가 없는지 명확히 알 수 있다. 또한 체중 설정값 이론과도 일치하며, 왜 어떤 환자들은 체중을 줄이려고 아무리 노력해도 연이어 실패하는지 정확하게 설명해준다. 마찬가지로 아주 드물지만, 왜 어떤 사람들은 체중 감량에 성공할 수 있었는지도 설명한다. 이 이론을 토대로 다른 나라로 거주지를 옮겨서 오메가 지방산의 비율이 다른 새로운 식품 환경을 만나면 어떻게 체중 설정값이 높아지거나 낮아지는 지도 이해할 수 있다.

이 이론으로 모든 비만 사례를 설명할 수는 없다. 환경에는 인체의 체중 설정값을 높이는 다른 요소도 존재한다. 간식을 먹는 습관과 음식에 든 혈당지수(당의 양) 역시 그러한 요소로 만성적인 인슐린 증가와 비만을 초래한다. 이 내용은 다음 장에서 다룰 예정이다. 앞서 3장에서 우리는 반복적으로 굶어서 살을 빼면 인체가 앞으로 식량이 부족해질 것에 대비하여 스스로를 보호하기 위해 체중 설정값을 높인다는 사실을 확인했다. 5장에서는 비만이 통제할 수 없을 정도로 극단적인 수준에 이를 경우 렙틴 저항성이 나타나며 이로 인해 생활환경과 식생활이 좋게 바뀌어도 체중은 계속 늘어난다는 점을 설명했다. 3부에서는 이 모든 요소를 종합하여 체중 설정값을 최적 수준으로 조정하는 방법을 논의한다.

나를 비롯한 과학자, 의사들은 때때로 과거의 실수를 보고도 교훈을 얻지 못한다. 지난 역사를 살펴보면 앞으로 50년, 100년 또는 200년 후에 이 땅에서 살아갈 과학자, 의사들이 지금 우리가 현 시점에서 가장 심각한 건강 위기를 크게 잘못 확신하거나 이해했다는 사실에 깜짝 놀랄 가능성이 다분하다. 각기병과 괴혈병의 사례로 살펴본 것처럼 정답은 이미 우리 주변에 있을지도 모른다. 눈을 뜨고 보기만 하면 되는 곳에.

요약

　이번 장에서는 지방의 '종류'가 건강과 체중에 중요한 이유를 살펴보았다. 우리 몸에서 만들 수 없는 두 가지 지방인 오메가-3와 오메가-6는 비타민처럼 음식으로 반드시 섭취해야 한다는 것도 알게 되었다. 그래서 이 두 가지는 필수지방산으로 불린다. 오메가-3와 오메가-6는 인체 모든 세포벽에서 자리싸움을 한다. 음식으로 섭취한 양에 따라 세포벽에 존재하는 두 지방산의 비율이 달라진다. 그리고 세포벽에 두 지방산이 얼마나 또는 어떤 비율로 존재하느냐에 따라 인체 대사와 체중에 큰 영향이 발생하고 체내 염증 반응 수준도 달라진다.

　1980년대부터 지금까지 과학자들과 정부는 자연에서 난 포화지방은 줄이고 식물성 유지에 함유된 다중불포화 지방은 늘리는 방향으로 지방 섭취량을 권고해왔다. 식물성 유지에는 오메가-6 지방이 굉장히 다량 함유되어 있으므로 안정적이고 쉽게 산화되지 않는다. '맛이 갈' 가능성도 낮다. 유통기한이 길어야만 하는 식품에 첨가하기 딱 좋은 특징이다. 지난 30년간 해바라기씨, 유채씨, 대두 등 씨앗으로 만든 유지의 소비량은 세 배 증가했다. 그 결과 식생활에서 오메가-6 섭취량이 크게 늘어났고 이는 인체 세포벽의 지방 구성에 직접적인 영향을 가져왔다. 한 국가에서 생산되는 식품의 오메가-6 와 오메가-3 지방산의 비율은 그 나라 국민들의 인체 세포벽에 고스란히 반영된다. 섭취하는 지방의 종류와 양이 달라지자 체내 오메가-3 대비 오메가-6의 비율이 증가했다. 원래 4대 1이었던 이 비율은 현재 최대 '50대' 1에 이른다.

세포의 오메가-6 농도가 높아지면 염증 반응이 증가한다. 염증은 현대 사회에서 발생하는 여러 질병의 원인이다. 그리고 TNF-알파를 통해 염증이 증가하면 인슐린 기능이 떨어지고 렙틴의 영향도 둔화된다. 렙틴은 지방 세포에서 만들어지는 호르몬으로 정상 체중을 유지하게 도와준다. 인슐린 기능이 약화되면 혈중 인슐린의 양이 늘어나야 한다. 인슐린 농도가 높아져도 렙틴 신호는 둔화된다. 이 모든 영향으로 체중 설정값은 상향 조정되고 결국 체중 증가라는 피할 수 없는 결과가 초래된다.

겨울잠을 자는 동물의 경우 겨울이 오기 전에 먹는 먹이로 몸무게가 빠르게 증가한다는 근거가 일부 확인됐다. 이 신호는 가을과 겨울에 견과와 곡물(오메가-6)을 먹고 새순과 식물의 잎(오메가-3)은 구하기 어려워지면서 나타난다. 그에 따라 동물의 세포 속 오메가-6와 오메가-3의 비율도 바뀌어 체중이 증가한다. 이번 장 마지막 부분에서는 인간도 '가을에 나는' 음식에 이와 비슷한 반응을 하도록 진화했을 가능성을 제시했다. 실제로 산업화된 식생활은 계절이 봄에서 가을로 바뀔 때 구할 수 있는 음식의 변화보다 오메가-6와 오메가-3의 비율에 훨씬 더 강력한 영향을 줄 수 있다. 이로 인해 체중을 늘려야 한다는 신호가 계속해서 발생하면 일부 사람들에게 비만을 유발하는 큰 요인으로 작용할 가능성이 있다.

각기병, 괴혈병과 같은 결핍성 질환처럼 오늘날 비만은 오메가-3가 오메가-6보다 부족해지면서 유행병처럼 번지게 되었을까? 그게 비만을 촉발시킨 중요한 원인일까?

환경이 우리 몸을 만든다

10 설탕
롤러코스터
설탕 한 티스푼이면 충분하다

:

운동선수들을 보면서 혹시 무슨 약물을 먹은 건 아닌지 의심해본 적이 있는가? 나이가 들어도 오히려 기량이 향상되거나 체력이 강해진 선수들, 또래보다 뛰어나고 건강하며 탄탄한 근육을 자랑하고 늘 좋은 모습을 유지하는 선수들을 보면서 그런 생각을 해본 사람도 있으리라. 대체 비결이 뭘까? 우수한 유전자를 물려받았을까, 좋은 음식을 꾸준히 먹었을까? 아니면 열심히 훈련한 결과일까? 혹시 검사에서는 거의 검출되지 않는 약을 몰래 이용해 약물 검사에서 영리하게 통과한 건 아닐까?

보디빌더 중 상당수가 실제로 그런 약을 이용한다.[97] 최근 보고서에 따르면 보디빌더의 최대 10퍼센트가 약물을 쓴다. 보통 그런 약은 혈액의 포도당이 근육으로 더 원활하게 공급되게 한다. 이렇게 하면 근육에 저장되는 에너지가 늘어나서 보다 긴 시간 동안 힘을 쓸 수 있다. 또한 근육 파열을 막는 보호 효과도 있다고 한다. 경쟁 선수보다 근육에 더 많은 에너지를 저장해야만 하는 사람에게는 꼭 필요한 약이다. 그런데 한 가지 문제가 있다. 잘못 쓰면 몇 분 이내로 목숨을 잃을 수 있다.

유명 선수 중에 이 약을 썼다고 인정한 사람은 지금까지 단 한 명이다. 이 선수는 약물 검사를 받았지만 한 번도 적발되지 않았다. 이약은 쓰더라도 몇 분만 지나면 아무런 흔적도 남기지 않고 몸속에서 사라진다. 문제가 된 운동선수는 세계에서 가장 빠른 여성으로 꼽히는, 미국의 대표적인 육상선수 매리언 존스다. 존스가 기량 향상을 위해 다른 약물과 함께 이용했다고 시인한 이 약물은, 바로 인슐린이다.

인슐린은 혈액의 당 성분을 나중에 쓸 수 있도록 세포에 저장한다. 원래 인슐린은 혈당이 높아지면 그에 대한 반응으로 췌장에서 만들어진다.* 운동선수가 2시간 정도에 걸쳐 몸에 당과 '함께' 인슐린을 공급하면 이 과정이 강제로 일어난다. 고인슐린 클램프 기법의 원리다. 이렇게 하면 근육으로 공급되는 포도당이 늘어나고, 이

---

* 단백질을 섭취한 후에도 인슐린이 만들어진다. 그런데 단백질은 인슐린 분비를 촉진하는 동시에 글루카곤이라는 호르몬의 분비도 촉진한다. 글루카곤은 인슐린과 정반대되는 기능을 수행하므로 단백질이 인슐린에 끼치는 영향은 상쇄되어 드러나지 않는다.

기법을 쓰지 않는 다른 선수들보다 지구력과 기량이 우월해진다. 단점은 아마도 아주 작게 적혀 있을 경고문의 내용대로 인슐린을 투여할 때 반드시 당도 함께 공급해야 하는데 이를 제대로 이해하지 못하고 실천하지 않으면 인슐린이 체내에서 확보할 수 있는 혈당을 전부 소비하는 바람에 세포에 당이 남아나지 않게 된다는 것이다. 심지어 뇌로 공급되어야 할 당도 바닥날 수 있다. 그 결과 단시간에 혼수상태에 빠지거나 사망에 이를 수 있다. 이러한 위험성에도 불구하고 유명 운동선수들 중에는 분명 철저한 감시, 감독을 받으며 이 약을 쓰고 있는 사람이 있으리라 생각한다. 절대 적발될 리 없다고 생각하면서 라이벌보다 뛰어난 기량을 얻기 위해 이런 방법을 쓸 것이다.

운동선수에게는 인슐린이 포도당을 '근육 세포'로 공급해주는 멋진 약일 수 있다. 그러나 그처럼 끊임없이 운동하지 않는 사람에게는 전혀 다른 영향이 발생한다. 보통은 인슐린과 당이 과도해지면 포도당이 근육을 탄탄하고 울퉁불퉁하게 키우는 데 쓰이지 않고 '지방 세포'에 억지로 공급된다. 그래서 큼직한 근육 대신 뱃살이 두툼해진다.

최근에 나는 오랜 세월 당뇨와 비만에 시달려온 환자를 만났다. 이제 겨우 스물다섯 살인 이 남성은 열 살 때부터 당뇨를 앓았다. 치료를 위해 인슐린을 쓰기 시작하자 체중이 크게 늘었다. '인슐린을 쓰면' 체중은 100킬로그램 안팎까지 늘어났지만 당뇨 증상은 안정되었고 '인슐린을 쓰지 않으면' 체중은 80킬로그램으로 줄었지만 당뇨 증상은 심해졌다. 살이 너무 많이 쪘다고 느낀 이 환자는 당뇨 치료를 그만두기로 하고 인슐린을 더 이상 쓰지 않았다. 체중은 줄었지만 건강은 전혀 나아지지 않았다. 그 전부터 이미 당뇨 합병증으로 망막증이 시작된 상태였다. 망막증은 망막이 손상되는 병으로 자칫하면 실명할 수도 있었다.

잘 알려진 대로 당뇨 환자가 인슐린 치료를 받으면 부작용으로 체중이 증가한다. 인슐린은 혈액의 에너지를 지방 세포로 보낸다. 혈액에 인슐린이 있으면 에너지가 오가는 문은 한쪽으로만 열린다. 그래서 에너지가 지방 세포로 들어가기만 할뿐 세포 안에 저장된 에너지는 절대 밖으로 나가지 않는다. 지방은 그 상태로 꼼짝없이 에너지를 받는다.

혈류에 인슐린 농도가 높아지면 체중 설정값이 높아질 수 있다. 당뇨 환자는 실제로 이런 변화를 겪는다. 그래서 내 환자처럼 인슐린 치료를 중단하면 체중이 줄어든다. 체내 인슐린 농도로 체중이 변화한다는 것은 과학계의 수많은 연구로 밝혀진 사실이다. 인슐린이 증가하면 체중이 증가한다. 인슐린이 줄면 체중도 줄어든다. 인슐린은 체중 설정값을 높이거나 낮추고 이 변화에 따라 체중이 바뀐다.

인슐린 증가 = 체중 설정값 증가
인슐린 감소 = 체중 설정값 감소

환경이 우리 몸을 만든다

미국 캘리포니아 샌디에이고에서 실시된 한 흥미로운 연구에서는 인슐린이 실제로 체중 설정값을 조정한다는 사실이 확인됐다.[100] 당뇨 환자 14명을 대상으로 인슐린 요법을 시작하고 체중을 측정하자 6개월간 체중이 서서히 증가하고 혈당 수준은 통제되는 것으로 나타났다. 연구 참가자들은 체중이 8킬로그램 이상 늘어났다. 그런데 연구진이 인슐린 요법이 진행되는 동안 이들이 음식을 얼마나 섭취했는지 분석하자 매우 놀라운 사실이 밝혀졌다. 체중은 늘어났지만 하루에 섭취한 열량은 이전보다 300킬로칼로리가 줄어든 것이었다. 3장에서 설명했듯이 지방에서 만들어지는 호르몬으로 체중 조절에 중요한 역할을 하는 렙틴의 기능은 인슐린에 의해 약화된다. 그 결과 렙틴 저항성이 생기고 체중 설정값이 높아진다. 렙틴 저항성이 인체 대사에 끼치는 영향은 질병이나 기근, 다이어트로 체중이 줄어서 체내 렙틴 농도가 감소할 때 나타나는 영향과 동일하다. 이 연구에서 참가자들 역시 체내 인슐린 농도가 증가하면서 렙틴 저항성이 일어났다. 음식을 덜 먹었지만 인체 대사가 느려지면서 체중은 늘어난 것이다. 인슐린이 체중 설정값을 높이고 대사율은 떨어뜨린다는 사실을 명확히 보여준 사례였다. 인슐린은 세포의 에너지 저장과 체중 증가를 직접적으로 유발하는 동시에 렙틴 저항성을 일으켜 간접적인 방식으로도 체중을 증가시킨다.

인슐린 → 렙틴 저항성 → 대사율 감소 → 체중 설정값 증가

그럼 비만 환자에게 인슐린 농도를 낮추는 약을 처방하면 어떻게 될까? 체중이 줄어들까? 미국 테네시에서 로버트 루스티그Robert Lustig가 이끄는 연구진은 비만인 연구 자원자들을 대상으로 체내 인슐린 수치가 감소할 때 생기는 영향을 조사했다.[101] 연구진은 이 참가자들에게 췌장에서 분비되는 인슐린의 양을 감소시키는 옥트레오티드octreotide라는 약을 연속적으로 주사했다. 정해진 치료 과정이 끝나자 참가자들의 체중이 평균 3.5킬로그램 감소했고 인슐린 민감도가 개선되어 인슐린이 전보다 효과적으로 기능하게 되었다. 참가자들은 치료 이후 식욕이 줄었다고 밝혔다.

체내 인슐린 감소 → 식욕 감소

오메가 식품은
인슐린 농도를 바꾼다

9장에서 우리는 인슐린 기능에 영향을 주는 요소를 살펴보았다. 그중 하나가 오메가-3와 오메가-6의 비율이다. 식물성 유지와 곡류를 지나치게 많이 먹어서 세포막에 둘 중 훨씬 불친절한 오메가-6가 과도하게 많아지면 인슐린 신호가 제대로 전달되지 않는다. 그래서 필요한 효과를 얻으려면 더 많은 인슐린을 만들어내야 한다. 게다가 오메가-6는 염증을 촉진하고 TNF-알파의 생성을 늘린다. 앞서 5장에서 설명한 내용과 같이, 이 변화는 개별적으로 세포막에 작용하는 인슐린의 영향을 약화시키고 렙틴 저항성을 유발한다. 그러므로 심장 건강에 좋다는 식물성 유지와 같은 식용유와 쇼트닝 등을 서구식 식생활로 섭취하면 인체 기능에 필요한 인슐린의 양이 증가되고, 결국 체중 설정값은 올라간다. 식생활에서 오메가-6 지방이 증가하고 이로 인해 TNF-알파에 의한 염증이 발생하면 세포의 인슐린 반응성이 떨어지는 간접적인 영향이 발생한다. 인슐린이 있어도 감지하지 못한다는 의미다. 따라서 필요한 인슐린의 양이 늘어난다.

서구식 식생활 → 오메가-3 대비 오메가-6 비율 증가
→ 인슐린 저항성 → 인슐린 증가 → 체중 설정값 증가

오메가-3 대비 오메가-6 비율 증가 → 염증
→ 인슐린 저항성 → 체중 설정값 증가

설탕 한 티스푼이면 충분하다

우리 뇌는 당을 필요로 한다. 뇌가 기능하려면 혈류에 포도당이 있어야 한다.* 이 귀중한 뇌의 연료는 혈액에 최적 수준으로 유지되

---

* 인체가 굶주리면 세포의 지방이 분해되어 혈액에 포도당을 대체하는 케톤체라는 물질이 만들어진다.

어야 한다. 포도당이 과도하게 줄면 혼수상태에 빠지고 너무 많으면 염증으로 큰 혼란이 빚어진다. 그런데 실제 혈액으로 옮겨지는 당의 양은 깜짝 놀랄 만큼 적다.

대부분의 인체는 5리터 정도의 혈액을 몸 구석구석으로 보낸다. 이 정도 혈액에 당은 얼마나 들어 있을까? 양동이에 물 5리터를 채운 뒤 혈액과 동일한 당도로 만들려면 설탕을 얼마나 넣어야 할까? 정답을 알면 아마 놀랄 것이다. 혈액의 최적 혈당인 데시리터당 80밀리그램이 되려면 설탕을 한 티스푼 정도만 넣고 섞으면 된다. 근육과 간에는 당이 상당량 저장되어 있지만 혈액에는 5리터에 티스푼하나 정도면 충분하다. 우리가 살아 숨 쉬고 건강하게 지내려면 혈액에 포도당 농도가 이 정도로 유지되어야 하며 이를 위해서는 포도당을 운반하는 호르몬, 특히 인슐린의 기능이 반드시 필요하다.

포도당은 모든 탄수화물의 최종 산물이다

무엇이든 탄수화물이 든 음식을 먹고 나면 혈류로 포도당이 쏟아지기 시작한다. 췌장은 이를 감지하고 인슐린을 분비한다. 인슐린은 혈액의 포도당을 세포로, 대부분은 지방 세포로 보낸다. 인슐린 농도가 높아지면 인체는 저장 모드로 전환된다. 즉 인슐린이 혈액의 포도당을 지방 세포로 보내면 포도당은 트리글리세리드로 전환된다.* 혈당이 진정되어 설탕 한 티스푼 농도로 돌아오면 인슐린은

---

* 체내 트리글리세리드 농도가 높아지면 심장질환 발생 위험성이 높아진다. 설탕을 많이 섭취하면 트리글리세리드가 생성된다. 자연식품에 함유된 포화지방이 아닌 식생활로 섭취하는 당이 심장질환 발생 위험을 높이는 범인이라는 견해가 갈수록 큰 지지를 받고 있다(부록 참고).

사라진다. 인슐린의 기능이 더 이상 필요하지 않기 때문이다.

췌장에서 분비되는 인슐린의 양은 혈류로 유입되는 포도당의 양에 따라 결정된다. 그리고 혈류로 유입되는 포도당의 양과 유입되는 속도는 우리가 먹는 음식에 좌우된다. 그러므로 인슐린 농도는 우리가 먹는 음식의 '종류'에 직접적인 영향을 받는다고 할 수 있다. 당 함량이 높은 음식이나 코카콜라 같은 음료를 섭취하면 인슐린 농도가 급증한다. 길게 자른 셀러리 줄기 등 복합 탄수화물이 함유된 음식은 장에서 분해된 후 혈액에 포도당으로 유입되기까지 시간이 오래 걸리고 몸 전체로 포도당이 퍼지는 속도도 느려서 인슐린이 더 오랜 시간에 걸쳐 분비되고 한 번에 분비되는 양도 많지 않다. 즉 조금씩 천천히 혈액으로 유입된다.

설탕 한 티스푼은 약 4.2그램으로 코카콜라 한 캔에 들어 있는 당의 8분의 1 수준이다. 셀러리로 치면 줄기 네 개 정도에 들어 있는 양이다. 콜라를 한 모금 마시면 몇 분 내로 혈액에 당이 퍼져나가고 혈당이 두 배로 급속히 증가한다. 이런 상황에 대처하려면 인슐린도 그만큼 급격히 증가해야 한다. 한편 셀러리 네 줄기를 먹으면 장에서 이 탄수화물의 복잡한 사슬을 분해한 뒤 단순 당으로 만들기까지 한두 시간이 걸린다. 그만큼 혈당도 아주 천천히 증가하고 이 당을 처리할 인슐린도 천천히 증가한다. 콜라를 한 모금 마셨을 때와 셀러리를 네 줄기 먹었을 때 분비되는 인슐린의 총량은 같다. 오랜 기간에 걸쳐 분비된 인슐린의 총량이 인체의 체중 설정값 계산에 반영된다는 사실을 기억해야 한다. 인슐린 농도가 높을수록 체중 설정값이 증가한다. 탄수화물의 경우 인슐린과 체중 설정값을 좌우하는 것은 탄수화물이 들어간 음식의 종류가 아닌 당의 총량이다.

오르락내리락 달리는 롤러코스터

이 원리를 조금 확장시키면, 당은 코카콜라에 들어 있든 셀러리에 들어 있든 똑같은 당이다. 그러나 식품이나 음료에 성분으로 함유된 설탕이 너무 빨리 체내에 흘러들어 오거나 설탕 함량이 엄청나게 높은 음식을 먹으면 인슐린 분비량이 위험할 정도로 급증하게 된다. 혈류로 유입되는 포도당이 급증하면 인슐린도 급증한다. 인슐린은 지방 세포의 문을 열고 당을 빨아들인다.

그런데 여기서 한 가지 주목해야 할 점이 있다. 인슐린이 급증하여 혈류에서 '너무 많은 양'의 포도당이 제거되면 혈당이 '뚝 떨어진다'는 것이다. 뇌 기능이 유지되려면 포도당이 꼭 있어야 하므로 혈당이 떨어지면 경고가 울린다. 그러면 우리는 불안에 휩싸이고 당이 들어 있기만 하면 아무 음식이나 먹으려고 한다. 마치 뇌가 생존이 위태로운 절체절명의 위기에 처해 "당, 얼른 당을 찾아라!"라고 소리 지르는 것과 같다. 우리로선 뇌가 보내는 경고 메시지를 무시할 수가 없다. 전달받은 내용에 그대로 반응해야 하므로 사방으로 당을 찾기 시작한다. 서구 사회에서 설탕은 얼마든지 구할 수 있다. 문제는 대부분의 식품이 설탕에 절여진 것이나 다름없다는 것이다. 뇌가 원하는 양은 채 한 스푼도 안 되는 대략 반 스푼 정도인데 실제로 몸에 들어오는 음식은 설탕이 아홉 스푼 정도 든 저지방 블루베

　　　　　　　　환경이 우리 몸을 만든다

리 머핀이다. 이렇게 혈류로 또 다시 설탕이 잔뜩 흘러들어 오면 인슐린은 또 다시 기능을 발휘해야 한다. 인슐린이 엄청나게 증가하고, 같은 상황이 반복된다.

이것이 전형적인 설탕 롤러코스터다. 시리얼이나 토스트, 오렌지 주스 등 설탕이 듬뿍 든 고도로 정제된 음식을 아침 식사로 섭취하면 몸속에 당이 금방 치솟는다. 그러다 오전 중반이 되면 혈당이 곤두박질친다. 인슐린이 대량 분비되어 혈액의 당을 지방 세포로 다 보냈기 때문이다. 이때 우리는 당을 더 먹고 싶은 마음이 간절해진다. 카페가 손짓한다. 블루베리 머핀을 하나 사 먹을 시간이다! 와우, 당이 다시 증가하니 기분이 한결 좋아진다. 점심시간을 앞둔 시각, 아드레날린이 감소한다. 다시 당이 떨어졌다. 얼른 식당으로 가서 점심 메뉴를 선택한다. 샌드위치와 콜라를 고른다. 엔도카나비노이드 시스템의 기능이 절실한 시점이므로 감자칩도 추가한다. 이거야! 혈당은 급증했다가 떨어지고 다시 급증했다가 떨어진다. 롤러코스터가 하루 종일 돌아간다.

이 스릴 만점 롤러코스터는 역사가 그리 길지 않다. 1977년에 미국 정부가 맥거번 보고서로 식이 지침을 발표하기 전에 영국에서는 아침 식사로 기름에 구운 달걀과 베이컨, 소시지를 푸짐하게 먹는 사람이 많았다. 정통 영국식 아침 메뉴다. 이렇게 먹고 나면 대부분 오전 시간을 거뜬하게 보낼 수 있었고 점심 식사도 간단하게 먹으면 될 정도로 든든했다. 혈당이 아슬아슬하게 치솟거나 뒤이어 기겁할 정도로 뚝 떨어지는 변화는 없었다. 그러다 이런 영국식 아

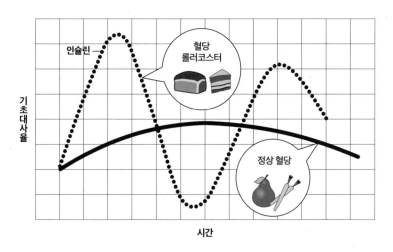

그림10.1 혈당 롤러코스터

출처: J. 브랜드-밀러(J. Brand-Miller) 등 (2009). 혈당지수, 식후 혈당증 그리고 건강한 사람의 변화 곡선: 데이터베이스에 포함된 1,000종 이상의 식품 분석. 미국임상영양학회지(Am J Clin Nutr), 89(1), 1월, 97~105.

침 식사에 든 포화지방이 목숨을 위태롭게 한다는 이야기가 들려오고, 사람들은 식단을 바꿔야 했다. 이제는 저지방 아침 식사로 이른 아침부터 설탕 롤러코스터에 몸을 싣는다. 저지방 식사에는 고도로 정제된 탄수화물이 가득하다.

밥맛을 해치지 않는 간식

1977년에 식이 지침이 발표된 후 식품업계는 새로운 기회를 얻었다. 사람들은 지방이 적고 설탕은 많이 든 '몸에 좋은' 아침 식사를 먹기 시작했고 오전 중반이 되면 기분이 영 가라앉았다. 간식이 절실했지만 끼니 사이에 간식을 먹는 건 낯설었다. 그러자 사려 깊은 식품업계가 구조에 나섰다.

사람들이 아침과 점심 사이, 점심과 저녁 사이에 당을 당겨한다는 사실을 감지한 식품업계는 돈을 벌 수 있는 절호의 기회를 잡으려고 했다. 그리하여 사람들의 식습관을 바꿔놓을 계획을 짰다. 식단은 이미 바꾸기 시작했지만, 새로운 종류의 음식을 추가로 먹게 하려면 식습관이 바뀌어야 했다. 원래라면 하루 식사는 세 끼로 끝나고 끼니 사이에 찾아오는 허기는 그냥 받아들인다. 그리고 그게 다음 식사의 식욕을 돋우는 건강한 자극제가 된다. 하지만 이런 식생활이 바뀌어야만 설탕이 다량 함유된 새로운 식품을 대중화할 수 있었다.

식사 시간 전에 아이들에게 간식을 주는 것이 좋다는 광고가 슬그머니 등장하기 시작했다. 그렇게 해도 밥맛을 해치지 않으며 학교에서 집중력을 높일 수 있다는 내용이었다. 가볍고 폭신한 식감의 초콜릿 간식이 개발되었고, 이 정도 간식은 '끼니 사이에 먹어도 된다'고 홍보했다. 몇 년 사이에 우리의 식습관은 천천히, 그러나 무지막지하게 변화하여 식사 시간 전에 간식을 즐기는 것이 전혀 이상해 보이지 않는 지점에 이르렀다. 간식은 1970년대 이전까지만 해도 드물었지만 이제는 일상으로 자리 잡았다. 심지어 공공장소에서 간식을 먹는 것도 지극히 평범한 일이 되었다. 사람들의 행동이 바뀌자 간식 산업은 막대한 돈이 오갈 정도로 성장했다.

설탕 롤러코스터의 영향이 누적되고, 사람들은 균형 잡힌 건강한 식생활로 먹는 것보다 더 많은 포도당과 설탕을 먹게 되었다. 고도로 가공된 식품을 다량 섭취하고 간식으로 식욕을 채우는 새로운 문화가 자리를 잡은 결과 몸속에 마구 흘러들어오는 포도당을 해결하는 데 필요한 인슐린의 총량도 증가했다. 그리고 이제 알겠지만 인슐린의 총량은 체중 설정값에 그대로 반영된다. 인슐린의 평균 농도가 몇 주 동안 높게 유지되면 체중 설정값이 증가하고 그에 따라 체중이 늘어난다. 반대로 몇 주간 낮게 유지되면 체중 설정값이 낮아지고 크게 힘들이지 않아도 체중이 감소한다.

그러므로 중요한 것은 끊임없이 먹는 간식을 포함한 섭취 '열량'이 아니다. 들어오는 에너지에서 나가는 에너지를 빼는 공식에서 열량이 그만큼 중요한 요소였다면 현재 우리는 체중이 300킬로그램 정도 나가야 한다. 하지만 설탕이 듬뿍 들어간 간식을 먹고 그만큼 섭취한 열량이 많아지면 인체 대사율이 서서히 증가하여 남는 에너지가 다 연소된다. 이것이 과식 후에 일어나는 정상적인 대사 적응 반응이다(1장과 3장에서 설명했다). 체중 증가의 핵심은 '인슐린이 체중 설정값에 끼치는 영향'에 있다. 인슐린은 렙틴 신호를 둔화시키고 인체에 남는 에너지를 저장하라는 메시지를 보낸다. 인슐린 농도가 증가하면 렙틴 저항성이 발생한다. 체중 조절에 핵심인 렙틴이 이런 상황을 제대로 감지하지 못하면 체중 설정값이 높아지고 체중은 늘어난다.

평균 인슐린 농도가 감소하면 체중 설정값이 감소하고 체중도 줄어든다. 3부에서는 이러한 변화를 일으켜줄 식생활을 알아본다. 더

불어 심리학자의 도움을 받아 설탕 중독으로부터 벗어나는 방법도 설명한다.

알코올은 체중 설정값에 어떤 영향을 줄까?

알코올은 당으로 구성된다. 술을 자주 마시는 사람이라면 각종 언론을 통해 저녁에 마시는 와인 한 잔이 몇 칼로리인지 들어본 적이 있을 것이다. 알코올은 1그램당 7킬로칼로리다. 동량의 탄수화물과 단백질이 4킬로칼로리인 것과 비교하면 열량이 높고 동량의 지방으로 얻는 열량인 9킬로칼로리인 것과는 비슷하다. 커다란 잔에 채운 와인이나 맥주 500밀리리터는 약 200킬로칼로리로, 큼직한 피자 한 조각에 맞먹는다. 이렇게 두 잔을 마시면 일일 권장 섭취 열량의 20퍼센트가 술로 채워진다. 와인 두 잔에 이어 축하할 일이 생겨 레스토랑에서 술을 곁들여 식사를 하거나 식사에 반주를 곁들이면 알코올로 섭취하는 열량이 600킬로칼로리로 음식으로 얻는 열량보다도 많아질 수 있다.

알코올이 간경변부터 심장질환, 암까지 여러 심각한 질병의 원인이라는 사실을 우리는 잘 알고 있다. 그런데 알코올은 현재의 비만 위기에도 영향을 주고 있다. 열량으로 따져보면 암울한 추정이 나온다. 영국의 경우 성인이 일주일 동안 알코올로 섭취하는 평균 열량은 1,800킬로칼로리가 넘는다. 당장 술을 끊고 싶다는 생각이 들 만한 수준이다. 하지만 이 책은 열량을 일일이 계산하지 '말아야 하는' 이유를 설명하고 있으니, 열량을 제외하고 알코올이 인체 대사에 영향을 주는 다른 요인을 찾아보기로 하자. 자, 지금부터는 열량에 대한 죄책감은 제쳐두고 알코올이 체중 설정값에 주는 영향을 생각해보자.

음주 다이어트

1960년대에 음주 다이어트가 잠깐 인기를 끌었다. 로버트 캐머런Robert Cameron은 1962년에 자가 출판한 저서 『음주 다이어트The Drinking Man's Diet』에서 설탕과 전분으로 섭취하는 열량을 알코올로 대체하면 체중을 어느 정도 줄일 수 있다고 소개했다. 많은 알코올 중독자가 알코올로 어마어마하게 높은 열량을 섭취하는데도 몸무게는 늘지 않는다는 관찰에서 나온 방법이었다. 술을 주구장창 퍼마시면 인체는 술로 얻은 여분의 열량을 어떻게 분해 또는 연소할까? 이 의문은 수년 동안 영양학자들을 괴롭혔다.

1991년 뉴욕 마운트시나이에서 활동하던 연구진이 이 수수께끼의 답을 찾았다.[102] 연구에 참가한 알코올 중독자들은 하루에 음식으로 섭취하는 열량이 2,500칼로리였고 체중이 일정했다. 이들은 평소대로 2,500칼로리를 섭취하면서 알코올로 2,000칼로리를 추가 섭취해도 체중이 늘지 않았다. 이들에게는 알코올 속 열량을 다 연소시켜 체중이 유지되는 특정한 기능이 있는 것이 분명해 보였다. 연구진이 알코올 대신 초콜릿으로 2,000칼로리를 더 섭취하게 하자 이번에는 체중이 늘어났다. 연구진은 술을 많이 마시는 사람들의 경우 간에서 일어나는 세포 수준의 대사로 알코올 열량이 연소되어 열에너지가 증가한다는 사실을 발견했다(3장에서 설명한 온도 조절기와 비슷한 방식이다).* 뒤이어 실시된 연구에서 술을 과량 섭취하는 사람들은 알코올 열량이 열로 전환될 뿐만 아니라 교감신경계가 활성화되어 심장 박동이 빨라지고 혈압이 높아지는 등 대사율이 증가할 수 있는 것으로 나타났다(1장에서 설명한 과식 실험과 일치한다). 모두 에너지 소비를 촉진시키는 변화였다.[103]

최근에 술을 잔뜩 마신 환자를 검진해본 의사들은 환자의 피부가 뜨끈뜨끈하다는 사실을 알게 된다. 열이 나거나 체온이 높아진 것도 아닌데 그냥 피부가 뜨겁다. 위의 연구 결과가 이 현상을 설명해준다. 술을 많이 마시는 사람들의 몸에서는 알코올이 분해되고 화학적 에너지로 전환된 다음, 사용되거나 저장되는 것이 아니라 열에너지로 전환되어 피부로 방출된다. 술을 퍼마시는 사람들이 영하의 날씨에서도 추위를 못 느끼는 이유다.

알코올 중독자가 마신 술의 열량이 열로 연소된다면, 술을 적당히 마시거나 어쩌다 한 번씩 마시는 사람은 어떨까? 즉 대다수의 인체에서는 알코올 에너지가 어떻게 처리될까? 알코올로 얻는 에너지는 지방이나 탄수화물과 동일한 방식으로 저장될 수 없다. 인체

---

* 간에서 일어나는 이 과정을 '미세소체 에탄올 산화 시스템'이라고 한다.

는 알코올을 독으로 여긴다. 알코올은 먼저 아세트알데히드라는 화학물질로 분해된 다음 다시 아세테이트로 전환된다. 아세트알데히드는 숙취를 유발하는 물질이고 아세테이트는 식초의 기본 성분이다. 이 물질은 최종적으로 이산화탄소와 물로 전환된다. 그런데 알코올이 분해되는 과정에서 니코틴아마이드 아데닌 디뉴클레오티드nicotinamide adenine dinucleotide(줄여서 NADH)라는 작은 입자가 방출된다. 이 입자에는 간세포의 미세 배터리인 ATP(7장에서 설명한 내용이다)를 충전시키는 에너지가 있다. 그러므로 알코올이 분해될 때 에너지가 어느 정도 만들어지지만 곧바로 저장되지는 않으며 만들어진 에너지는 바로 써야 한다. 간세포의 ATP 배터리에 갑자기 에너지가 가득 채워지고 쓸 수 있는 에너지가 많아지는 것이다. 알코올이 시간당 평균 2유닛으로 분해되는 동안 간은 이 넉넉한 에너지를 사용한다. 다시 말하면 평소에 쓰던 에너지원인 지방을 쓰지 않아도 된다. 이로 인해 간세포에 지방이 축적되고 지방간으로 불리는 병이 생긴다.

알코올 대사로 지방간의 위험성이 높아지는 부작용이 동반된다면 체중과 허리둘레에는 어떤 영향이 발생할까? 알코올과 체중의 관련성을 확인하기 위한 대규모 연구가 여러 건 실시됐으나 확실한 결론은 얻지 못했다.[104] 체중이 증가될 수 있다는 의견도 있고, 체중에는 아무런 영향을 주지 않는다는 견해도 있다. 한 연구에서는 여성이 술을 마시기 시작하면 체중이 감소하는 것으로 나타났다.[105]

알코올이 체중 증가에 큰 영향을 준다면 1인당 알코올 섭취량이

환경이 우리 몸을 만든다

가장 높은 국가들은 비만율도 상당할 것이다. 알코올 섭취량 상위 10위권 국가에는 러시아와 동유럽 등 발트해 연안 국가들이 줄줄이 자리한다. 그 아래에는 프랑스와 한국도 있다. 반면 비만율 순위 상위권에는 태평양 지역 섬들과 쿠웨이트, 아랍에미리트, 카타르, 바레인, 사우디아라비아 등 '술을 마시지 않는' 중동 국가들이 자리한다. 알코올 섭취량으로 상위 20위권에 속한 국가 중 비만율 순위에서 상위권을 차지한 나라는 한 곳도 없다. 비만율이 높은 나라는 대부분 술을 마시지 않는 나라다. 이런 사실만 놓고 보면 알코올과 체중에 크게 주목할 만한 연관성은 없는 것 같다.

맥주로 불어난 뱃살

그런데 위와 같은 결과로는 술집에 주구장창 죽치고 앉아 시간을 보내는 사람들에게서 흔히 볼 수 있는 '술배', 즉 허리둘레에 지방이 잔뜩 축적되는 현상을 이해하기 어렵다. 이 현상을 설명하는 가설 중에 알코올이 스테로이드 호르몬인 코르티솔에 영향을 끼친다는 내용이 있다. 알코올은 체내에서 만들어지는 코르티솔 농도를 높인다.[106] 원래 코르티솔은 만성적으로 스트레스를 받을 때 생성된다. 코르티솔이 계속해서 과도하게 생성되는 쿠싱 증후군을 앓는 환자나 관절염 등 염증성 질환으로 스테로이드 정제를 장기간 복용한 환자는 인체의 지방 분포에 변화가 생긴다. 복부지방이 증가해서 쿠싱이 저술한 교과서 속 표현대로 '배불뚝이'가 되고 얼굴은 달처럼 둥그스름해지며 팔과 다리는 가늘어진다. 수시로 과음하는 사람들은 체내 코르티솔 농도가 상승하고 그 결과 술배를 비롯해 외모가 쿠싱 증후군 환자와 비슷해진다.

알코올이 식욕을 늘린다

재미있는 사실은 알코올이 인슐린 기능을 '향상'시켜 기능의 효율성을 높인다는 것이다. 그러나 이로 인해 혈당이 낮아지는 부작용이 발생할 수 있다. 뇌가 이를 감지하면 얼른 음식을 먹어야 한다는 신호를 보낸다. 술을 마시고 나면 한밤중에 케밥이 먹고 싶거나 아침 일찍부터 기름에 지지고 볶은 음식을 찾게 되는 현상이 나타나는 이유다.

알코올은 혈당과 코르티솔에 영향을 주고, 그 영향 때문에 우리는 음식을 더 많이 먹게 된다. 알코올 자체에 담긴 열량은 인체가 굉장히 비효율적인 방식으로 써버리지만 알코올 때문에 식욕이 늘고 고열량 음식을 더 많이 먹게 되는 것이다. 이때 찾게 되는 음식이 설탕이나 밀, 식물성 유지가 듬뿍 들어 있는 음식이고 이런 음식을 일상적으로 먹는다면 체중 설정값은 상향 조정된다.

알코올과 체중

알코올이 과식을 유도한다면, 왜 알코올 섭취량이 많은 나라들은 비만율 상위권에 없을까? 정답은 각국에서 섭취하는 음식의 질과 종류에 있다. 발트해 연안 국가와 동유럽, 러시아, 프랑스, 한국은 고도로 가공된 식품이 전면적으로 확산되지 않았다. 따라서 알코올 섭취량은 높지만 과식을 하더라도 체중 설정값을 높이는 음식이 아닌 경우가 많다. 그래서 체중 문제가 심각하지 않다.

알코올로 섭취한 열량이 몸에 저장되지 않는다면, 술을 끊고 나서 체중이 줄어드는 사람들이 많은 이유는 어떻게 설명할 수 있을까? 실제로 술을 많이 마시다가 끊은 사람들에게서 살이 빠지는 현상이 나타난다. 술을 끊으면 식욕이 정상 수준으로 돌아오고 식습관도 개선된다. 여기에 체내 코르티솔 농도가 감소하면서 체중 설정값이 낮아지고 그 결과 체중이 줄어드는 것이다.

술을 끊으면 살이 빠질까?

와인이나 보드카, 토닉으로 얻는 열량은 인체에서 매우 비효율적으로 쓰인다. 알코올은 그램당 열량이 7킬로칼로리이지만 인체 에너지를 늘리는 영향은 그램당 열량이 4킬로칼로리인 탄수화물보다 작다. 그래서 음주 다이어트도 잠깐이지만 인기를 얻을 수 있었다. 인체는 알코올을 해로운 물질로 여기고 분해하려고 애를 쓰므로 알코올에 든 에너지는 외부로 방출된다. 술을 적당히 마시는 사람도 알코올로 얻은 에너지는 열로 전환되고 열을 통해 방출되어 사라진다. 알코올로 생긴 나머지 에너지는 간에서 쓸 수 있다. 이 경우 인체 에너지가 절약되고 원래 에너지원으로 쓰이던 지방이 남는다.

술을 적당량 마시든 퍼마시든 술을 마시고 체중이 늘었다면 전부 알코올의 영향으로 식욕이 늘고 부실한 음식을 먹어서 생긴 부차적인 결과다. 식생활의 질이 악화되고 먹는 음식 중에 가공된 식품의 비중이 높아지면 체중 설정값이 증가한다. 또한 음주로 체내 코르티솔 농도가 높아지면 지방이 복부에 집중된다. 이러한 변화가 체중에 영향을 줄 정도로 심각해질 경우, 알코올 섭취량을 대폭 줄이거나 아예 끊고 나면 체중 설정값도 줄고 체중도 감소한다. 술을 어쩌다 한 번 마시거나 소량 마시는 사람은 알코올의 작용으로 식욕이 당길 때 먹는 음식만 잘 선택하다면 체중 설정값에 큰 영향이 생기지 않을 가능성이 높다.

요약

이번 장에서는 인슐린이 체중에 주는 영향을 살펴보았다. 인슐린이 당뇨 치료제로 사용되면 환자의 체중이 자동으로 증가한다. 이 치료를 중단하면 체중은 줄어든다.

인슐린은 혈당이 지나치게 높을 때 또는 밀과 같은 정제된 탄수화물을 다량 섭취할 때 췌장에서 분비된다. 혈당이 급격히 증가하면 인슐린도 강력하게 반응한다. 그러나 인슐린 농도가 증가하면 혈액의 당이 세포로 다량 옮겨지고, 혈당이 심하게 낮아지면서 당을 더 섭취하려는 식욕이 강해진다. 이처럼 혈당이 하루 종일 오르락내리락하는 '설탕 롤러코스터'로 인해 하루 평균 분비되는 인슐린 농도가 증가한다. 그 결과 당뇨 치료를 위해 인슐린을 투여할 때와 마찬가지로 체중이 증가한다.

미국 정부가 발표한 식이 지침에는 포화지방 섭취량을 줄이라는 내용이 담겨 있었고, 식품업계는 식품의 맛이 떨어지지 않도록 설탕 함량을 늘렸다. 이로 인해 1980년대 이후 전체 인구의 설탕 소비량은 20퍼센트 증가했다. 또한 앞 장에서 설명했듯이 식이 지침에서 권장한 대로 식생활이 변화하면서 식물성 유지 섭취량이 급증하여 세포에서 오메가6가 차지하는 비중이 늘어났다. 그만큼 인슐린의 효과가 둔화되어 더 많은 인슐린이 분비되어야 하는 상황이 초래됐다.

최근에 일어난 식생활 변화와 간식 문화는 인슐린의 평균 농도를 더 높이는 요인이 되었고 이에 따라 인구 대부분의 체중 설정값이 증가했다. 개개인의 인슐린 특성은 식생활로 바꿀 수 있다. 식생활을 바꿔서 인슐린 농도를 낮추면 체중이 감소한다. 3부에서 그 구체적인 방법을 다룰 예정이다.

11 프랑스의
역설
건강하게 섭취하는 포화지방

:

지난 40년간 영양학자들은 우리에게 두 가지를 이야
기했다.

1. 지방을 먹으면 뚱뚱해진다.
2. 포화지방은 심장질환을 유발한다.

그러나 식생활 조언의 양대 기둥이 된 이 이야기가 모두 모래 위
에 쌓은 성이라는 근거가 점차 늘어가고 있다. 프랑스인과 마사이
족, 이누이트가 보여준 것처럼 지방을 먹는다고 해서 뚱뚱해지지는

않는다.

지방에 관해 두 가지 잘못된 인식이 있다. 하나는 에너지 효율에 관한 것으로, 지방이 탄수화물, 단백질과 비교할 때 중량당 열량이 높으므로 지방이 많은 음식을 먹으면 열량도 더 많이 섭취한다는 생각이다. 또한 사람들은 음식의 부피가 크면 빨리 배가 부르고 음식을 그만 먹게 된다고 생각한다. 그러나 미국 방송 프로그램 〈사람 vs. 음식Man v. Food〉에 출연해 많이 먹기 대회에 참가한 경우가 아니라면 이런 생각은 사실과 다르다. 이제는 지방이 탄수화물보다 훨씬 더 즉각적으로, 더욱 명확하게 포만감을 유발한다는 사실이 밝혀졌다. 지방을 섭취하면 4장에서 설명한 포만감 호르몬인 펩타이드 YY와 GLP-1이 강력히 분비된다. 이러한 호르몬이 시상하부의 체중 조절 센터에 작용하면 우리는 음식을 그만 먹게 된다.[107] 연구를 통해서도 쥐에게 칼로리가 높은 음식을 먹이로 공급했을 때 먹는 열량이 갑자기 늘어나지 않는다는 사실이 확인됐다. 쥐는 부피가 '아닌' 열량을 바탕으로 먹는 양을 조절한다.[108] 지방에 관한 두 번째 오해는 '지방fat(영어로는 '살찐'이라는 뜻도 있다-역주)'이라는 이름에서 비롯된다. 마케팅 직원이 이런 이름을 지어냈다면 이미 오래전에 회사에서 쫓겨났으리라. 인체에 작용하는 역할에 따라 이름을 붙인다면 '지방'이라는 이름은 설탕에 붙어야 한다. 그리고 지방에는 '힘'이나 '활력'이라는 새로운 이름이 어울린다.

포화지방을 멀리하라고 권고한 영양학은 확립된 지 얼마 안 된 신생 학문이다. 안타깝게도 영양학자들이 우리에게 내민 권고는 득

보다 해가 더 많다.* 영양학 연구 중 상당수는 연구 참가자들이 먹었다고 회상한 부정확한 음식 데이터에 의존해 데이터가 부실하다. 또 식품업체로부터 후원을 받는 경우가 많아 이해관계가 얽혀 있을 수 있다.

프랑스의
역설

서유럽 국가 중에 인접한 이웃 국가들과 달리 체중 설정값이 크게 높아지지 않거나 그렇게 빨리 높아지지 않을 수 있음을 보여주는 훌륭한 본보기가 있다. 프랑스 사람들은 이웃 나라 사람들보다 포화지방(그리고 와인)을 더 많이 먹지만 무슨 영문인지 심장질환이 유행병처럼 번지거나 비만 위기로 골머리를 앓지 않는다. 어떻게 된 일일까? 식품과학과 영양학은 그 답을 내놓지 못한다. 설명할 수 없다고 해서 '프랑스의 역설'이라고도 불리지만, 비만과 포화지방에 관한 잘못된 관점 탓에 여태 답을 찾지 못한 것인지도 모른다.

---

* 미국인 저널리스트 마이클 폴란(Michael Pollan)은 저서 『마이클 폴란의 행복한 밥상』에서 음식에 적용되는 과학적인 환원주의적 이데올로기를 '영양주의'라는 용어로 표현했다. 영양주의란 음식을 탄수화물, 지방, 비타민, 무기질 등 구성요소로 나누어서 음식을 이해하려는 시도이자, 이러한 구성요소를 분석하여 유익한 것과 해로운 것을 구분하려는 시도를 의미한다. 영양주의는 식문화를 무시하며, 영양학이 식생활에 완벽한 조언을 제공할 수 있다고 믿는다. 그러나 오늘날 영양학에서 비롯된 조언은 거의 다 건강에 악영향을 준다.

환경이 우리 몸을 만든다

프랑스인들은 자국의 식문화를 자랑스럽게 여긴다. 서구권 식품이 확산되면서 프랑스 식문화도 서서히 무너지고 있지만 이 영향을 물리치려고 애쓰고 있다. '서구화된' 식품을 쉽게 구할 수 있지만, 지금도 프랑스 사람들은 주로 신선한 재료를 섭취하고 음식을 직접 만들어 먹는다. 전통적인 식생활에 포함된 포화지방도 거부하지 않는다. 또한 프랑스에는 간식 문화가 없다. 프랑스인들은 프랑스 고유 음식을 자랑스러워한다. 포만감을 주는 지방은 있고 실속 없는 탄수화물은 없는 음식들로 아침과 점심, 저녁 식사를 푸짐하게 즐기면 굳이 간식을 먹고 싶은 기분도 들지 않는다. 이것이 유럽의 다른 나라나 미국 사람들보다 프랑스인들이 더 날씬한 이유다. 가공되지 않은 신선한 음식을 먹고, 탄수화물은 덜 먹고, 지방은 많이 먹고, 간식을 먹지 않는 문화가 그 비결이다. 이런 식문화가 오메가 지방의 비율과 인슐린 기능 향상에 도움을 준다.

몇 년 전에 프랑스 정부는 주간 근로 시간을 최대 35시간으로 제한하는 법률을 제정했다. 또한 근로자가 하루 중 특정 시간대 외에는 업무 이메일을 '받지 않을 권리'를 보장하는 규정도 마련했다. 그러나 가장 중요한 차이점은 프랑스 사람들이 출퇴근을 하느라 하루에 몇 시간씩 길바닥에 허비하거나 넷플릭스를 몇 시간씩 보는 생활보다는 초저녁부터 사랑하는 사람들과 함께 시간을 보내거나 테라스와 작은 식당에서 모여 앉아 이야기를 나누는 것을 좋아한다는 것이다. 그 결과 코르티솔과 멜라토닌의 분비량이 건강하게 개선된다. 이 모든 차이점이 만들어낸 최종 결과는? 체중 설정값이 훨씬 낮고 보너스로 삶의 질도 개선된다. 올바른 음식을 먹고 간식을 피하고 스트레스가 적은 삶을 받아들이고 즐기면 음식 열량을 일일이 계산할 필요가 없다. 체중 설정값이 알아서 건강한 범위로 유지되고, 인체 대사도 그 상태가 유지되도록 돕는다.

프랑스인들은 식단에서 콜레스테롤을 줄여야 한다는 미국의 영양 권고를 무시했다. 다른 서구권 국가들이 식물성 유지와 정제된 밀, 설탕으로 식단을 바꾸고 날로 뚱뚱해지는 동안 프랑스 사람들은 계속해서 치즈와 스테이크, 크림을 즐겼다. 미국의 권고를 따르지 않았거나 몰랐던 다른 문화권 사람들도 비만 위기를 피했다. 케냐 마사이족은 오로지 고기와 피, 동물의 젖만 먹는 극단적인 수준의 고지방 식단을 이어오고 있지만 여전히 건강하고 체형도 굉장히 날씬하다. 그린란드의 이누이트 역시 지금도 물개와 고래에서 얻은 고기와 거의 순수한 지방으로 이루어진 해양 동물의 지방을 많이 먹지만 비만과 심장질환 위기는 다 남의 나라 일이다.

지구에서 나는 음식

식문화는 한 나라 국민 전체의 건강에 중대한 영향을 준다. 일본의 회와 쌀밥, 인도네시아의 채소와 국수, 이탈리아 남부의 샐러드, 파스타, 올리브유, 프랑스의 스테이크와 레드와인, 탄자니아 하드자족의 야생동물 고기와 덩이줄기, 인도의 향신료가 들어간 커리와 달dal 등 식문화는 너무나도 다양하다. 국가마다 음식은 물론 젓가락, 손, 스푼, 칼, 포크 등 먹는 방법도 제각기 다르다. 그러나 모든 식문화에는 두 가지 중요한 공통점이 있다. 현대 사회에서는 이 두 가지 공통점이 점차 사라져가는 추세다.

첫 번째 공통점은 식문화가 여러 세대에 걸쳐 발달한다는 점이다. 각국의 식문화는 그 나라의 고유한 전통과 밀접한 관련이 있다. 무엇보다 사회적인 상호관계를 중시해 음식을 준비하고 요리하고 먹는 과정을 모두 함께한다. 현대 사회는 영양학을 수용한 이후 오랜 세월 축적된 식생활의 지혜를 폐기했다. 건강에는 음식을 구성하는 개별 구성요소보다 식문화가 훨씬 더 중요하다. 보다 행복하고 활기차게, 더 큰 만족을 느끼며 살아가는 나라에서는 식문화가 전체 문화의 뚜렷한 부분을 차지한다. 반면 음식 환원주의는 음식의 개별 영양소를 중시하며 각 영양소의 장점과 위험성을 이야기하고 정제된 식품, 특정 성분이 강화된 고도로 가공된 식품을 제대로 살펴보지도 않고 허용하며 식문화의 이러한 특징을 사라지게 했다.

다양한 식문화에서 나타나는 두 번째 공통점은 지역에서 난 신선한 재료를 써서 요리한다는 것이다. 즉 아주 멀리 떨어진 곳에서 수입해오지 않은, 그래서 보존료가 들어 있지 않은 재료를 사용한다. 지역 음식 문화란 각자 사는 곳에서 재배된 식량을 수확하고 손질해 요리하는 것이다. 막 수확한 음식은 제철일 때 먹을 수 있다는 장점이 있다. 봄, 여름, 가을, 겨울마다 구할 수 있는 음식이 달라지고,

그렇게 제철 음식을 먹다 보면 그만큼 다양한 음식을 먹게 된다. 여름에 잎채소를 열심히 먹다가 물릴 때 겨울에 난 콩으로 뜨끈한 국물 요리를 만들어서 먹으면 훨씬 더 맛있게 느껴진다. 또한 제철 음식은 할로윈(호박), 크리스마스(파스닙, 방울양배추, 순무), 힌두교의 등명제나 기독교의 추수감사절처럼 계절마다 찾아오는 전통 행사와도 한데 얽혀 있다. 식문화에 따라 우리는 모든 계절에 건강하고 다양한 지역 음식을 먹는다. 가까운 곳에서 난 신선한 농산물을 전통 방식대로 애정을 담아 요리해서 가족, 친구들과 함께 즐긴다. 이것이 바로 진정한 식문화다. 식품이 공장에서 생산되고 산업적인 방식으로 마케팅된 후, 그리고 영양학 이데올로기가 등장한 이후 사람들은 이러한 식문화를 무시하기 시작했다. 당신의 증조할머니는 '슈퍼푸드'가 뭔지 모르셨겠지만, 기회가 있었다면 어릴 적 자신의 어머니에게서 배운 방법 그대로 당신에게 스테이크와 콩팥 파이를 만드는 법을 가르쳐주셨을 것이다.

환경이 우리 몸을 만든다

12 기적의 다이어트 책

지금 당장 다이어트를 관둬라

:

"웨이트 와쳐스, 슬리밍 월드, 앳킨스Atkins 다이어트,
사우스비치 다이어트, 라이터라이프, 로즈메리 콘리 다이어트, 덩
컨Duncan 다이어트, 녹색 식품과 붉은색 식품을 먹는 다이어트, 양
배추 수프 다이어트…." 톰슨 부인이 지금까지 시도해본 다이어트
를 열거하자 나는 바쁘게 펜을 움직여 받아 적기 시작했다. "이것
말고도 안 해본 게 없는데 기억이 다 나질 않네요." 나는 톰슨 부인
을 보며 이렇게 대답했다. "왜 전부 소용없었는지 알려드릴까요?"
2015년 비만외과 클리닉에서 톰슨 부인과 나눈 대화가 이번 장의
주제다.

새로운
기적의 다이어트

　　돈을 벌 수 있는 아주 좋은 방법이 있다. 다이어트 책을 내는 것이다. 섭취 열량을 줄일 수 있는 새로운 아이디어만 있으면 된다. 이전에 없던 새로운 관점이면서 사람들의 고민을 싹 해결해줄 수 있을 것 같은 전략이어야 한다. 책에는 다이어트로 효과를 본 사람들의 증언을 넣고, 가능하면 다이어트 이후에 인생이 어떻게 바뀌었는지도 언급한다. 물론 명사들의 추천사가 있다면 더욱 좋다. 여기까지 준비됐다면 이제 타블로이드 신문에 새로운 다이어트 책이 나왔다는 토막 기사를 싣고 낮 시간에 방영되는 TV 프로그램에서 이 기적과 같은 발견을 소개할 기회를 잡을 차례다.

　　'기적의 다이어트 책'이 언론에 처음 소개되면 다음과 같은 순서를 거쳐 팔리기 시작한다.

　　1단계: 이 책을 읽은 독자들이 '절대 실패할 수가 없다'는 이 새로운 다이어트를 해봐야겠다고 마음먹는다. 책에 나온 대로 섭취 열량을 줄이기 시작하면, 짜잔, 처음 몇 주 동안 보통 3~7킬로그램이 빠진다! 여기에는 비밀이 숨어 있다. 체중이 줄고 다이어트 효과를 봤다는 사실을 주변에서 알아채려면 3~7킬로그램 정도는 빠져야 한다. 같은 회사 동료들이 당신의 변화를 알아챈다. 그리고 새로 나온 기적의 다이어트 책을 읽었더니 마침내 구원받았다는 이야기를 전해 듣는다.

2단계: 사무실 직원 10명이 같은 책을 구입하고 다이어트를 시작해서 살이 빠진다. 이런 사실을 친구와 가족, 이웃에게도 알린다.

3단계: 다단계 방식을 썼던 폰지사기 사건 때처럼 이 다이어트를 향한 사람들의 관심이 점차 확산된다. 소셜미디어에서도 일종의 바이럴 마케팅처럼 이 이야기가 널리 퍼지기 시작한다! 책은 날개 돋친 듯 팔려나간다.

4단계: 출간 후 몇 개월이 지나면 소강 단계가 찾아온다. 책은 얼마간 꾸준히 팔리지만 책에 실린 다이어트에 관한 관심은 사그라진다. 그리고 다이어트를 시도했던 모든 사람이, 한 명도 빠짐없이 원래 체중으로 되돌아온다. 다행히 이렇게 체중이 돌아왔다고 크게 알리는 사람은 없다. 이 책을 향해 화를 내는 사람도 없다. 다들 '자신'의 의지력이 약해서 벌어진 일이라고 생각한다.

5단계: 책을 읽은 독자 대다수가 '책을 처음 구입했을 때보다 체중이 더 늘어난다.' 그럼에도 이들은 또 다른 기적의 다이어트 책을 찾아다니고 다이어트 책도 그에 맞춰 6개월에서

12개월 간격으로 출간된다. 어떤 다이어트든 효과는 나타난다. 그 효과가 그리 오래 지속되지 않을 뿐이다. 기적의 다이어트 효과는 단시간에 끝난다.

6단계: 다이어트 책을 쓴 저자는 책을 팔아서 번 돈으로 카리브해 해변에서 긴 휴가를 보내고 다시 쌀쌀한 영국으로 돌아온다. 다른 사람이 쓴 새로운 기적의 다이어트 책이 베스트셀러가 되었다는 소식을 접한다. 가까운 서점에 갔더니 그 책이 '생활' 코너에서 가장 눈에 잘 띄는 곳에 진열되어 있다. 자신이 쓴 책은 선반 맨 아래, 거의 보이지도 않는 곳에 꽂혀 있다. 꺼내서 보니 책 표지엔 두 권을 사면 한 권을 준다는 이벤트 스티커가 붙여 있다.

기적의 다이어트 책을 구입하는 독자들은 빠졌던 체중이 제자리로 돌아온 후 원래보다 살이 더 찌는 경험을 한다. 그럼에도 불쌍한 독자들은 전부 자기 잘못이라고 생각하니, 완전 범죄가 아닐 수 없다. 사람들은 다이어트를 하면 인체의 정상적인 대사 기능에 따라 살이 더 찔 수밖에 없다는 사실을 전혀 알지 못한다. 덜 먹는 방식으로 살을 빼면, 그로 인해 체중 설정값이 높아진 상태가 장기간 유지되면서 체중이 증가한다는 사실을 모른다.

시중에 다이어트 책이 이토록 쏟아져 나오는 이유는 독자들이 인체에서 체중을 조절하는 주 제어장치가 체중 설정값이라는 사실을 모르기 때문이다. 다이어트 책에 나온 내용이 장기적으로 효과를 발휘하는 경우는 절대 없다. 서점 생활 코너에 실패한 기적의 다이어트 책들이 여기저기 흩어져 있는 이유도 이런 이유에서다. 체중은 정해진 설정값으로 반드시 돌아오게 되어 있다.

내가 환자들에게 가장 효과가 컸던 다이어트가 무엇이었냐고 물으면 대부분 '라이터라이프'를 꼽는다. 열량이 극히 낮은 식품으로 식사를 대체하는 이 다이어트는 단기적인 체중 감량 효과가 뛰어나다. 그러나 내가 만난 '모든' 환자는 예외 없이 라이터라이프를 끝내고 몇 개월 내로 "빠진 체중이 전부 다시 돌아왔고 오히려 더 쪘다"고 전했다. 우리가 앞서 도달한 결론을 다시 한 번 확인할 수 있는 이야기다. 다이어트법이 극단적일수록 인체 대사와 식욕 반응도 크게 바뀐다. 최종 승자는 무조건 체중 설정값이다.

위와 같은 결과는 체중이 설정값에 따라 조절된다는 이론과도 일치한다. 음식을 구하기가 어려워지면 먹을 것을 찾는 신호가 생기고, 고열량 음식을 먹을 때 만족감이 상승한다. 그리고 이런 상태가 계속 유지된다. 다이어트를 할 때 사람들은 '일단 지금' 체중을 조절하는 데 집중하는 경향이 있다. 체중이 들어오는 에너지에서 나가는 에너지를 빼는 공식대로 간단히 조절된다고 굳게 믿기 때문에 몇 주 정도 에너지 균형이 깨지더라도 일단 살을 빼고 이상적인 체중에 도달한 후에 다이어트를 그만두면 된다고 생각한다. 모든 다이어트와 운동 계획이 바로 이런 단기간 살을 뺀다는 전제에서 출발한다. 저열량 다이어트는 반갑지 않은 부작용이 따를 수 있어서

2부·무엇이 식욕을 유발할까

어차피 오래 할 수도 없다. 또한 사람들은 다이어트가 성공하면 패스트푸드를 덜 먹는 등 이전의 안 좋은 식습관을 고칠 수 있고 어쩌면 살을 뺀 다음에도 헬스장에 부지런히 다닐지도 모른다고 생각한다. 그리고 꾸준히 이런 습관을 이어가면 감량한 체중이 유지될 거라고 기대한다.

다이어트를 한 사람과 하지 않은 사람의 몸은 다르다

하지만 사람들은 다이어트를 하면 다이어트에 내포된 본질적인 특성상 몸이 변한다는 사실을 잘 알지 못한다. 다이어트로 체중을 5, 10, 20킬로그램 빼면 우리 몸은 '생물적으로' 다른 사람이 된다. 인체는 섭취 열량이 적은 새로운 환경에 적응하고 대사율을 낮춘다. 꼭 기억할 점은 인체가 자발적인 다이어트와 식량 부족 또는 기근을 구분하지 못한다는 것이다.

굶어서 억지로 체중을 뺄수록 인체 대사도 그만큼 크게 느려지고 식욕 호르몬은 스타벅스를 지날 때마다 제발 그냥 지나치지 말라고 고함친다. 대사 효율은 높아지고, 허기에 찌든 새로운 몸은 기존에 하던 다이어트로는 빠진 체중을 '유지'하지 못한다. 이제는 패스트푸드를 줄이고 헬스장에 매주 한두 번씩 다녀오는 것으로 부족하다. 빠진 체중을 유지하려면 훨씬 더 공격적으로 들어오는 에너지와 나가는 에너지를 관리해야 한다. 먹는 열량을 더 많이 줄이고 이미 지친 몸을 더 혹독하게 움직여야 한다. 줄어든 체중을 유지하려고 애쓰는 기간이 길어질수록 인체 역시 더욱 공격적으로 반격한

환경이 우리 몸을 만든다

다. 정해진 체중 설정값과 정반대 방향으로 가려는 움직임을 막으려고 한다.

체중은 무의식적으로 조절된다. 호흡도 그렇다. 우리가 매 순간 생각하고 숨을 쉬지는 않듯이, 인체가 현재 환경에 만족한 상태라면 체중을 의식적으로 염려할 필요가 없다. 다이어트를 하면 잠깐 동안 숨을 참을 수 있는 것처럼 체중 설정값을 일시적으로 무시할 수 있다. 그러나 우리가 이상적인 방향과 다른 쪽으로 나아가고 있다는 사실을 인체가 감지하는 순간, 바로 끼어들어 행동을 바로잡는다. 숨을 오래 참을수록 힘들어지고 속에서 빨리 숨을 쉬라는 아우성이 터져 나온다. 아무리 애써도 언제까지고 버틸 순 없다. 결국 다시 숨을 쉬면 고통은 사라진다.

다이어트를 할 때도 비슷한 보호 메커니즘이 작동된다. 스타벅스로 들어가 커피 향을 느끼며 모카커피와 글레이즈 도넛을 '간식'으로(710킬로칼로리) 주문하고 나면 숨 쉬기가 수월해진다. 체중 설정값이 의지와의 싸움에서 또 다시 승리를 거두는 순간이다.

다이어트는 건너뛰고 곧장 체중 유지로 들어가면 어떨까?

원래 계획은 기적의 다이어트로 체중을 줄이는 것이었다. 일단 살이 빠지면 식습관이 개선되고 운동도 더 열심히 하게 될 것이라고 예상했다. 그런데 여기서 다이어트는 건너뛰고 생활방식부터 바꿔보면 어떨까? 지금까지는 게으르게 생활했고 일주일에 두 번은 직접 만든 음식 대신 패스트푸드를 먹었다고 하자. 또 너무 피곤해

2부 · 무엇이 식욕을 유발할까

서 헬스장은 거의 안 갔다고 가정하자.

자, 다이어트는 하지 않고 직접 만든 양질의 음식을 먹고 일주일에 두 번씩 운동을 시작한다. 먹는 음식이 몇 칼로린지 계산하지 않는다. 그저 두어 가지 습관만 더 나은 방향으로 바꾼다. 이렇게 하면 아마도 체중이 극적으로 감소하지는 '않을' 것이다. 몇 주, 몇 달이 지나도 체중이 아예 줄지 않을 수도 있다. 웨이트트레이닝을 하는 경우 근육이 증가해서 체중이 오히려 더 늘어날 수도 있다. 하지만 개선된 식생활과 운동 습관을 꾸준히 이어가면 몇 개월 후 마침내 체중 조절 센터에 변화를 알리는 신호가 도달한다. 그 결과 체중 설정값이 낮아지고, 그렇게 오랜 시간이 지나고 나면 체중이 4.5킬로그램 정도 빠진다. 1년간 지속하면 10킬로그램이 빠질 수 있다. 다이어트로 살을 뺐을 때와 달리 인체는 체중 변화에 만족한다. 현재 체중이 인체가 정한 설정값과 일치하므로 극심한 허기를 느끼거나 대사율이 낮아지는 일도 없다. 날씬해졌지만 대사율은 오히려 증가하고 시간이 갈수록 체중 조절은 더욱 수월해진다. 인체는 현재 체중에 만족하고 이 평온함은 유지된다.

이것이 체중 설정값을 낮춰서 체중을 줄이는 한 가지 방식이다. 걸어서 출근하기, 일주일에 두 번 운동 모임이나 헬스장에 가기 등 식습관과 환경을 바꿔서 체중이 줄면 인체의 체중 조절 센터로 전달되는 신호가 바뀐다. 이것이 바뀌어야 체중을 성공적으로 줄일 수 있고 줄인 체중을 유지할 수 있다. 실제로 체중을 줄인 사람 또는 더 중요한 사례인 오랜 시간 동안 빠진 체중을 유지한 사람들과 이야기를 나눠보면 일상적인 식습관을 바꾼 게 체중 설정값을 낮췄다는 사실을 확인할 수 있다. 체중 설정값을 낮추는 구체적인 방법은 이 책 3부에서 설명한다.

새로운 다이어트 또는 새로운 인생?

체중을 똑같이 10킬로그램 줄인 두 사람이 있다. 한 명은 저열량 다이어트로, 다른 한 명은 생활방식을 바꾸고 체중 설정값을 줄여서 이 같은 결과를 얻었다면, 두 사람은 전혀 다른 특징을 보이게 된다.

저열량 다이어트를 한 사람은 생활방식을 바꾼 사람보다 목표 체중에 훨씬 더 빨리 도달할 수 있지만 체중 설정값은 바뀌지 않는다. 오히려 다이어트 때문에 설정값이 조금 높아진다. 그래서 시간이 갈수록 빠진 체중을 유지하기가 점점 힘겹다. 반면 생활방식을 바꾼 사람은 체중과 설정값이 일치한다. 체중을 줄이기까지 상당한 시간이 소요됐지만 빠진 상태가 유지된다. 시간이 갈수록 체형이 잡히고 대사율이 증가해서 체중 조절은 점점 수월해진다.

여러 다이어트법은 각각 어떤 결과로 이어질까? 인체 체중 설정값에는 어떤 영향을 줄까?

체중 10kg 감량

	다이어트	체중 설정값 변경
대사율	감소	증가
식욕	증가	정상
포만감	감소	정상
피로	느낌	느끼지 않음
삶의 질	낮음	높음
장기적인 결과	다이어트 전보다 체중이 더 늘어남	빠진 체중이 유지됨

표12.1 체중을 10kg 감량한 두 사람의 차이점 비교
한 명은 다이어트를 하고 다른 한 명은 체중 설정값을 바꾼 경우

저열량 다이어트

라이터라이프, 케임브리지 웨이트 플랜Cambridge Weight Plan, 슬림패스트SlimFast는 모두 섭취 열량을 하루 600~1,200킬로칼로리로 크게 줄이는 다이어트다. 일반적으로 이러한 종류의 다이어트는 식사 대신 다이어트 업체에서 판매하는 셰이크나 수프, 저열량 스낵바를 권장한다. 삶의 질을 지키고 싶다면, 다른 말로 바꿔서 먹는 능력을 유지하려면 장기적으로 실시하기에 적절치 않은 방법이다. 저열량 다이어트를 할 때 인체 대사에 생기는 변화를 앞서 설명했다. 이러한 다이어트를 장기간 지속하면 '체중 설정값이 증가한다.' 다이어트를 그만두면 빠진 체중이 전부 다시 돌아오고, 이어서 새롭게 설정된 값으로 체중이 조금 더 늘어난다.

환경이 우리 몸을 만든다

저지방 다이어트

업체 슬리밍 월드의 다이어트는 저지방 식단이 기본이다. 먹는 양은 제한하지 않지만 고지방 식품 대신 지방 함량이 낮고 포만감이 드는 식품을 권장한다. 지방은 살이 찐다는 잘못된 가정에서 나온(11장 참고) 이러한 권고에 따라 음식은 세 가지로 분류된다. 마음대로 먹을 수 있는 음식, 건강하게 추가로 먹을 수 있는 음식 그리고 시너지를 내는 음식이다. 마음대로 먹을 수 있는 음식은 이름 그대로 양의 제한 없이 마음껏 먹어도 되는 음식이다. 채소, 살코기, 과일과 함께 파스타, 쌀밥의 형태로 섭취하는 탄수화물도 포함된다. 건강하게 추가로 먹을 수 있는 음식은 양이 제한된다. 유제품, 시리얼, 빵 등이 여기에 해당된다. 시너지를 내는 음식은 비스킷, 초콜릿과 같은 '즐거움'을 주는 음식이다. 매일 5~15개 먹을 수 있다.

슬리밍 월드 다이어트에서 찾을 수 있는 체중 설정값과 관련된 장점은 직접 요리해서 먹도록 권장하고 자연식품 섭취를 독려한다는 것이다. 단점은 탄수화물 섭취량이 크게 늘어날 수 있고, 그 결과 인슐린 기능에 악영향이 발생할 수 있다는 것이다. 슬리밍 월드 다이어트로 체중 감량에 성공한 사람들은 대부분 시너지 음식에 든 초가공 탄수화물 섭취량을 줄인 결과 체중 설정값이 조금 낮아지면서 체중이 줄어든다.

저탄수화물 다이어트

앳킨스 다이어트, 구석기 다이어트, 덩컨 다이어트의 기본은 탄수화물을 적게 섭취하는 것이다. 탄수화물 섭취량을 하루 20그램 미만으로 줄이면 케톤체가 생성된다.

농구선수 르브론 제임스, 모델 킴 카다시안, 배우 할리 베리 등 수많은 유명인사가 이와 같은 케톤체 생성 식이요법을 지지한다. 체중 감량에는 효과가 있지만 여기에는 아주 달갑지 않은 부작용이 따른다. 머리가 지끈대는 두통부터 극심한 허약, 변비, 구역질, 구토부터 독감과 비슷한 증상까지 다양하다. 최소한 이 다이어트를 해서 배가 고플 일은 없긴 하다. 케톤체 생성 식이요법의 목표는 몸에 탄수화물을 공급하지 않음으로써 몸에 저장되어 있는 당이 쓰이도록 하는 것이다. 포도당으로 분해되는 음식을 일절 먹지 않으면 인체가 간에 저장된 당을 쓰게 된다.

지금까지 우리는 인체의 주요 에너지 저장고인 지방을 주로 살펴봤지만 1장에서 간도 에너지를 저장한다고 언급했었다. 굶주림을 견뎌야 하거나 다이어트를 하거나 또는 에너지를 다량 소비하지만 새로 들어오는 에너지는 많지 않은 마라톤 같은 상황에서 인체가 가장 손쉽고 빠르게 이용할 수 있는 것이 간에 저장된 에너지다. 간에는 2~3일치 에너지가 저장되어 있다. 앞에서도 설명했듯이 간에 저장된 포도당은 물에 둘러싸여 있으므로 지방에 비해 무게가 상당히 많이 나간다. 어떤 다이어트든 섭취 열량을 줄이면 초기에 체중이 줄어드는데, 이것은 간에 저장된 포도당이 소비되면서 나타나는 결과다. 이 에너지가 소진되면 간에서 포도당을 붙들고 있던 물도 사라지기 때문이다. 그 결과 처음에는 체중이 많이 줄지만 빠진 건

수분이지 지방이 아니다.

인체를 하이브리드 자동차에 비유해서 지방과 간이라는 두 가지 에너지원을 좀 더 쉽게 이해해보자. 하이브리드 자동차는 거의 배터리의 힘으로 달리지만 충전된 전기가 얼마 없으면 탱크에 저장된 휘발유를 사용한다. 인체도 이와 비슷하게 일상적인 기능은 간을 주요 에너지원으로 삼아서 수행하지만 저장된 에너지가 얼마 남지 않으면 에너지원이 지방으로 전환된다. 케톤체 생성 다이어트를 지지하는 사람들은 간에 에너지가 없는 상태, 즉 배터리가 다 된 상태로 몸을 쓴다. 간에 에너지가 '텅 비어버리면' 인체 기능은 전체적으로 효율이 떨어지고 지방에 저장된 연료도 더 빨리 소진된다. 그 결과 살이 빠진다.

케톤체 생성 다이어트의 또 한 가지 중요한 단점이 있다. 빠진 체중을 유지하려면 평생 탄수화물을 끊어야 한다는 것이다. 그러나 시내 중심가에서도 탄수화물은 거의 없으면서 영양소는 풍부한 식품을 찾기가 굉장히 어렵다. 극심한 부작용까지 감안하면 실천하기 매우 어려운 방법이다. 케톤체 생성 다이어트로 간의 포도당에 에너지가 바닥이 나면 인체는 지방을 '태우기' 시작한다. 뇌는 하는 수 없이 '케톤체'라는 연료를 에너지로 써야 하고, 다이어트 당사자도 그 변화를 느낀다. 실제로 이 다이어트의 지지자들은 뇌가 케톤체를 연료로 활용하면 정신이 각성되고 사고가 더 또렷해진다고 이야기한다. 그러나 생각의 속도가 빨라지고 명료해지는 것은 먼 옛날 인류의 선조가 먹을 것을 구하기 힘든 척박한 환경에 놓였을 때 생존에 도움이 되도록 진화한 특징일 수도 있다.

케톤체 생성 다이어트는 부작용과 알맞은 음식을 구하기가 어렵다는 점에서 매우 극단적이다. 이 다이어트를 하려면 결단력이 매우 강해야 한다. 간에 에너지가 없고 머리가 맑아지는 기분에 익숙해질 수도 있다. 나는 개인적으로 이 다이어트를 누구에게도 권하지 않는다. 이 책에서 살펴보는 대부분의 다이어트가 그렇듯이 케톤체 생성 다이어트 역시 살을 많이 빼더라도 다시 정상적인 식생활로 돌아오면 빠진 체중이 전부 되돌아오고 심지어 더 늘어난다.

간헐적 단식

간헐적 단식 중에서도 5:2 다이어트와 16/8 다이어트가 유명하다. 5:2 다이어트는 일주일에 5일은 평소처럼 먹고 비연속적으로 이틀은 섭취 열량을 500킬로칼로리 또는 600킬로칼로리로 제한하는 방식이다. 16/8 다이어트에서는 하루 중 8시간 동안은 음식을 먹고 나머지 16시간은 차와 커피, 물만 마신다. 아침 식사를 건너뛰거나 밤늦게 식사를 하지 않으면 얼마든지 실천할 수 있는 방법이다. 이 두 가지 방식 모두 몸에 좋은 음식을 먹고 가공식품과 패스트푸드는 피하라고 권장한다.

반짝 유행했다가 사라지는 수많은 다이어트법들과 달리 간헐적 단식은 저탄수화물 식이요법과 함께 꾸준히 인기를 얻고 있다. 그만큼 실제로 체중 감량 효과가 있다. 장기간 단식을 하거나 끼니를 거르면 체중이 감소한다고 믿던 때도 있었지만, 이제는 다 한물간

환경이 우리 몸을 만든다

이야기고 이제 사람들은 단순히 굶어서는 체중 감량이 지속될 수 없다는 사실을 잘 알고 있다. 그럼에도 간헐적 단식이 효과가 있는 이유는 무엇일까? 음식을 먹는 횟수가 줄고 가공식품과 정크푸드를 멀리하면 인슐린 기능과 오메가 지방의 비율이 개선된다. 그러므로 체중 설정값이 낮아질 수 있다.

채식과 완전 채식 다이어트

환경과 동물 복지에 관한 우려로 채식이나 완전 채식을 하는 사람이 많다. 그런데 이러한 식생활에 체중 감량 효과가 있을까? 이 책에서 설명한 대로, 체중 설정값이 증가해 체중이 늘어나는 주된 원인은 인슐린 기능의 변화와 음식으로 섭취하는 필수지방산 중에서 오메가-3가 오메가-6보다 부족해지는 것이다. 마사이족처럼 유목 생활을 하는 일부 부족은 동물의 고기와 피, 젖 등을 먹는 육식 생활을 하고 설탕과 탄수화물, 인공 식용유지는 먹지 않는다. 그 결과 이들은 체중 문제나 비만을 겪지 않는다. 그렇다면 육식과 정반대인 채식은 어떨까? 동물성 식품을 먹지 않으면 비만 위험성에 어떤 영향이 발생할까?

대부분의 채식주의자와 완전 채식주의자는 가공식품을 거의 먹지 않는다. 그 안에 동물성 식품이 들어 있기 때문이다. 그에 따라 설탕과 오메가-6가 함유된 식용유지의 섭취량이 전체적으로 줄어드는 긍정적인 효과가 나타난다. 그러나 오메가-6 함량이 매우 높은 식물성 유지로 튀긴 음식이나 견과류, 씨앗 섭취가 오메가 지방산 비율에 부정적인 영향을 준다는 점과 오메가-3를 얻을 수 있는 귀중한 원천인 어류를 먹지 않는 것 또한 이 비율에 악영향을 준다는 점을 아는 사람은 별로 없다. 유제품을 일절 먹지 않는 완전 채식의 단점은 하루에 필요한 에너지를 주로 빵과 파스타, 쌀에서 얻는다는 것이다. 이는 인슐린 기능에 나쁜 영향을 주고 최종적으로는 체중에도 좋지 않은 영향을 준다.

내 경험상 완전 채식이나 채식을 하는 사람들은 음식의 질에 훨씬 관심이 많고 직접 요리를 해서 먹는 경우가 많다. 또한 가공식품과 패스트푸드를 멀리 할 가능성도 더 높다. 설탕이나 밀과 같은 정제된 탄수화물을 과도하게 섭취하지 않는다면 체중 설정값이 감소하고 자연히 체중도 줄 것이다.

13 살찌는 터전

삶의 변화와 체중 설정값의 변화

.
:

어릴 때부터 비만은 아니었던 환자들 중에 많은 이들이 특정 시기에 살이 찌기 시작했다고 이야기한다. 그 전까지는 체중을 조절해야 할 필요가 없었다. 체중은 알아서 유지됐기 때문이다. 그러다 무슨 일이 일어나거나 삶에 변화가 생긴 후에 체중이 계속 늘어나기 시작했다. 체중이 증가하는 일반적인 사건은 다음과 같다.

1. 집을 떠나는 일
2. 대학 진학

3. 결혼

4. 야간 근무

5. 이직

6. 다른 나라로 이주

이러한 변화 이후에 체중이 많이 늘어나면 사람들은 체중을 줄여보려고 노력한다. 의사나 식이요법 전문가의 조언을 받아들여 저열량 다이어트를 시작한다. 최근에 나온 기적의 다이어트 책을 구입하는 경우도 있다. 초기에 일시적으로 체중이 줄지만 결국 체중 설정값은 더 높아진다. 진짜 문제는 이때부터 시작된다. 10년 혹은 20여 년간 다이어트를 반복하느라 체중 설정값이 쉴 새 없이 오르내리면 렙틴 저항성이 생기고(5장에서 설명한 내용) 그 결과 통제가 불가능한, 완전 비만의 길로 들어선다. 수많은 환자들이 같은 길을 거쳐 나를 찾아왔다.

앞서 3장부터 12장까지 왜 다이어트를 하면 체중 설정값이 오히려 높아지는지 설명했다. 다이어트는 인체에 앞으로 기근이 닥칠테니 대비하라는 신호로 작용한다. 그런데 나를 찾아온 이 환자들은 왜 삶의 변화를 겪은 뒤에 체중 설정값이 높아졌을까?

우리가 흔히 겪는 생활 사건들을 살펴보면서 환경 변화가 체중 설정값의 갑작스러운 변화와 체중 증가에 끼치는 영향을 알아보자. 설정값을 높인 요인을 알아내면 이 요인을 통제하는 방법에 더 가까이 다가갈 수 있을 것이다.

새롭고 낯선 세상

먼저 집을 떠나거나 대학에 진학하는 경우를 살펴보자. 이럴 때 왜 지방이라는 연료 탱크가 더 커질까? 인류의 지난 모든 역사에서 가족이 있는 부족이나 집을 떠나 야생으로, 식량을 구할 수 있을지조차 확신할 수 없는 미지의 장소로 떠나간 젊은이들이 어땠을지 생각해보자. 이처럼 불확실성이 큰 시기에는 인체가 연료 탱크를 더 키우는 것이 지극히 자연스러운 반응일 것이다. 이때 체중 설정값이 증가하는 것은 스트레스 호르몬인 코르티솔의 작용일 가능성이 있다. 오늘날 가족들과 함께 살던 집을 떠나 대학이라는 낯선 세상으로 떠나는 청년들의 몸에서도 똑같은 스트레스 호르몬이 만들어진다.[109] 염증 치료를 위해 코르티솔을 약으로 처방하면 식욕이 왕성해지고 음식을 찾는 행동이 부작용으로 나타난다. 기분이 다소 광적으로 변하기도 한다. 대학에 갓 입학한 신입생들에게서 많이 볼 수 있는 특징이다. 식욕이 증가하니 체중은 늘어난다. 그러므로 코르티솔 수치가 높아지면 체중 설정값이 증가한다. 보통 대학 신입생들은 체중이 5.5킬로그램 정도 늘어나는 경우가 많다.[110]

스트레스 → 코르티솔 증가 → 체중 설정값 증가

2부 · 무엇이 식욕을 유발할까

이로써 두 사람은 허기를 느끼게 되었음을 선언합니다

결혼은 어떨까? 결혼하면 남녀 모두 첫 2년 동안 결혼하지 않은 사람들보다 체중이 크게 는다.[111] 그 이유는 무엇일까? 이번에도 스트레스 때문일까?

다른 사람과 관계를 맺고 결혼을 하는 일도 상당한 스트레스를 유발할 수 있지만 결혼 후에 체중이 대폭 늘어날 만큼 영향을 주지는 않는다. 실제로 연구 결과에 따르면 결혼해서 잘 사는 부부는 독신으로 사는 사람보다 스트레스 호르몬인 코르티솔 수치가 훨씬 더 낮다.[112]

결혼은 가족을 꾸리는 출발점이 되는 경우가 많고, 갓 결혼한 사람들은 동거 중인 사람들보다 몇 년 내에 아이를 낳을 가능성이 더 높다. 스스로 의식할 수도 있고 무의식적으로 감지할 수도 있지만 결혼은 가족이라는 둥지가 만들어지는 신호탄이다. 오늘날 우리는 가정을 꾸리기 위해서 현실적인 계획도 세우고 금전적으로도 대비를 한다. 아기가 태어나면 함께 살 수 있도록 여유 공간이 충분한 집을 선택하고 저축을 한다. 이런 현실적인 문제가 해결될 때까지 결혼을 미루는 커플도 많다. 또 예기치 못한 일이 벌어졌을 때 집과 생활을 지킬 수 있도록 보험에 가입하기도 한다.

그러나 쉴 곳과 먹을 것이 갖춰진 이런 사치스러운 삶이 역사상 늘 가능했던 건 아니다. 현대에 들어서야 누리게 된 이 사치는 인간의 유전자가 이해하지 못하는 변화다. 선조들은 지난 인류 역사의 대부분을 유목하며 살아갔고 이들에게 주어진 유일한 '보험'은 기근

환경이 우리 몸을 만든다

에 대비하는 인체 기능이 전부였다. 그러므로 진화 관점에서 두 사람이 결혼을 하고 아기가 태어날 가능성이 높아지면 체중 설정값이 높아지는 것은 당연한 결과다. 임신이라는 사건이 발생하면 부모는 에너지 보유량을 늘려야 한다. 생물학적 관점에서 이러한 변화는 여성이 먹을 것이 부족한 상황에서도 임신을 유지하고 임신 기간 전체를 보다 안전하게 보낼 수 있는 전략이 된다. 또 남성은 새로 꾸려진 가정을 보호하고 먹을 것을 구해오는 능력에 도움이 된다.

여성의 인체에 지방 형태로 에너지가 더 많이 저장되면 향후 식량이 부족할 때 임신을 하더라도 아이를 안전하게 지킬 수 있다. 체중이 늘면 생식 기능도 향상된다. 남성에게는 아이를 낳을 반려자가 생기는 일 자체가 새로운 도전이다. 대부분의 포유동물에게서 공통적으로 이러한 특징이 나타나며, 특히 침팬지나 다른 영장류에서 비슷한 양상을 볼 수 있다. 영역을 지키고, 짝에게 접근하려는 다른 수컷을 물리치는 일은 먹이가 없는 상황에서라면 더욱 고된 일이 된다. 이럴 때를 대비할 수 있는 유일하고 합리적인 대비책은 체중을 미리 늘려놓는 것이다. 새로운 가족을 보호하고 부양하려면 더 큰 '연료 탱크'가 필요하다. 구체적으로 어떤 메커니즘을 통해 체중 설정값이 높아지는지는 불분명하다. 확실한 사실은 결혼 후에 남성의 테스토스테론 수치는 낮아지고 여성의 에스트로겐 수치는 증가한다는 것이다.[113] 남성은 테스토스테론이 낮아지면 가족을 안정적으로 지키는 데 도움이 되지만 동시에 체중이 증가한다. 여성의 경우 에스트로겐 수치가 높아지면 생식 기능이 향상되지만 지방

저장고, 특히 엉덩이와 가슴 부위에 지방이 늘어난다.[114]

결혼 후에 새 가정을 꾸리느라 체중 설정값이 증가하면 식욕 증가, 음식 찾기, 물건 모으기와 같은 행동과 욕구가 늘어나고 대사율이 낮아져서 체중 증가가 더욱 촉진된다. 그러므로 결혼한 후에 체중이 늘어나는 것은 '행복'하다는 증거이며, 이제 결혼했으니 외모를 '포기해서' 그렇다는 추측은 사실과 거리가 멀다고 생각한다. 결혼 후 체중 증가는 생물학적으로 예정된 결과다.[*]

결혼 → 테스토스테론 감소(남성) → 체중 설정값 증가

결혼 → 에스트로겐 증가(여성) → 체중 설정값 증가

야간 근무 간호사

수련의 시절에는 병동에서 밤새워 일하는 경우가 비일비재했다. 새벽 3시경 병원 전체에 찾아오는 고요함을 무척 좋아했던 기억이 난다. 야간 근무 중이던 친한 간호사들과 수다도 떨고 함께 웃음을 터뜨리기도 했었다. 야간 근무를 선택한 간호사들은 체구가 다른 간호사들과 달랐던 것으로 기억한다. 평균적으로 낮 근무를 하는 동료들보다 체중이 14킬로그램 정도 더 나갔다. 수련의의 관점에서, 혹시 이들이 과체중이거나 비만이라서 좀 더 평온하게 일할 수

---

[*] 진심으로 사랑하는 사람을 만나 동거를 시작한 후에 살이 찌기 시작했다고 이야기하는 사람도 있다. 이러한 삶의 변화도 결혼과 동일하게 생물학적으로 가정을 꾸리려는 반응을 촉발한다. 꼭 혼인 서약서를 써야 체중 설정값이 변하는 건 아니다!

있는 야간 근무를 택한 건 아닐까, 하고 생각했었다. 나중에 클리닉에서 비만 환자들과 대화를 나누기 시작한 후에야 그게 아니라 야간 근무가 체중 증가를 '유발'했다는 사실을 깨달았다.

이제는 야간 근무가 심장질환과 당뇨 그리고 비만 위험성을 높인다는 사실이 명확히 입증됐다. 최근에 실시된 한 연구에서는 참가자들을 대상으로 밤 시간에 일하는 근로자들이 겪는 것과 동일한 수면 교란을 겪게 한 후 생물학적으로 일어나는 변화를 분석했다. 그 결과 인체의 핵심적인 체중 조절 장치인 렙틴 호르몬 수치가 감소했다.[115] 일반적으로 다이어트를 하면 렙틴 농도가 감소하고, 이어 체중이 더 줄어들지 않도록 인체가 스스로를 보호하기 시작하면 식욕이 증가하고 대사율이 감소한다. 이 연구에서 수면 패턴이 바뀐 참가자들은 섭취 열량을 제한하는 등 렙틴 수치를 떨어뜨릴 수 있는 체중 감량은 시도하지 않았다. 즉 렙틴 수치가 떨어진 것은 전적으로 수면 패턴이 바뀐 결과였다. 렙틴 농도가 감소하면 빠진 체중이 다시 늘어날 뿐만 아니라 체중 설정값이 상향 조정되어 체중이 증가된다. 이 연구에서는 야간 근무의 영향으로 체내 인슐린과 코르티솔이 '모두' 증가한다는 사실도 확인됐다. 대학 신입생들의 체중을 증가시킨 스트레스 호르몬이 야간 근로자들의 몸에서도 급증했다.

야간 근무 → 렙틴 감소 → 인슐린 증가(렙틴 저항성)
+ 코르티솔 증가 → 체중 설정값 증가

2부 · 무엇이 식욕을 유발할까

내가 만난 환자들 중에는 다국적 기업에서 근무하며 크게 성공한 사람들도 있다. 이런 직종은 업무 스트레스가 많을 뿐만 아니라 수시로 장거리 비행을 하는 경우가 많고 그로 인해 계속해서 수면 장애를 겪는다. 야간 근무 간호사들처럼 이들의 체중 설정값도 중책을 새로 맡게 된 시점부터 상향 조정되기 시작한다.

제3의 눈

수면 장애가 발생하면 인체 대사에 어떤 큰 변화가 일어날까? 야간 근무자나 세계 곳곳으로 출장을 다니는 회사 중역들은 왜 체중 설정값이 증가할까? 빛이 잦아들고 어둠이 찾아오면 멜라토닌이 분비되고 인체의 낮과 밤의 주기가 관리된다는 사실은 오래전에 밝혀졌다. 동물이 밤이 되면 잠을 자고 해가 뜨면 잠에서 깨어나는 것도 멜라토닌의 작용이다.* 최근에는 멜라토닌이 잠이 들거나 잠에서 깨는 행동에 영향을 줄 뿐만 아니라 인체 대사에도 관여한다는 사실이 뚜렷하게 밝혀졌다.

멜라토닌은 눈 바로 뒤쪽에 있는 송과선에서 만들어진다. 송과선은 5밀리미터 크기의 작은 솔방울처럼 생겼다고 해서 붙여진 이름이다. 원래 송과선은 빛을 감지하는 기관으로, 눈과 신경이 연결되어 있다. 주변에 빛이 없어지고 송과선이 이를 감지하면 멜라토닌이 분비된다. 수면 호르몬인 멜라토닌은 '제3의 눈'처럼 줄어드는 빛

---

* 주행성, 즉 낮 시간에 깨어 있고 활동하는 동물들에서 나타나는 특징이다.

을 인식하고 인체가 잠들 준비를 하게 한다. 그러므로 빛과 어둠은 송과선에 중요한 신경생물학적 인자로 작용한다.

멜라토닌이 잠을 촉진하는 기능과 함께 렙틴 민감도를 높이고 코르티솔을 감소시키는 중요한 대사 기능을 수행한다는 근거가 계속 밝혀지고 있다.[116] 렙틴에 민감하게 반응하면 체중 설정값이 안정화된다. 그러나 야간에 일을 하거나 어둡지 않은 낮 시간에 잠을 자려고 애쓰는 경우처럼 송과선에 전달되는 자극이 감소하면 멜라토닌 분비량도 줄고 렙틴 민감도도 감소한다. 그 결과는 충분히 예상할 수 있을 것이다. 체중 설정값이 높아진다.

멜라토닌 감소 → 렙틴 저항성 + 코르티솔 증가
→ 체중 설정값 증가

송과선의 작용과 멜라토닌이 렙틴과 코르티솔, 인체 대사에 끼치는 영향은 계속해서 연구가 진행되고 있다. 일부 과학자들은 네온 사인이 화려하게 켜진 도시처럼 어둠이 '없는' 환경이 도시에 사는 사람들의 대사에 큰 영향을 줬을 가능성이 있으며 멜라토닌 결핍이 당뇨와 비만에 영향을 주는 것으로 추정한다.

새로운 체중으로 가는 여권

이전까지 체중 문제로 고민한 적이 한 번도 없다가 체중이 갑작스럽게 증가한 경우, 이주가 원인이 되는 경우가 있다. 갈수록 흔해지고 있는 생활 사건이다. 우리에게는 '하늘을 나는' 이동 수단이 생겼고, 이제 사람이라는 생물종은 서식지를 집과 멀리 떨어진 곳으로 바꿀 수 있게 되었다. 계절이 바뀌면 서식지를 옮기는 철새와 달리 인간은 경제적 여건이나 가족 문제로 이주를 결정하는 경향이 있다. 또한 새들은 다가올 미래에 건강을 지킬 수 있는 환경으로 옮겼다가 여름이 되면 반드시 원래 있던 곳으로 돌아온다.

다른 나라로 사는 곳을 옮기면 뇌가 미래에 필요한 가장 안전한 에너지 보유량을 계산하기 위해 참고하는 환경적 단서에 영향이 발생한다. 그로 인해 인체가 기근이나 식량 부족 사태가 온다고 감지한다면? 기나긴 겨울이 곧 다가온다고 생각한다면?

나는 아시아나 아프리카에 살다가 영국으로 이주한 후 체중이 불어나기 시작했다는 환자를 많이 만났다. 이주 직후부터 체중이 늘어난 사람도 있고, 몇 개월 또는 몇 년 후부터 늘었다는 사람도 있다. 체중 변화는 대부분 전통적인 음식 대신 서구화된 음식을 먹으면서 시작된다. 마찬가지로 영국에서 미국으로 여행을 간 사람들도 몸무게가 늘어난다. 재미있는 사실은 미국에서는 '미국 몸무게'가 유지되다가 영국으로 돌아오면 '영국 몸무게'로 돌아오고 그 상태가 유지된다는 것이다. 두바이로 이주한 미국인들은 체중이 감소하고 두바이로 출장을 온 영국인들은 체중이 늘어난다. 같은 나라 '안'에서도 갑자기 체중이 변하기도 한다. 시골에 살던 인도인이 일자리를 구하기 위해 도시로 이주하면 체중이 늘어난다.

서구식 식생활을 하는 환경으로 주거지를 옮기면 대부분 체중 설

　　　　　　　　　　　환경이 우리 몸을 만든다

정값이 증가한다. 내가 찾아낸 흥미로운 사실은 똑같이 서구식 음식을 접할 수 있는 환경이라도 나라마다 체중이 증가하는 정도가 다르다는 점이다. 정확하게는 각 나라에서 구할 수 있는 음식의 오메가 지방산 특성에 따라 좌우되는 것으로 추정된다. 체중이 가장 크게 느는 나라 1위는 미국이다. 미국으로 이주한 사람들은 몸무게가 늘어나고 미국을 떠나면 체중 설정값이 줄어든다. 2위는 아랍에미리트, 3위는 북유럽 국가들이고 이어 유럽 남부, 뭄바이나 델리 같은 개발도상국의 대도시가 순위를 차지한다.

9장에서 서구식 식생활에 노출된 인구 대부분이 필수지방산인 오메가-3는 부족하고 오메가-6는 지나치게 많다고 설명했다. 패스트푸드와 모든 가공식품에 오메가-3 함량은 낮고 오메가-6 함량은 높은 특징이 큰 몫을 한 결과다. 이러한 종류의 식품에 노출되면 두 지방산의 비율이 인체 세포막에 그대로 반영된다. 그리고 유전적으로 비만에 취약한 경우, 즉 그레이하운드가 아닌 래브라도에 해당하는 사람의* 경우 세포막의 그와 같은 변화가 체중 증가로 이어진다.[17] 비만에 취약하지 않은 사람은 서구식 식생활에 노출되어도 세포막에 변화가 생기지 않고 따라서 체중은 증가하지 않지만 관절염, 심장질환 등 현대 사회의 다른 질병이 촉발될 수 있다.

---

* 래브라도종 개는 비만에 취약한 유전자 돌연변이가 일어나는 경우가 많다. 래브라도와 그레이하운드의 비만 유전자는 어떻게 다를까? 두 종류의 개에게 오메가-3가 제거된 사료를 주면 래브라도는 과체중이 되지만 그레이하운드는 먹고 싶은 만큼 실컷 먹어도 몸무게가 늘지 않는다. 사람에서도 비만의 유전적 민감도에 따른 이러한 차이가 극명하게 나타난다.

특정 국가의 음식에서 나타나는 오메가-3와 오메가-6의 비율이 그 나라 인구의 세포막에 그대로 반영된다는 사실은 내가 환자들에게서 관찰한 결과와 일치한다. 상담 내용을 통해 환자들이 다른 나라로 이주해서 서구식 식생활에 노출된 이후 체중 설정값이 바뀌었고 그에 따른 변화를 겪었음을 알 수 있었다. 유럽과 미국, 아랍에미리트에 사는 사람들은 모두 '서구식 식생활'을 하지만 실제로 섭취하는 음식에는 차이가 있다. 예를 들어 미국에서는 총 섭취 열량의 70퍼센트를 가공식품으로 얻는다.[18] 미국 여행을 가본 사람은 미국에서 건강한 음식을 먹기가 얼마나 어려운지 체감하게 된다. 영국의 경우 가공식품으로 총 섭취 열량의 50퍼센트를 얻는다. 다른 유럽 국가에서는 이 비율이 더 낮다. 독일 46퍼센트, 오스트리아 35퍼센트, 슬로바키아 20퍼센트, 그리스와 이탈리아는 13퍼센트다.[19]

다른 나라로 이주하면 그 나라 음식에 함유된 오메가 지방산을 먹고 그 비율대로 세포막에 변화가 생긴다. 이주한 국가에서 가공식품과 패스트푸드에 더 많이 노출돼서 오메가-3 대비 오메가-6를 훨씬 더 많이 섭취하면 체중 설정값은 증가한다. 반대로 새로 옮겨간 국가에서 이전보다 오메가-3 대비 오메가-6 비율이 낮은 음식을 접하면 체중 설정값은 떨어진다. 환자들의 이야기에 따르면, 새로운 환경에서 접한 음식의 질적 특성에 따라 체중이 늘어나거나 줄어든다. 식생활이 바뀌고 세포 대사에까지 영향이 미치려면 시간이 걸리므로 보통 이러한 변화는 이주하고 몇 개월 후에 나타난다.

환경이 우리 몸을 만든다

가공식품 섭취 증가 = 오메가-3 대비 오메가-6 섭취 증가

→ 세포막의 오메가-3 대비 오메가-6 비율 증가

→ 인슐린 저항성 증가 + 렙틴 저항성 증가 → 체중 설정값 증가

몸속 미생물로
살을 뺄 수 있을까

　　　　　외부 환경이 체중 설정값에 이토록 큰 영향을 준다면 인체 내부 환경은 어떨까? 최근 들어 위장에 사는 수십 억 마리의 세균과 균류, 바이러스로 구성된 미생물 생태계에 관심이 급증하는 추세다. 이러한 미생물에 따라 체중이 쉽게 늘어나거나 줄어들 수 있을까?

　2014년부터 과학계 학술지에 장내 미생물 구성의 변화가 비만과 관련이 있다는 논문이 다수 발표됐다. 미생물 생태계에 관한 연구는 아직 초기 단계이므로 신중하면서도 열린 마음으로 접근할 필요가 있다. 위장염을 한바탕 겪어보면 장내 세균이 건강에 얼마나 지대한 영향을 주는지 똑똑히 알게 된다. 그런데 특정 세균, 예를 들어 대장균이 위장염 증상과 어떤 관련성이 있는지는 명확히 알 수 있다 하더라도 장에 사는 1,000여 종의 세균이 비만과 어떤 관계가 있는지는 알아내기가 쉽지 않다. 세균 데이터와 체중 변화 결과가 갑자기 마구 쏟아지고 있지만 위장염 증상처럼 관련성이 명확하지 않

으므로 그 두 가지를 무조건 일대일로 대응시킬 수는 없다. 수많은 연구 결과 중에는 연구 품질에 문제가 드러나 신뢰성이 떨어지는 경우도 섞여 있어서 갈수록 혼란만 커지고 있다.

게다가 장내 세균은 우리가 먹는 음식에 영향을 받는다. 섬유질이 적은 전형적인 서구식 음식을 먹으면 장내 미생물 생태계는 다양성이 감소한다. 그러므로 장내 미생물 변화가 비만에 끼치는 영향을 알아내려면 서구식 식생활이 비만을 일으킨다는 사실과 서구식 식생활이 장내 세균을 변화시킨다는 사실을 분리해야 하는데 이건 불가능하다!

그럼에도 과학계와 언론이 체내 미생물 생태계와 비만이 관련 있다는 가능성에 이토록 큰 관심을 기울이는 이유는 무엇일까? 건강식품을 판매하는 곳에 가보면 그 이유를 명확하게 알 수 있다. 매장의 상당한 면적을 프로바이오틱스 제품이 차지하고 있다. 주로 과학자들이 '유익한 균'이라고 밝힌 세균이 들어 있는 캡슐 제품들이다. 2016년에 4조 4,600억 원 규모였던 프로바이오틱스 산업은 2022년에 관련 연구 개발 사업과 프로바이오틱스 및 의료용 식품 형태의 치료를 모두 합한 미생물 생태계 시장으로 성장하여 규모가 7조 7,000억 원에 달할 것으로 추정된다. 자체적으로 연구비를 충당하는 경우도 많은 데다가 호기심 많은 언론의 관심으로 한창 가속이 붙어 매년 9퍼센트 이상 성장하고 있다.

미생물 생태계가 앞으로 여러 질병을 이해하는 데 중요한 역할을 할 것이라 생각하지만, 현 시점에서는 체중 설정값과 직접적인 인과관계가 있다고 할 만한 근거가 없다.

체중을 줄이는 유일한 방법:
체중 설정값을 낮춰라

누차 강조했듯 지속적인 체중 감량은 식생활과 생활 방식을 평생 동안 조절할 때만 가능하다. 그 조절은 체중 설정값을 낮추고 삶의 질을 높이는 방향이어야 한다.

체중 설정값은 식생활과 환경에서 얻는 신호에 반응하여 높아지거나 낮아진다. 이 기본 원칙을 이해했으니 이제 각자에게 꼭 맞는 변화 계획을 수립할 차례다.

이 책의 마지막 부분에서는 다음 요소를 변화시켜 체중 설정값을 낮추는 '방법'을 상세히 설명한다.

1. 환경과 심리 건강
2. 먹는 음식과 식습관
3. 활동과 생활방식

이 책 전반에 걸쳐 설탕과 고도로 정제된 탄수화물인 빵, 파스타 등을 먹으면 기분이 얼마나 좋아지는지 이야기했다. 우리는 설탕을 먹으면 기분이 좋아지게 되어 있고 이때 느끼는 도취감은 마약 중독자가 마약을 복용할 때와 비슷하다. 우리가 이상해서가 아니라, 그렇게 느끼도록 진화했다. 그래서 수많은 사람들이 설탕과 밀 음식이 주는 쾌락과 즐거움에 중독되어 괴로워한다. 이러한 음식 중독은 이겨내기가 어렵다. 이 점을 고려하여, 한 심리학자의 도움으로 이 같은 문제에 도움이 될 수 있는 심리적인 기법도 따로 설명할 예정이다.

환경이 우리 몸을 만든다

건강한 삶을 위해

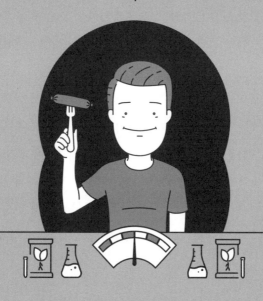

14 준비
단계

집과 마음을 준비하라

∶

DIY 가구 조립은 내게 가장 끔찍한 악몽이다. 살면서 이렇게 크게 좌절한 적이 없다. 외과의사라 손을 꽤 잘 쓰는 편인데도 DIY는 아주 간단한 물건도 너무 어렵다. 어쩌다 주말에 이케아 매장에 가면 식은땀부터 흐른다. 스칸디나비아풍의 세련되면서도 단순해 보이는 가구를 덜컥 사버린 다음 집에 와서 상자를 열어보면 수백 개쯤 되는 것 같은 각양각색의 못과 나사못, 와셔, 모양과 크기가 전부 다른 나무판 여러 개가 쏟아진다. 그제야 내가 왜 맛있는 미트볼을 먹을 수 있는데도 이케아 매장에 잘 가지 않았는지가 떠오른다. 짜증이 치밀 만큼 비좁은 공간에서 바닥에 무릎을 꿇고 앉아 또는 온몸이 이리저리 꼬인 아주 불편한 자세로 몇 시간을 들여 실컷 못을 끼우고 나면 그제야 설명서를 제대로 읽지 않았다는 사실을 깨닫는다. 전부 분해해서 다시 처음부터 해야 한다…. 겨우 겨우 캐비닛을 완성하고 보니 너무나 불길하게도 나사가 여분보다 더 많이 남아 있다. 이 나사들이 했어야 하는 기능은 2년쯤 지난 뒤 캐비닛 문이 똑바로 닫히지 않을 때 뚜렷하게 드러난다. 억지로 문을 세게 닫으면 기다렸다는 듯 캐비닛 다리 하나가 내려앉는다.

DIY 사태를 곰곰이 되짚어보면 간단한 실수를 계속 반복했다는 사실을 알 수 있다. 설명서를 제대로 읽지 않는 것, 조립 전에 충분히 시간을 들여 준비하지 않은 것, 급하게 조립한 것 그리고 가장 중요한 실수는 현실적인 목표를 세우지 않은 것이다. 이 복잡한 캐비닛을 금세 뚝딱 만들 수 있으리라 예상했다니.

바로잡으려면
준비가 필요하다

이번 장에서는 체중 설정값을 바꾸기 위해 반드시 필요한 준비 단계를 설명한다. 복잡한 DIY 가구를 조립할 때와 마찬가지로 시작 전에 기초 작업을 제대로 해놓지 않으면 결국 실패하거나 크게 실망할 가능성이 높다. 생활환경과 살아가는 방식, 습관의 아주 작은 부분을 바꾸는 것이 우리의 목표다. 인체의 체중 조절

건강한 삶을 위해

센터가 이 변화를 감지하면 체중 설정값이 줄어들고 그러면 체중도 줄어든다.

필요한 준비 작업을 정리해보자.

1. 현실적인 기대
2. 문제 해결 방법 이해하기
3. 집 안 환경 정비하기
4. 시간

현실적인 기대

체중을 감량하고 그 상태를 장기간 유지하려면 현실적인 목표를 잡아야 한다. 이는 꼭 필요한 준비 단계다. 체중 감량이라는 결실은 스스로 합리적으로 판단할 때 성취 가능한 목표를 얼마나 정직하게 알고 결정하느냐에 달려 있다.

성인이 된 후 몸무게가 크게 늘었다면, 생활방식을 가능한 선에서 최대한 바꿔도 열여덟 살 때 체중으로 돌아가기는 어렵다. 그때와 지금은 몸이 생물학적으로 다르기 때문이다. 또한 가족들이 다들 '한 덩치'하고 아주 강력한 비만 유전자를 물려받았다면 날씬해질 정도로 살을 빼기는 어려울 수 있다. 이런 경우 체중을 어느 정도 줄여서 지금보다 건강하고 행복해진다는 목표를 세울 때 달성 가능성도 훨씬 더 높아진다.

앞서 설명했듯이 특정 환경에서 체중이 늘어나는 경향은 사람마다 다르다. 체중 설정값을 낮추기 위해 새로운 습관을 만들거나 환경을 바꿀 때도 마찬가지다. 이러한 변화를 시도할 때 주된 목표는 체중 감량이겠지만, 궁극적으로는 더욱 건강해지는 것 그리고 오래오래 더 행복하게 사는 것을 목표로 삼는 것이 중요하다. 앞으로의 삶을 떠올릴 때 허리둘레가 쑥 줄어든 모습과 건강하고 행복하게 살아가는 모습을 떠올리고 그 목표를 이루는 데 집중하자. 목표만큼 몸무게가 줄지 않는다고 좌절할 필요는 없다. 처음부터 기대가 비현실적이었거나, 몸에서 그만한 변화가 일어나기에는 아직 시간이 충분히 흐르지 않았을지도 모른다.

먹는 양을 줄여서 단기적으로 살을 빼는 방식과 달리, 자신에게 잘 맞는 생활방식을 수용하고 환경의 여러 위험요소로부터 몸을 보호한다면 시간이 갈수록 가속이 붙어 효과가 점점 더 크게 나타날 것이다.

비현실적인 기대를 안고 비만대사 수술을 받으러 오는 사람들이 있다. 체중을 120킬로그램에서 60킬로그램까지 줄이지 못한다면 절대 행복해질 수 없다고 이야기하는 사람들이다. 중년의 나이에, 지금껏 살면서 날씬했던 적도 없고 통통했던 적도 없는 사람이 깡마른 몸매를 갖고 싶다고 이야기한다. 나는 수술을 받으면 몸무게가 80~85킬로그램까지는 줄겠지만 60킬로그램은 될 수 없다고 설명한다. 그럼에도 비현실적인 기대를 놓지 않으면 수술이 성공적으로 끝나고 예상대로 몸무게가 80킬로그램이 되어도 크게 실망하고 실패했다고 생각한다. 성공의 핵심은 열린 마음으로 현실적인 목표를 정하는 것이다.

문제 해결 방법 이해하기

체중을 진지하게 줄이고자 한다면 이 책 앞부분을 다 건너뛰고 지금 이 부분으로 와서 체중 감량 프로그램부터 시작하려고 하면 안 된다. 체중이 조절되는 방식과 인체가 환경과 상호작용하는 방식을 이해해야 이 프로그램으로 효과를 볼 수 있다. 무엇보다 체중 설정값 개념을 제대로 이해해야 한다. 이것이 성공의 열쇠다. 구성이 복잡한 가구를 조립하려면 먼저 설명서부터 찬찬히 읽고 이해해야 하는 것처럼 체중 감량 프로그램에 돌입하기 전에 체중 조절에 관한 새로운 개념들부터 알아야 한다. 그래야 나중에 좌절하지 않는다. 이미 다 읽었지만 아직 확실하게 이해하지 못했다면 1부, 2부로 돌아가서 문제와 해결책을 다시 살펴보기 바란다.

집 안 환경 정비하기

다른 나라로 이주하면 그 나라에서 먹는 음식이 몸에 그대로 새겨진다. 건강한 음식을 먹으려고 아무리 노력해도 살고 있는 나라의 주된 음식과 식문화가 더 큰 영향을 준다. 이 책의 주된 목표는 체중 설정값을 낮춰서 체중을 감량하고 그대로 유지할 수 있도록 돕는 것이다. 그 유일한 방법은 인체가 받는 환경 신호를 바꾸는 것이다. 그래야 이 목표를 이룰 수 있다. 산업화된 음식(그리고 스트레스)이 주는 영향에 고스란히 노출되어 그에 따르는 악영향으로 인체 대사가 혼란에 빠지고 그 결과 체중이 늘고 비만이 되는 상황을 바라는 사람은 아무도 없을 것이다.

체중을 줄이고 그 변화가 지속되기를 원한다면 '산업화'된 식품이나 가공식품에 의존하지 말아야 한다. 그런 식품에는 설탕과 밀, 식물성 유지가 지나치게 많이 들어 있다. 건강한 식생활을 만드는 가장 확실한 방법은 신선한 재료를 구입해서 '직접 음식을 만들어 먹는 것'이다. 굉장히 중요한 문제다. 체중 감량의 성공 여부는 스스로 무엇을 먹어야 하는지 이해하고 있느냐에 달렸다. 또한 그 음식이 정말로 맛있다고 느낄 때, 먹고 싶다는 기분이 들 때 성공할 수 있다. 이런 결과를 얻는 가장 좋은 방법이 직접 요리를 해서 먹는 것이다.

주방장은 바로 나

요리를 한 번도 해본 적이 없어도 괜찮다. 지금부터라도 배우면 된다. 요리는 크게 고생하지 않고도 체중을 줄이고 동시에 훌륭한 음식을 먹을 수 있는 방법이다. 요리는 삶을 더욱 풍요롭게 만든다. 요리 실력이 영 별로라면 수업을 듣거나 친구나 가족에게 배우는 방법이 있다. 온라인으로 무료 수업을 받을 수도 있다. 요리사 제이미 올리버만 하더라도 다양하고 신선한 재료로 만들 수 있는 여러 가지 요리법을 온라인을 통해 알려준다. 구스토Gousto나 헬로프레시HelloFresh와 같은 배달 업체를 이용하는 것도 요리 실력을 키울 수 있는 또 다른 방법이다. 이러한 업체들은 신선한 식재료를 대문 앞까지 배달해준다. 배달된 상자 안에는 그 재료로 음식을 만드는 방법도 간단히 나와 있다. 그대로 만들기만 하면 푸짐하고 영양가도 높은 한 끼 식사를 식당 못지않게 완성할 수 있다. 가족이 다 함께 만들면 그 자체로 사회 활동이 된다. 서로 번갈아가며 무엇을 만들고 누가 요리를 할지 정할 수도 있다.

요리는 즐거워야 한다. 우리가 애초에 인간이 될 수 있었던 것은 요리를 시작하면서부터였다. 다양한 방법을 익히고 나면 하루 중 가장 기다려지는 시간이 될지도 모른다. 실제로 음식을 만들고 집중하는 동안 자연스럽게 긴장이 풀어진다. 나중에는 요리가 삶에서 아주 중요한 부분을 차지하고, 나아가 다음 세대에 전해줄 만한 무언가를 남기게 될지도 모른다.

요리가 즐거운 경험이 되기 위해서는 기본적인 냄비와 팬, 접시를 갖추는 것도 중요하다. 나는 칼 세트와 칼 가는 도구, 두툼한 도마와 식품용 블렌더에 투자할 것을 추천한다. 냉장고를 냉동실까지 싹 비우고 신선한 음식으로 다시 채워 넣어야 할 수도 있다. 라디오를 켜거나 와이파이 스피커로 노래를 틀어 놓고 요리하는 시간을 긴장을 시원하게 푸는 기회로 삼아 즐기길 바란다. 요리와 음악에 집중하다 보면 모든 문제와 걱정이 흐릿해진다. 이렇게 새로 익힌 요리 실력을 가족과 친구들에게도 마음껏 보여줄 날이 올 것이다.

악조건을 만들지 말자

시작하기 전에 준비해야 할 또 한 가지는 집 안 환경, 특히 거실과 침실을 정비하는 일이다. 이 프로그램에는 충분한 수면도 포함된다. 그러려면 잠자리에 들기 전에 한두 시간 전부터 조도를 낮추어야 한다. 사용 중인 전구를 지금보다 와트가 더 낮은 것으로 교체하거나 저조도 탁상 램프를 하나 마련한다. 조광 스위치를 설치하는 방법도 있다. 잠들기 전에 편안하게 쉬면서 읽을 책을 골라보는 것도 좋다.

참, 집 환경을 정비할 때 마지막으로 꼭 해야 할 일이 있다. 체중계는 갖다 버려라! 체중은 분명히 줄고 몸은 더 건강해질 것이다. 너무 스트레스를 받아 가며 체크하지 말자. 억지로 체중을 줄이고픈 충동이 들더라도 참아야 한다.

가족과 일에서 생기는 스트레스를 줄여라

지금까지 우리는 환경이 체중 설정값에 영향을 줄 수 있다는 사실을 배웠다. 이와 함께 살면서 발생하는 외부 스트레스와 불안감 역시 체내 코르티솔 수치에 영향을 줄 수 있으며 이는 인체가 판단하는 적정 체중과 '연료 탱크'의 크기를 좌우한다. 스트레스가 극심할 때 인체는 다친 동물처럼 반응한다. 즉 코르티솔이 몸에 저장된 에너지를 쉽게 쓰면 안 된다는 신호로 작용한다. 그러면 체중 설정값이 증가한다.

엄청난 스트레스를 주고 코르티솔 수치와 체중에 영향을 주는 일이 있는데 상황을 마음대로 조절하기 힘들 수 있다. 체중 감량 프로그램을 시작하기 전, 자신에게 이런 요소가 무엇인지 잘 살펴볼 필요가 있다. 업무 스트레스가 특별히 심한 직장에 다니고 있는가? 가정에서 스트레스를 주는 가족이나 그런 관계 또는 문제가 있는가? 출퇴근이 매우 힘든 편인가? 돈 걱정을 놓을 수가 없는가? 이러한 요소는 식생활 못지않게 중요하다. 이런 문제를 해결하지 못하면 체중 설정값을 낮추기가 더욱 힘들다. 다른 건 다 실패하더라도 수면과 운동, 음악, 마사지, 춤, 웃음이 코르티솔 감소에 분명 도움이 된다는 사실을 기억하자.

이제 시작할 시간

준비는 거의 끝났다. 더 건강해지고 날씬해지겠다는 현실적인 목표를 정하고, 이 책을 통해 체중이 조절되는 방식과 주방, 집 환경을 어떻게 정리해야 하는지도 이해했다. 마지막 남아 있는 가장 중요한 요건은 '시간'이다. 생활방식에 변화를 주려면 몸에 좋은 신선한 음식을 구하기 위해 장을 보러 가고 그 재료로 요리를 하고 활동적인 일을 하고 휴식을 취할 수 있는 시간이 필요하다.

스스로를 돌볼 수 있는 시간을 내면 만사가 수월해진다. 체중 감량은 새로운 몸, 새로운 삶을 만드는 일이고 그러려면 시간을 투자해야 한다. 일이 너무 바쁘거나 가족 일 또는 다른 일에 매어 있다면 한 걸음 뒤로 물러나 현재의 삶을 살펴볼 필요가 있다. 변화에 필요한 귀중한 시간은 어떻게 확보할 수 있을까? 남는 시간이 있지만 아무 생각 없이 넷플릭스나 소셜미디어 게시물을 보느라 낭비하고 있는지도 모른다. 자신의 생활방식과 하루하루 매일 하는 일들을 진지하게 들여다보고 체중 감량에 필요한 시간을 어디에서 끌어낼 수 있을지 살펴보자. 이건 누가 대신해줄 수 없는 일이다. 비생산적인 활동을 그만두거나 줄이면 분명 한두 시간 정도 시간을 낼 수 있을 것이다.

즐겨야 효과가 있다

체중 설정값을 낮추려는 노력의 핵심은 먹는 음식과 생활방식을 바꾸는 것이다(뒤에 두 장에 걸쳐 자세히 설명한다). 이러한 변화로 삶의 질이 향상되고 더 행복해진다면 앞으로도 꾸준히 실천할 가능성이 높다. 하다 보면 보너스로 체중이 줄고 체중 설정값이 조정된다. 단기 다이어트와는 방식이 정반대다. 단기 다이어트는 성취감도 없고 좌절과 허기만 잔뜩 안겨줄 뿐만 아니라 살이 빠지더라도 결국 오래 지속할 수가 없다.

마음의 준비

체중 설정값을 낮추기 위해서는 인슐린 기능이 반드시 정상으로 돌아와야 한다. 정상이란 혈당이 더 이상 급증하지 않는다는 것을 의미한다. 다음 장에서 자세히 설명하겠지만, 이런 변화를 위해 식습관을 바꾸려면 우선 마음의 준비가 필요하다. 앞에서 설명했듯이 설탕과 고도로 정제된 탄수화물은 뇌의 보상 경로를 직접적으로 자극한다. 그 결과 뇌에서 도파민이 쏟아지고 기분이 좋아진다. 도파민은 설탕이 들어간 음식을 먹은 후에 또는 섹스 후에 자연스레 분

건강한 삶을 위해

비된다. 문제는 알코올, 니코틴, 코카인, 헤로인과 같은 마약을 복용해도 동일한 보상 경로가 활성화된다는 것이다. 이때 발생하는 보상은 너무나 강력해서 그 기분에 푹 빠지게 된다. 마약이든 섹스든 설탕이든 기분을 좋게 하는 모든 것에는 중독성이 있다. 현재 당신도 설탕 중독일지 모른다. 그 정도가 가벼울 수도 있고 심할 수도 있지만 어느 쪽이든 설탕을 줄이면 '금단 증상'이 나타날 것이다. 그렇게 되면 두통과 근육통, 피로감을 느끼고 잠을 잘 이루지 못한다. 이러한 금단 증상은 설탕을 먹고 싶다는 강한 욕구가 충족되고 도파민의 효과를 또 한 번 느껴야 사라진다.

식생활을 바꾸려면 이와 같은 단기적인 부작용을 견딜 수 있어야 한다. 집 환경을 바꾸는 것처럼 심적으로도 다가올 변화에 대비할 필요가 있다. 지금보다 건강한 식생활에 적응해야 하는데, 지금까지 설탕과 도파민이 일으킨 보상을 끊으려면 추가적인 도움이 필요할 수 있다.

비만외과에는 반드시 임상심리학자가 있어야 한다. 극심한 비만에 시달리는 환자는 대부분 설탕과 설탕이 다량 함유된 식품에 중독된 상태이고 이로 인해 렙틴 결핍이 발생하여 뇌에 배가 고프다는 신호가 끊임없이 전달된다(5장에서 다룬 내용). 이러한 환자들은 거의 대다수가 통제력을 상실하고 보통 남몰래 충동적으로 폭식이나 과식을 한다. 그래서 그런 순간이 지나고 나면 죄책감에 시달린다. 폭식하고 싶고 열량 높은 음식을 최대한 많이 먹고 싶다는 충동은 그 특성상 설탕 중독을 일으킬 가능성이 매우 높으므로 문제는 갈수록 악화된다. 비만외과에서 함께 일하는 심리학자는 비만 환자가 수술 후에 갑자기 설탕이 사라진 식생활에 정신적으로 적응할 수 있도록 도와주는 중요한 역할을 한다.

마음챙김과
식생활

UCLH 비만외과에서 선임 임상심리학자로 일하는 내 친구이자 동료인 재키 도일Jackie Doyle은 식생활 변화를 대비하여 어떤 마음의 준비를 해야 하는지 몇 가지 유용한 조언을 제공해주었다. 식생활 변화로 일어날 수 있는 심리적인 영향과 함께 현실적인 대처 전략도 포함되어 있다.

1절: 마음챙김 명상

내 생각에 스트레스 관리에 가장 도움이 되는 것은 마음챙김 명상이다. 마음챙김 명상은 여러 연구를 통해 정서적인 행복과 삶의 질을 향상시키는 데 유익하다는 사실이 밝혀졌다. 마음챙김 명상이 코르티솔과 같은 스트레스 호르몬에 직접적인 영향을 준다는 근거도 점차 밝혀지고 있다.

마음챙김이란 온전히 현재에 머무르고 지금 내가 어디에 있는지, 무엇을 하고 있고 어떤 느낌이며 무슨 생각을 하는지 인지하는 것이

건강한 삶을 위해

다. 자동 조종 모드를 켜놓은 것처럼 순간순간 반응하는 상태와는 전혀 다르다. 나는 오늘 아침 책상 앞에 앉아 일을 보고 있던 중에 불현듯 바깥 도로에서 들리던 드릴 소리가 멈췄다는 사실을 깨달았다. 갑자기 주변이 고요했고 마음이 편안해졌다. 참 이상한 일이었다. 그 전까지는 소음이 집중력을 흩트린다고 느끼지 못했기 때문이다. 일상생활을 하는 동안 감각이나 감정, 생각이 배경처럼 흘러가는 일은 누구에게나 일어날 수 있다. 가령 느닷없이 화가 머리끝까지 솟구쳤는데 나중에 생각해보니 그 정도로 화낼 일은 아니었다고 느끼기도 한다. 이런 '난데없는' 반응은 흘러가는 '배경 이야기'를 알아차리지 못해서 일어나는 경우가 많다. 즉 내가 겪은 일 외에 배경에서 일어난 여러 가지 일들과 신체 감각, 감정을 전체적으로 인식하지 못한 것이다. 마음챙김 명상을 하면 이렇게 배경에서 일어나는 일들을 알아챌 수 있다. 이를 통해 어려운 일이 생겼을 때 기계의 자동 조종 상태처럼 즉각 반응하기보다 전체를 보고 능수능란하게 대응하는 법을 배우게 된다.

겁먹을 필요 없다. 티베트로 가서 산에 오르라는 뜻은 아니다. 내면의 부처를 찾아 연결되어야 한다는 의미도 아니다(물론 원한다면 그래도 상관없다). 마음챙김은 다양한 형태로 배울 수 있다. 현장 수업이나 온라인 수업에 참여해도 되고 책이나 컴퓨터, 애플리케이션을 활용할 수도 있다. 옥스퍼드 대학교 임상심리학 교수로 재직하다가 최근에 은퇴한 마크 윌리엄스Mark Williams는 '정신 나간 세상에서 평화 찾기'라는 이름으로 마음챙김 명상과 관련된 여러 자료를 제공한다. franticworld.com에서 보다 자세한 정보를 얻을 수 있다.

2절: 마음챙김 식생활

음식과 체중 조절에 관한 잘못된 믿음과 정보가 너무나도 많다. 직접 만나서 이야기를 해보면 이제 뭘 먹어야 하고 어떻게 먹어야 하는지 제대로 알 수가 없다며 포기하는 사람도 많다. 한 연구에서는 아기에게 가공되지 않은 음식을 다양하게 제공하면 약 일주일 동안 알아서 균형 잡힌 식생활을 이어가는 것으로 나타났다. 그러나 우리는 여러 가지 이유로 음식을 향한 이와 같은 자연스러운 본능을 잃고 만다.

음식을 먹는 행위는 거의 아무 생각 없이 하는 일 중 하나가 되었다. 어딘가로 바쁘게 이동하면서 먹거나 책상 혹은 TV 앞에 앉아서 먹는다. 이제는 혼자 가만히 앉아서 식사를 할 때 휴대전화를 보거나 무언가를 읽지 않으면 불편하다는 사람이 많다. 그러나 음식을 이렇게 먹으면 자신의 식습관에 관한 귀중한 정보를 놓치게 된다.

나는 병원에서 마음챙김 식생활 모임을 운영하고 관련 세미나를 연다. 나는 훈련의 일환으로 한 번씩 참가자들에게 작은 초콜릿을 나눠주고 먹어도 괜찮다고 한다. 다들 웃음을 터뜨리며 반가워하면서도 놀라고 때로는 겁을 낸다. 의사가 초콜릿을 먹으라고 하니 놀랍긴 해도 대체로 잠시 '비뚤어지는' 이 순간을 즐긴다. 하지만 폭식의 수문이 터져버릴까 두려워서 먹지 않겠다고 거부하는 사람들도 있다. 초콜릿을 먹으면서 우리는 마음챙김 식생활을 연습한다.

아래에 혼자서 시도해볼 만한 간단한 연습 방법이 나와 있다. 집에서 각자 평소 즐겨 먹는 초콜릿 하나를 준비하자. 초콜릿이 너무 유혹적이라면 다른 음식으로 해도 된다. 중요한 건 실천이다. 읽기만 하고 그냥 넘기지 말고 꼭 실천해보기를 바란다.

마음챙김 식생활 연습

먼저 자리에 앉는다. 5분 정도 방해받지 않을 장소가 가장 좋다. 초콜릿을 앞에 놓고 포장지를 벗긴다. 난생처음 보는 것처럼 초콜릿을 자세히 들여다본다. 무엇이 떠오르는가? 기대했던 것과 동일한가? 이제 몸에서 무슨 일이 벌어지는지 주목해보자. 심장이 빨리 뛰거나 입안에 침이 고일 수도 있다.

이제 초콜릿을 쥐고 냄새를 맡아보자. 이번에는 무엇이 떠오르는가? 예상했던 냄새와 동일한가? 양쪽 콧구멍으로 번갈아 맡아보고 혹시 냄새가 다르게 느껴지는지 살펴보자. 그리고 몸에서 일어나는 변화와 머릿속에서 떠오르는 생각에 주목해본다. 지금 이 순간 초콜릿을 얼마나 먹고 싶은지 1점부터 10점까지 점수로 매겨보자. 10점이 가장 높은 점수다.

이제 초콜릿을 조금 베어 먹는다. 씹지 말고 혀 위에 올리고 녹인다. 나머지는 다시 잠시 내려놓는다. 입 안에 있는 초콜릿을 천천히 씹으면서 삼키기 전에 입과 위장, 몸의 나머지 부분에서 어떤 감각이 일어나는지 주목하자. 그리고 초콜릿을 삼킨 다음 목을 지나 위로 내려가는 동안 발생하는 감각에 집중한다. 초콜릿이 입 안에서 사라진 다음 몸에서 어떤 일이 벌어지는지, 어떤 생각이 드는지도 살펴본다. 초콜릿을 맛본 경험이 얼마나 만족스러웠는지 1점부터 10점까지 점수로 매겨보자. 그리고 초콜릿을 더 먹고 싶은 마음이 어느 정도인지도 1점부터 10점 범위로 매겨본다.

이제 앞에서 했던 과정을 반복한다. 초콜릿을 조금 베어서 씹지 말고 혀 위에서 녹인다. 나머지는 내려놓는다. 천천히 씹고 삼키기 전에 입 안에서 일어나는 감각에 주목한다. 그런 다음에 초콜릿을 삼키고 목을 타고 위로 내려갈 때는 또 어떤 감각이 느껴지는지 집중한다. 입안에서 초콜릿이 모두 사라지면 몸에서 무슨 일이 벌어지는지, 어떤 생각이 드는지 살펴본다. 이제 초콜릿을 먹은 경험이 얼마나 만족스러웠는지 다시 1점부터 10점 범위로 점수를 매긴다. 마찬가지로 초콜릿을 더 먹고 싶은 욕구가 어느 정도인지도 1점부터 10점 범위로 매긴다.

마지막으로 다시 한 번 더 반복한다. 초콜릿을 작게 베어서 씹지 말고 혀 위에 놓고 녹이면서 남은 초콜릿은 내려놓는다. 천천히 씹으면서 삼키기 전에 입 안에서 일어나는 모든 감각을 느낀다. 그리고 초콜릿을 삼킨 다음 목을 타고 위로 내려갈 때 일어나는 감각에 집중한다. 초콜릿이 입 안에서 사라진 후 몸에서 무슨 일이 벌어지는지, 어떤 생각이 떠오르는지 집중한다. 이 세 번째 시도에서는 만족도가 어느 정도였는지 1점부터 10점까지 매겨본다. 또 초콜릿을 먹고 싶은 욕구가 어느 정도인지도 1점부터 10점까지 매겨본다.

많은 사람들이 이 실험을 해보고 몰랐던 사실에 눈을 뜬다. 생각만큼 자신이 초콜릿을 좋아하지 않는다고 느끼기도 한다. 냄새가 이상하다, 너무 달다 또는 목을 타고 넘어가는 느낌이 유쾌하지 않다고 생각한다. 또 어떤 사람은 세 번에 나누어 조금씩 천천히 먹어도 초콜릿 하나를 통째로 다 먹을 때만큼이나 충분히 만족스럽다고 느낀다. 별 희한한 실험이 다 있다고 생각할 수도 있지만 해볼 만한 가치가 있다. 이 실험 때문에 초콜릿을 더 먹고 싶어졌다고, 짜증난다고 이야기하는 사람도 있다. 이런 경우 나는 더 먹으라고 한다. 대신 똑같이 천천히, 마음챙김 명상을 하듯이 먹고 어떤 사실을 깨닫게 되는지 집중하라고 한다. 대부분 평소보다 훨씬 더 적은 양으로도 만족한다.

이 새로운 실험을 해보고 음식으로 얻는 즐거움이나 기쁨이 진짜가 아님을 알게 되어 아쉽고 예전의 그런 즐거움이 그립다면 나로선 정말 안타까운 일이다. 그러나 미국의 소아과 전문의이자 마음챙김 전문가인 잰 초젠 베이스Jan Chozen Bays의 말을 빌자면, "마음챙김은 최고의 양념이다." 마음챙김 식생활에 관한 자세한 정보는 다음의 웹사이트를 참고하기 바란다. me-cl.com.

건강한 삶을 위해

3절: 식욕 관리

음식을 건강하게 먹기 시작하면서 식욕이 거의 줄었다고 이야기하는 사람들이 많다. 그러나 음식을 먹는 행동은 단순히 신체가 느끼는 허기나 호르몬 변화로만 유발되지 않는다. 특정 식품이 정말로 어서 먹으라고 손짓하는 것처럼 느껴지는 때가 분명히 있다! 아이들이나 손자 손녀에게 주려고 사놓은 비스킷이 찬장 안에서 '어서 와서 좀 먹어봐요'라고 외치는 것 같을 때, 냉장고에 넣어둔 초콜릿이 '하나쯤은 괜찮잖아'라던가 '오늘 너무 고생했으니까 즐길 자격이 있어' 같은 메시지를 보내는 것 같을 때가 정말 있다.

식욕을 과소평가하지 말아야 한다. 나는 사람들에게 강렬한 식욕에 사로잡힌 순간 몸에 드는 느낌을 묘사해보라고 한다. 초조하고 불안하고 가만히 있을 수가 없다고 이야기하는 사람도 있고 온몸이 가려운 것 같다는 사람도 있다. 더 중요한 사실은, 이렇게 초콜릿이나 비스킷이 말을 걸어오면 단호하게 거절할 말을 떠올리기가 아주 힘들다는 점이다. 이것은 자율신경의 작용으로 나타나는 스트레스 반응이다. 몸에 자극이 주어지고 행동 태세가 갖춰지면 사고 능력은 감소한다. 실제로 위험한 일이 닥쳤을 때는 이러한 생리적 반응이 요긴하지만 음식과 관련하여 활성화되면 별로 쓸모가 없다. 이러한 반응이 수시로 나타난다면 강렬한 식욕이 덮치기 전에 미리 어떻게 대처해야 할지 계획을 세워둘 필요가 있다. 그래야 그 순간에 계획한 대로 움직일 수 있다. 내가 권장하는 식욕 관리 방법은 여러 가지가 있다.

· **몸을 움직여라** - 위에서 설명한 것처럼 식욕에는 큰 신체적 불안이 따른다. 몸을 움직이면 이때 발생하는 여분의 에너지를 효과적으로 '태울' 수 있다. 내가 상담하는 사람들은 이럴 때 음악을 크게 틀고 춤을 추거나 제자리걸음을 걷거나 다른 격렬한 신체활동을 한다고 이야기한다. 정신을 다른 곳으로 돌리려고 하기보다는 남는 에너지

가 효과적으로 발산될 수 있게 길을 터주는 것이 중요하다.

· 충동이 밀려오면 훌쩍 타고 넘어라 - 치솟는 모든 것은 반드시 하강한다! 사람들은 먹고 싶은 충동이나 식욕이 계속 커지기만 한다고 생각하지만, 식욕이 느껴질 때 무슨 일이 일어나는지 가만히 관찰해보면 식욕의 강도가 점차 변화하다가 어느 순간 사라진다는 사실을 알 수 있다. 다음 주기가 찾아오기 전까지 그렇다. 나는 사람들에게 이런 순간에 스스로를 다독일 수 있는 주문이나 확신을 가질 수 있는 문장을 써보라고 권한다. 식욕이 치솟을 때 "당황하지 마, 다 지나갈 거야" 같은 문장을 쓰는 습관을 들이자. 그리고 전체적인 체중 관리 목표와 어긋나는 식욕이 들 때마다 실천해보자. 일종의 주문과 같은 이런 문장은 미리 준비해두어야 한다. 식욕에 사로잡히면 '논리적인' 사고 능력이 약화될 수 있기 때문이다.

· 호흡하라 - 식욕은 에너지가 높은 상태에서 발생하고, 에너지는 호흡하면 낮출 수 있다. 아래에 숨 돌릴 시간을 확보하는 세 단계 연습 방법이 나와 있다. 꾸준히 실천하면 어려운 일에 부딪히거나 불편한 일을 겪을 때 좀 더 능숙하게 반응할 수 있다.

마음챙김 호흡법은 얼마나 도움이 될까?

숨 돌릴 여유를 가지면 인체가 자동 조종 모드에서 벗어나서 지금 이 순간과 하나가 될 수 있다. 몸을 편안하게 이완시키는 것을 호흡의 목표로 정할 필요는 없다. 처음 시작할 때나 마무리할 때는 오히려 별로 편안하지 않다고 느낄 수도 있다. 그러나 스스로 숨 돌릴 시간을 찾고 잘 활용하면, 살면서 맞닥뜨릴 수 있는 모든 어려움이나 불편한 상황에서 좀 더 사려 깊게 반응하는 방법을 찾을 수 있을 것이다. 호흡은 총 세 단계로 이루어진다.

1. 인식

편안하게 의자에 앉는 것으로 시작한다. 발은 바닥에 붙이고 가능하면 눈은 감는다. 의자에 몸이 놓여 있는 느낌, 의자와 몸이 닿는 부분, 압력을 느껴본다. 이제 스스로 질문을 던진다. '나는 지금 무엇을 경험하고 있나? 마음속에 무슨 생각이 지나가고(잠시 멈춘다), 어떤 감정이나 기분이 드는가(잠시 멈춘다), 어떤 신체 감각이 느껴지는가(잠시 멈춘다)?' 아무것도 바꿀 필요가 없다. 그저 지금 이 순간의 느낌에 주목한다. 설사 마음에 들지 않는 느낌이라도 그대로 인식한다.

2. 마음 가다듬기

몸에서 숨을 들이쉬고 다시 내쉴 때 숨이 들어오고 나가는 과정이 가장 생생하게 느껴지는 쪽으로 정신을 옮겨서 그곳에 집중한다. 숨을 들이쉴 때, 내쉴 때 매 순간에 온 정신을 집중해보자. 이렇게 호흡에 집중하면 현재로 돌아와 지금 이 순간을 인식하면서 평온한 상태를 유지할 수 있다. 호흡하면서 숫자를 세어도 좋다. 숨을 한 번 들이쉬고 내쉬는 것을 한 번으로 센다.

3. 확장하기

이제 호흡으로 향했던 정신을 몸 전체로 옮겨서 몸을 인식한다. 발바닥부터 정수리까지, 팔과 손, 몸통, 머리, 목, 얼굴 등 몸 전체에서 생겨나는 감각을 느끼고 그 느낌이 지속되도록 붙들어본다.[120]

새로운 습관을 익히려면 당연히 시간이 걸린다. 처음에는 위에서 소개한 여러 가지 방법이 평소에 안 쓰는 손으로 글씨를 쓰는 것처럼 어색할 수 있고 가려운 곳을 긁어준다기보다 문제를 덮고 무시하는 것 같다는 생각이 들 수도 있다. 그러나 시간이 흐르면 분명 효과가 있으니 시도를 권한다!

조언을 제공해준 재키 도일 박사는 영국 국민의료보험 트러스트 소속이며 UCLH의 체중관리·대사·내분비외과 센터의 선임 임상 심리학자이다.

15 많이 먹고, 많이 쉬기
인슐린과 코르티솔을 낮춰라

:

많이 먹고 덜 움직이라니, 체중 감량과는 동떨어진 소리로 들릴 것이다. 이렇게 하면 분명히 체중이 늘어날 텐데? 들어오는 에너지와 나가는 에너지를 계산하는 체중 감량 공식대로라면 그렇다.

하지만 지금까지 배웠듯이 들어오는 에너지와 나가는 에너지, 즉 먹는 양과 소비하는 에너지의 양은 장기간 의식적으로 관리할 수 없는 영역이다.

다이어트를 시도해본 사람들은 안다. 덜 먹고 많이 움직이면 단기적으로는 체중이 줄어든다는 것을. 그러나 인체는 대사를 조절하여 이런 상황에 금방 적응한다. 대사율이 낮아지고 허기를 느끼게 하는 호르몬이 증가되면 그 결과 체중은 다이어트 시작 전보다 더 느는 경우가 많다. 인체가 겁에 질려 체중 설정값을 높이는 것이다.

그러므로 지금부터 다른 방법을 시도해보기로 하자. 다이어트 대신 인체가 수집하는 환경 신호를 바꿔보는 것이다. 이 신호가 바뀌면 체중 설정값은 낮아지고 그러면 호르몬과 대사 신호에 따라 체중은 줄어든다. 자연스럽게 식욕은 줄고 대사는 증가한다. 더불어 더욱 활기차고 생기가 생긴다.

지금부터 체중 설정값을 낮출 수 있는 프로그램을 단계별로 간단히 설명한다. 각 단계마다 점차적으로 설정값을 낮출 수 있다. 전체적인 과정은 크로스컨트리 경주와 비슷하다. 시작은 꽤 수월하고 중반부까지는 즐겁게 넘어갈 수 있지만 마지막 단계에서는 어렵게 느껴질 수 있다. 사람마다 목표 체중은 다를 것이다. 5킬로그램을 빼고 싶은 사람도 있고 20킬로그램을 빼고 싶은 사람도 있다. 또한 사람마다 유전자가 제각기 다르므로 유독 남들보다 몸무게를 줄이기가 힘든 사람도 있다.

이 프로그램이 끝나기 전에 목표 체중에 도달했다면(예를 들어 1단계나 2단계에서) 거기서 멈춰도 된다. 굳이 완주해야 할 의무는 없다. 그러나 이 프로그램은 평생 실천해야 한다는 점을 기억하기 바란다. 각 단계가 평소 삶의 방식으로 일상과 통합되어야 한다. 그래야지만 체중을 줄일 수 있고 빠진 체중을 영원히 유지할 수 있다.

1단계:
더 먹어라

첫 번째 단계는 하루 평균 인슐린 수치를 낮추는 데 중점을 둔다. 동시에 잘 먹는 것도 중요하다. 10장에서 설명했듯이 인슐린 농도에 따라 체중 설정값이 증가하거나 감소한다. 또한 인슐린 농도는 먹는 음식에 따라 달라진다. 현재와 같은 식생활에서 인슐린이 급증하는 강력한 요인은 설탕과 밀, 옥수수다. 이러한 음식을 인체 대사에 해가 덜 되는 자연식품으로 대체해야 한다.

이 단계에서는 맛있고 영양도 풍부한 음식을 몸에 충분히 공급한다. 이로써 비타민을 더 많이 얻고 코르티솔 농도를 낮춘다. 특히 비타민B가 든 음식은 대사를 최적화시켜준다. 섭취 열량을 제한해서 인체를 충격에 빠뜨리는 방식은 일절 배제한다.

1단계는 설탕이 다량 함유된 음식에 중독되지 않고 몸에 좋고 맛도 좋은 음식을 직접 만들어 먹도록 독려하는 단계다. 다음 단계로 넘어가기 전에 1단계가 당신의 새로운 일상이 되기를 바란다.

이번 단계에서 실천해야 하는 사항은 정리하면 아래와 같다.

1. 매일 세 끼 식사를 챙겨 먹을 것
2. 아침 식사는 지방과 단백질을 많이 먹고 탄수화물을 적게 먹을 것
3. 음식은 직접 요리하거나 준비할 것

4. 설탕, 밀, 옥수수, 과일주스를 피할 것

5. 필요하면 간식을 먹을 것

식료품 선반과 냉장고 정리하기

체중 조절 프로그램 1단계에서 마지막으로 할 일은 식료품을 보관해두는 선반과 냉장고에서 앞으로 피해야 할 음식을 싹 치우고 영양가 있는 식품으로 다시 채우는 것이다. 집에 빵이 남아 있으면 안 된다. 빵을 담아 놓는 통이 따로 있다면 지금부터는 쓸 일이 없을 테니 갖다 버려도 좋다. 그 자리에 수프를 끓일 때 필요한 블렌더를 놓자.

밀이 들어간 식품은 전부 없애야 한다. 케이크, 과자를 비롯한 수많은 가공식품이 해당된다. 설탕이 든 간식과 과자 역시 남겨두면 안 된다. '간식' 상자가 있던 자리에는 큼직한 볼을 하나 놓고 신선한 과일로 채우자. 포장된 과일 제품과 말린 과일도 몸에 설탕 폭탄을 갑자기 투척하는 것과 같은 영향을 주므로 피해야 한다.

냉장고도 몸에 좋은 간식으로 채우자. 고기, 치즈, 삶은 달걀, 요구르트, 지방을 제거하지 않은 일반 우유를 챙겨 넣는다. 채식주의자는 후무스나 살사 소스, 잘라서 손질한 채소, 아보카도, 떡, 구운채소 칩, 말린 코코넛을 선택할 수 있고 심지어 무설탕 다크 초콜릿도 괜찮다. 생과일은 먹어도 되지만 먹는 양은 하루 최대 두 조각으로 제한하자. 요리책과 요리 관련 메모는 쉽게 찾아서 꺼내볼 수 있는 곳에 둔다. 앞으로 다양한 요리를 하게 될 것이므로 많이 쓰이는 향신료를 마련하자. 창가에 허브 식물을 키우는 것도 좋은 방법이다. 부엌을 이렇게 바꾸는 일은 중요한 의미가 있다. 인체의 '설탕 폭증'을 유발하는 음식이 집에 남아 있으면 언젠가는 먹게 될 가능성이 크기 때문이다.

전통적인 식단

1단계에서는 혈당이 급격히 오르내리는 사태를 방지한다. 이 노력은 아침부터 시작되어야 한다. 아침 식사로 탄수화물을 다량 섭취하면 오전 중반쯤 혈당이 뚝 떨어지고 설탕과 탄수화물을 더 먹고 싶은 욕구가 생긴다. 탄수화물은 많고 지방은 적은 아침 식사를 하면 인체는 혈당이 오르락내리락하는 '설탕 롤러코스터'를 타게 돼서 하루 종일 인슐린의 평균 농도가 높아지고 결국 체중 설정값도 높아진다. 우리는 이 상황을 반대로 뒤집어야 한다.

그러므로 체중 조절 프로그램의 첫 단계에서 지난 30년간 영양 전문가들이 몸에 좋다며 아침 식사로 권장한 저지방 식품은 모두 피해야 한다. 토스트, 설탕, 밀, 옥수수가 들어간 시리얼, 설탕이 잔뜩 든 요구르트(라벨에 '저지방'이라고 적힌 제품은 곧 '설탕 많음'으로 해석하면 된다), 과일주스는 피한다. 시간이 넉넉하면 아보카도와 연어, 달걀도 좋다.* 단, 지켜야 할 조건이 있다. 달걀이나 베이컨, 소시지,

---

* 콜레스테롤이나 포화지방이 많다고 겁낼 필요 없다. 8장에서 이와 관련된 잘못된 연구 결과를 상세히 설명했다. 자연식품에 함유된 포화지방은 인공적으로 만든 다중불포화 지방인 식물성 유지와 달리 먹어도 살이 찌지 않고 심장 건강에 있어서도 설탕보다 위험성이 낮다. 1980년대부터 이러한 지방이 식물성 유지와 설탕으로 대체된 후 비만이 확산되어 지금과 같은 유행병이 되었다. 부록에 콜레스테롤에 관한 과학적 설명이 추가로 나와 있다.

토마토는 좋지만 빵과 함께 먹으면 '안 된다'는 점이다. 새로운 식생활을 시작한 첫 날 아침, 이런 전통적인 아침 메뉴와 마주하면 상당히 낯설 수 있다. 그러나 이번에는 이전과는 다른 결과를 얻게 될 것이다. 인체가 낮아진 인슐린 농도에 적응하고 체중 설정값을 낮추기 전에 체중은 살짝 늘어날 수도 있지만 말이다.

달걀(삶거나 기름에 익힌 것, 수란 또는 스크램블 에그)과 함께 고기와 치즈, 요구르트, 올리브, 모든 종류의 생선, 지방을 제거하지 않은 일반 우유, 소금이나 꿀을 조금 넣어 맛을 낸 귀리죽을 차가운 상태로 먹는 아침 식사도 탄수화물은 적고 지방과 단백질이 풍부하므로 선택이 가능하다. 아침에는 생과일을 먹지 않는 것이 좋다. 과일은 천연 당 함량이 높으므로 나중에 간식이 필요할 때를 대비해서 남겨두자. 음료는 물과 우유, 차, 커피를 마신다. 라테를 마신다면 지방을 제거하지 않은 우유를 넣는다.

아침 식사가 이렇게 바꾸고 나면 하루 종일 힘이 날 것이다. 오전 중반쯤 간식이 먹고 싶은 마음도 사라지고 점심시간에 허겁지겁 음식을 먹어치우는 일도 없을 것이다.

식품 사막에 대비하라

점심 메뉴는 선택하기가 어려울 수 있다. 특히 시내나 도시에서 일하는 경우에 그렇다. 도시에는 상점마다 먹을 것이 넘쳐나지만, 사실상 '진짜 식품'은 없는 사막과도 같다. 첨가당이나 밀이 들어 있지 않은 식품을 찾아보기 어렵다. 라벨마다 '저지방'(설탕 많음), '무첨

건강한 삶을 위해

가당'(과당 많음)이라는 문구가 적힌 음식이 상당수다. 직접 만들거나 준비한 도시락을 챙겨 가지 않는 이상 이러한 식품에 끌릴 수 있고 심지어 패스트푸드가 주는 쾌락에 푹 빠질 수도 있다. 그러므로 체중 조절 1단계에서는 점심 메뉴를 미리 계획하는 습관을 들이고 외출하거나 외출할 계획이 있는 경우 점심을 직접 챙겨갈 것을 권장한다.

점심 식사는 하루 전에 준비해두는 게 가장 간편하다. 집에서 끓인 수프, 병아리콩 샐러드나 파스타 샐러드, 콜리플라워와 버섯, 고기나 생선 등을 곁들인 쌀밥에 달걀프라이를 올리는 것도 좋다. 선택할 수 있는 메뉴는 무한대니 조금만 생각하고 상상력을 더하면 된다. 신선한 채소와 유제품, 고기나 생선을 활용하여 맛도 좋고 영양도 좋은 점심 식사를 준비하는 습관을 들여보자. 육식을 하는 사람은 쇠고기나 양고기를 자주 구워놓으면 다양한 점심 메뉴와 간식을 만들 수 있다.

저녁 식사

이제는 새롭게 찾아낸 여유 시간 동안 저녁 식사를 요리하면서 즐겁게 보낼 수 있을 것이다. 밀과 설탕, 옥수수가 과도하게 들어 있지 않다면 어떤 재료든 활용할 수 있다. 탄수화물을 아예 없애거나 쫄쫄 굶어서 몸이 가동 중지 모드에 들어가는 것은 이 체중 조절 프로그램이 원하는 방향이 아니다. 감자나 쌀은 먹어도 된다. 원래 식사 이후에 디저트까지 챙겨 먹는 경우가 많았다면, 지금부터는 직접 끓인 수프 등 식전 메뉴로 대체해보면 어떨까?

가족과 함께 사는 사람은 되도록 테이블에 둘러앉아서 다 함께 식사를 하는 것이 좋다. 음식이 담긴 접시는 전부 테이블 중앙에 놓고 각자 덜어서 먹은 다음 원하면 더 가져다 먹도록 하자. 음식을 먹을 때는 맛을 즐기며 음미하자. 식사 시간은 역사적으로 그랬듯 그 본질에 맞게, 즉 사람들과 교류할 수 있는 즐거운 시간이자 삶에서 중요한 부분이 되어야 한다.

2단계:
많이 자라

이런 누워서 떡 먹기 같은 소리를 한다고 생각했는가. "이건 문제없어"라고 말하는 당신의 목소리가 들리는 것 같다. 그러나 이 단계의 진짜 목표는 휴식의 '질'을 높이는 것인데 이게 생각만큼 쉽지 않다.

한가할 때면 다들 아무 생각 없이 시간을 보내는 습관에 빠져 지낸다. 가장 흔한 습관 중 하나가 TV 앞에 앉아 있는 것이다. TV 전원을 켜고 우리의 전원은 끈다. 스트레스가 많고 바쁘게 보낸 날에는 나 역시 이렇게 시간을 보낸다. 영국의 경우 하루 평균 TV 시청 시간이 3시간 12분이다.* 시청각 전체가 포함된 미디어 기기 이용

---

* 영국 커뮤니케이션청(Ofcom)의 2019년 「국가 미디어(Media Nations)」보고서. 2019년 8월 7일 자.

시간은 5시간으로 추정된다. 넷플릭스와 같은 주문형 채널과 유튜브의 등장에 따라 저녁 시간에 전자기기 화면을 들여다보면서 보내는 시간은 이보다 더 증가할 가능성이 있다.

이렇게 화면을 응시하면서 보내는 비생산적인 시간은 수면 시간을 빼앗을 수 있다. 게다가 환한 화면을 마침내 끄고 잠자리에 들면 잠들기가 더 어렵다. 13장에서 설명했듯이 '제3의 눈'인 송과선은 빛이 어둑해지는 변화를 감지하여 수면 호르몬인 멜라토닌을 분비시킨다. 야간 근무를 하는 사람들은 멜라토닌이 부족하고, 이것이 야간 근로자에게서 나타나는 체중 증가의 원인이 된다. 멜라토닌 부족은 코르티솔 농도와 렙틴 저항성을 높이고 이는 체중 설정값을 높이는 중대한 원인이 된다.

잠이 부족하면 식욕 호르몬인 그렐린이 증가한다는 사실도 입증됐다. 잠이 부족하면 렙틴 저항성이 높아지고 인체 대사는 느려질 뿐 아니라 식욕이 더욱 강렬해지고 고열량 음식을 먹고 싶은 욕구도 강해진다는 의미다. 하루 수면 시간이 4시간 반인 사람과 8시간 반인 사람을 비교 조사한 연구에서, 잠이 부족한 사람들은 밤에 잠을 충분히 자는 사람들보다 섭취 열량이 300킬로칼로리 더 많았다. 비슷한 형태의 다른 실험에서는 수면 부족이 평균 혈당을 높이고, 이것이 당뇨 전기로 이어질 수 있는 것으로 확인됐다.[21]

진화 관점에서 수면 부족은 아주 오래전, 식량을 사냥하기 위해 다른 장소로 옮겨 다니던 시절에 중요한 요소였을 것이다. 당시에는 잠이 부족하면 대사의 효율성이 높아지고 자연스럽게 먹을 것을 찾아다니는 행동이 촉발되어 생존에도 도움이 되었다. 문제는 이러한 대사 반응이 지금 우리에게도 나타나 체중 설정값을 높인다는 점이다. 인류의 몸은 진화했지만 TV 앞에서 주구장창 시간을 보내느라 자발적으로 잠을 자지 않으면 인체는 먼 거리를 힘겹게 이동하느라 어쩔 수 없이 잠을 충분히 못 자던 시절과 동일한 방식으로 반응한다. 즉 식욕이 증가하고 혈당이 높아지고 인슐린 저항성도 높아진다. 최종적으로는 체중이 늘어난다.

2단계에서는 이러한 변화를 막기 위해 인체가 기능하는 방식에 관한 지식을 토대로 체중을 현명하게 줄여나간다. 잠을 더 자고 체중 설정값을 낮춰서 궁극적으로는 체중을 줄이는 것이 2단계의 목표다.

이를 위해서는 무엇보다 먼저 저녁에 휴식 시간을 보내는 방식과 수면 습관을 바꾸어야 한다. 단, 예전보다 더 즐겁고 더욱 편안하게 바꾸어야 꾸준히 실천할 수 있다는 것을 잊지 말자. 잠이 솔솔 쏟아지게 만드는 중요한 방법 중 하나는 멜라토닌 분비를 촉진하는 것이다. 밤이 깊어지면 집 안의 조명을 어둡게 하는 방법이 가장 효과가 좋다.

지구상에서 아직 전등을 쓰지 않는 지역의 사람들은 멜라토닌이 일몰 시간부터 활성화되고 그로부터 2시간 내로 잠든다. 전기가 잘 들어오지 않는 아프리카 시골 마을의 경우 밤 9시면 잠자리에 들고 동이 트는 새벽 5시에 일어난다. 수월하게 잠들기 위해서는 이러한 변화가 일상으로 자리를 잡도록 노력해야 한다. 마치 자연과 더 가까이 사는 것처럼 잠자리에 들기 2시간 전부터 집안의 조도를 낮추고 전자기기 화면을 보지 않으면 뇌의 송과선이 자동으로 밤이 왔음을 감지할 것이다.

체중 감량 프로그램의 2단계를 실천하기 위해서는 와트가 더 낮은 전구나 탁상 램프 처럼 밝기를 조절할 수 있는 조명이 필요하다. 다소 원시적이지만 효과는 더 뛰어난 다른 방법도 있다. 전등 대신 향이 나지 않는 초를 켜는 것이다(대신 조심해야 한다!). 잠들기 한두 시간 정도 전부터 조도를 낮추면 서서히 졸리기 시작한다.

평소보다 일찍 잠자리에 드는 생활에 어색할 수 있다. 그럴 때는 뜨거운 물에 몸을 누이고 편안하게 목욕을 하거나 음악을 작은 소리로 켜놓는 것, 허브차를 한 잔 마시는 것이 도움이 된다. 원래 잠들기 전에 책을 읽곤 했었는데 그만둔 지 오래됐다면 다시 시작해보자. 자기 전에 책을 읽어본 적이 한 번도 없더라도 한번 시도해보자. 책은 우리를 다른 세상으로 데려가고 독서는 종종 깊은 잠을 유발한다.

금방 잠들지 못하더라도 너무 걱정하지 말고 몸을 편안하게 쉬면서 기분 좋은 생각, 즐거웠던 기억을 떠올려보자. 그러다 보면 잠이 들 것이고 자고 일어나면 한결 더 상쾌하게 하루를 즐겁게 보낼 수 있을 것이다.

새로운 수면 습관은 일상생활의 한 부분으로 자리 잡아야 한다. 물론 살다 보면 외출했다가 늦게 돌아오거나 밤늦게 잠자리에 들어야 하는 일도 있겠지만, 되도록 밤이 되면 잠을 자는 일상을 즐겁게 지켜나가려고 노력하자. 하루 수면 시간을 8시간 안팎으로 늘리면 기분과 건강, 인체 대사에 좋은 변화가 생긴다. 체중 설정값이 감소하므로 자연히 체중도 줄어든다.

16 자기만의 블루존

세포와 근육 대사율을 개선하자

．
．
．

3단계:
세포 수준의 준비

댄 뷰트너Dan Buettner는 저서 『블루존』에서 세계 장수 마을 다섯 곳을 소개했다. 그는 건강의 비결을 찾기 위해 이 다섯 곳을 직접 찾아가서 그곳 사람들의 생활방식과 습관을 조사했다. 몇 가지 공통점을 발견한 뷰트너는 그것이 건강과 장수의 비결이라고 결론 내렸다. 그가 찾아낸 공통점은 식물을 기반으로 하는 식생활, 과하지 않은 수준의 적당한 신체 활동, 낮은 스트레스, 가족 중심의

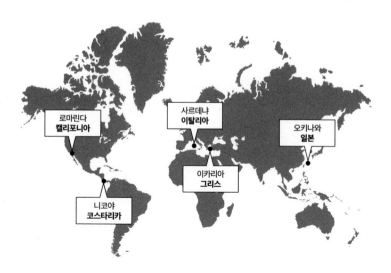

그림 16.1 최초로 밝혀진 다섯 곳의 블루존

출처: 댄 뷰트너의 저서 『블루존』에서 발췌.

공동체 생활 그리고 활발한 사회적 교류였다.

뷰트너가 블루존이라고 칭한 이 다섯 곳은 오키나와(일본), 니코야(코스타리카), 사르데냐(이탈리아), 이카리아(그리스), 로마린다(미국 캘리포니아)다. 지도를 펴놓고 위치를 확인해보면 공통점이 드러난다. 모두 해안에 자리해 생선을 많이 먹는다는 것이다. 좀 더 자세히 살펴보면 비만 문제가 없다는 사실도 알 수 있다. 생선과 채소를 많이 먹고 인공적인 다중불포화지방이 들어 있는 식물성 유지는 먹지 않으므로 오메가-6를 다량 섭취하는 서구식 식생활을 따르는 지역과 달리 오메가-3와 오메가-6의 비율이 정상 수준(1:1에서 1:4)으로 유지된다. 블루존 사람들의 세포벽에는 직접 재배하고 채취하고 섭취하는 음식의 특성이 그대로 각인되어 있을 것이다. 지방산의 비율이 건강하게 유지되면 현대 사회에서 발생하는 염증성 질환의 발생률이 최소 수준으로 감소한다. 이것이 이 지역 사람들이 오래 살고 비만 문제에 시달리지 않는 이유이다.

체중 조절 프로그램 3단계에서는 블루존의 식품 환경을 그대로 따라함으로써 오메가-3와 오메가-6 지방산의 비율을 정상 수준으로 되돌릴 수 있도록 노력한다. 이로써 몸에 필요한 인슐린의 양이 줄고 인슐린이 더욱 효율적으로 기능하게 되면 뇌가 렙틴 신호를 제대로 감지할 수 있게 된다. 체중이 정상 수준을 크게 넘어섰다는 메시지가 뇌하수체의 체중 조절 센터에 도달하면 체중 설정값이 낮아진다. 그러면 이제 힘들이지 않아도 대사율이 증가하고 식욕이 자연스럽게 줄면서 새로 설정된 체중값에 맞게 몸무게가 줄어든다. 게다가 현대 사회에 많이 나타나는 염증성 질환으로부터 인체가 보호된다. 이제 더 건강해질 준비가 되었는가?

1단계와 2단계를 잘 따라왔다면 이미 설탕과 고도로 정제된 탄수화물을 먹지 않고 하루 8시간씩 잠을 잘 자고 있을 것이다. 그러나 이전까지 지켜온 식생활 때문에 오메가-3 대비 오메가-6 비율이 정상 범위를 크게 벗어났을 가능성이 높고, 염증과 비만을 유발하는 오메가-6 지방산이 몸에 엄청나게 많을 수 있다. 두 지방산의 비율이 1:15에서 1:20 범위이거나 더 극심한 불균형 상태일 수도 있다. 그러므로 3단계에서는 음식을 통해 이 치우친 균형을 바로잡는다. 앞에서도 설명했듯이 음식은 먹은 대로 인체에 각인된다.

'지방' 비타민

다시 한 번 상기해보면, 자연에 존재하는 지방 중 우리 몸에서 만들지 못하는 종류가 두 가지 있다. 이 두 종류가 필수지방산으로 불리는 것도 그런 이유 때문이다. 둘 다 세포벽에서 인체 대사와 염증에 중요한 기능을 수행한다. 음식으로 이 두 지방산을 섭취하지 않으면 건강이 크게 악화된다. 그러므로 지방이지만 비타민과 같다.

오메가-3와 오메가-6의 체내 비율을 이야기할 때 기억해야 할 특징이 있다. 유연하고 쉽게 산화되는 오메가-3와 단단하고 안정적인 오메가-6가 우리 몸을 구성하는 모든 세포벽에서 '자리싸움을 벌인다'는 점이다. 두 오메가 지방산 중 한 가지가 너무 많으면 다른 오메가 지방산을 충분히 섭취하더라도 그 기능이 희석되고 세포벽의 지방산 조성이 변한다. 이것은 매우 중요한 특징이다.

우리 몸을 구성하는 세포벽에 실제 벽처럼 페인트를 칠한다고 상상해보자. 얼마 전에 완성한 이케아 캐비닛 색깔에 맞춰서 벽을 하늘색으로 칠하고 싶다. 청색과 흰색 페인트를 정확한 비율로 섞어야 마음에 드는 색을 만들 수 있다. 완성된 색은 두 가지 색을 어떤 비율로 섞느냐에 따라 달라진다. 청색 페인트를 너무 많이 넣으면 방이 어두워지고 처음에 원했던 색과도 멀어진다. 오메가-3 지방산과 오메가-6 지방산은 세포벽에 칠하는 각기 다른 색깔의 페인트와 같다. 어느 한 가지가 너무 많으면 전체적인 색이 이상해진다. 현재 우리의 세포벽에는 오메가-6가 훨씬 더 많고 오메가-3의 색은 오메가-6 색에 다 묻혀서 보이지도 않는다. 염증을 유발하는 단단한 오메가-6 지방산은 음식을 통해 세포벽으로 옮겨졌고 세포벽은 최상의 건강과는 거리가 먼 이상한 색이 되고 말았다.

이 책에서 소개하는 체중 조절 프로그램의 3단계에서는 이 잘못된 균형을 바로잡는다. 페인트에 비유한 설명처럼 인체에는 두 가지 오메가 지방산이 알맞은 양만큼 섞여 있어야 한다. 그러기 위해서는 인체 대사를 촉진하고 전반적인 건강을 향상시키고 체중 설정값을 크게 낮춰서 세포가 딱 알맞은 색깔로 환하게 빛나게 해줄 음식을 먹어야 한다.

햇빛에서 나온 음식

오메가-3가 많은 음식 또는 오메가-3가 오메가-6보다 함량이 더 높은 음식은 비교적 쉽게 구분할 수 있다. 9장에서 살펴보았듯이 오메가-3는 식물의 잎에서 햇빛을 생명 활동 에너지로 전환시키는 세포 엔진인 엽록체에 존재한다. 엽록체는 인체에 이제 여름이 왔고 먹을 것이 풍족하다는 메시지를 전한다. 녹색 잎이 포함된 모든 음식에는 오메가-3가 듬뿍 들어 있다. 물속에 사는 조류도 마찬가지다. 잎이나 이런 조류를 먹고 사는 모든 동물과 어류 역시 오메가-3 함량이 높다.

잘 따져서 섭취량을 줄여야 하는 오메가-6 식품은 가을에 생산된다. 이러한 식품은 인체 대사율을 낮추고 겨울에 대비해 체중이 늘어나도록 유도한다. 오메가-6는 견과류와 씨앗, 곡류에 들어 있다.

9장에서 오메가-6 지방산이 식물성 유지의 형태로 식품 공급망에 인위적으로 과하게 늘어났다는 사실을 설명했다. 이러한 유지가 등장한 시점은 포화지방 섭취량을 줄여야 한다는 정부 권고가 발표된 시기와 일치한다. 식물성 유지는 재배하기 쉽고 원래는 사람이 먹는 음식이 아니었던 종자식물인 해바라기씨, 유채씨 등으로 만든다. 이러한 작물을 원료로 삼아 원유와 비슷한 방식으로 정제해야 먹을 수 있는 식품이 된다. 엉성한 영양학적 연구 결과를 근거로 이러한 식품은 몸에 좋다는 라벨이 붙은 채 지금도 잘 팔려나가고 있다. 우리 식생활에 이미 깊숙이 침투한 상황이다.*[122]

주방마다 큼직한 병으로 구비되어 있는 이 식물성 유지만이 유일한 문제일까? 오메가-6가 다량 함유되어 있어 섭취하면 곧 몸의 일부가 되고 대사에 혼란을 일으킬 뿐만 아니라 염증을 유발하는 식품은 그 밖에도 많다. 현대 사회에서 판매되는 대부분의 가공식품에는 식물성 유지가 가득하다. 마가린, 튀김과 도넛 같은 튀긴 음식, 구운 음식, 감자칩 등 간식류, 식물성 쇼트닝 등이 포함된다. 오메가-6가 함유된 식용유지는 비교적 안정적이라서 먼 곳까지 운송해야 하는 식품과 판매될 때까지 상점 선반에 몇 개월씩 진열해두어야 하는 식품에도 첨가되곤 한다. 식품업계 입장에서는 유리한 특징이다. 반면 오메가-3 지방산이 든 식품은 금방 상하고 그만큼 식품업체의 이윤에 타격이 발생하므로 거의 제거된다.

---

* 식물성 유지가 심장질환 위험성을 낮출 수 있다는 결과가 나온 연구는 단 한 건이다. 식품 라벨에 해당 연구가 인용되는 경우가 많지만, 여러 다른 연구에서는 이 같은 보호 효과가 입증되지 않았다.

오메가-3 대비 오메가-6의 엄청난 불균형은 오메가-3가 함유된 음식이 갑자기 줄어서 생긴 문제가 아니다. 식생활에서 식물성 유지와 가공식품의 형태로 오메가-6를 너무 많이 섭취한 것이 문제다. 건강 분야 전문가들 중에는 이런 문제를 해결하려면 오메가-3가 함유된 식품을 더 많이 먹어야 한다고 이야기하지만, 이건 잘못된 논리다. 지금과 같이 오메가-6를 다량 섭취한다면 오메가-3 지방산의 섭취량이 조금 늘어도 그 효과는 미미하다. 그 정도로는 오메가-3의 기능이 대부분 상쇄된다.

천연 버터와 올리브유

식물성 유지에 오메가-6가 얼마나 들어 있을까? 팬에 음식을 구울 때 평균적으로 사용하는 양인 옥수수유 두 스푼을 기준으로 알아보자. 이 정도 양에 함유된 오메가-6는 14,000밀리그램인 반면 오메가-3는 300밀리그램밖에 들어 있지 않다. 오메가-3가 가장 많이 함유된 식품 중 하나인 대서양산 연어를 넉넉하게 150그램 먹으면 오메가-3를 3,000밀리그램, 오메가-6는 아주 미미한 양만 섭취하게 된다. 그러므로 옥수수유를 두 스푼 넣어 음식을 한 번 구울 때마다 오메가-3가 풍부한 연어를 4인분씩 먹어야 오메가-3를 오메가-6만큼 먹을 수 있다. 다른 방법으로 약국에서 오메가-3 캡슐을 구입해서 먹을 수도 있는데 보통 캡슐 하나에 500밀리그램이 들어 있으니 캡슐 28개를 먹어야 그 정도 양이 된다! 식물성 유지 식품을 섭취하면 오메가-3 대비 오메가-6의 비율이 왜 이렇게 불균형해지는지 이제 당신도 감이 올 것이다.

아주 간단하게 오메가-3와 오메가-6의 불균형을 바로잡을 수 있는 방법이 있다. 억지로 생선이나 대구 간유로 만든 캡슐을 먹는 것보다 훨씬 쉬운 방법이다. 바로 '식물성 유지를 다른 것으로 대체'하면 된다. 소의 젖으로 만든 천연 버터(포화지방), 버진 올리브유(단일포화지방)는 식물성 유지보다 오메가-6의 함량이 매우 낮다. 그러므로 음식을 굽거나 튀길 때는 이러한 전통적인 식재료를 이용하는 것이 좋다.

"카놀라유는 어떤가요?" 이렇게 묻는 사람도 있을 것이다. 제품 포장에 오메가-3가 풍부하다고 명시되어 있기 때문이다. 카놀라유 한 스푼에 오메가-3가 1,200밀리그램, 오메가-6가 2,600밀리그램으로 1:2 정도 비율로 들어 있으니 그리 나쁘지 않다. 오메가-3가 분명 충분히 함유되어 있다. 문제는 카놀라유로 음식을 할 때 발생한다. 음식을 튀기려면 높은 온도로 가열을 해야 하는데 오메가-3는 대부분 고온에서 분해되어 유용성이 사라진다. 식물성 유지 제품에 적힌 오메가-3가 풍부하다는 문구는 소비자의 구매를 유도하기 위한 마케팅 술수일 뿐이다.

규칙 1

음식을 튀기거나 구울 때는 식물성 유지 대신 버터와 올리브유를 사용한다.

- 집에 있는 식물성 유지는 다 없애라.
- 버터와 올리브유를 구비하자.*

식물성 유지는 현대 식생활에서 흔히 접할 수 있는 수많은 음식에 몰래, 그것도 많이 숨어 있다. 오메가-6가 함유된 음식은 카나비노이드 수용체를 활성화시켜 약한 중독을 유발할 수 있다는 사실을 기억하자. 그러니 이런 음식에서 벗어나려면 14장에서 소개한 심리적인 방법이 필요할 수도 있다.

규칙 2
식물성 유지가 들어 있거나 요리에 사용된 음식은 먹지 말자.

- 패스트푸드
- 감자칩, 튀긴 간식, 바 제품
- 요리용 소스
- 마가린, 기름진 스프레드

시내 중심가에서 흔히 접할 수 있는 패스트푸드에 오메가-6가 다량 함유되어 있다. 몇 가지 예를 들면 아래와 같은 수준이다.

---

* 올리브유는 금속 용기에 담긴 제품을 구입해야 한다. 햇빛에 노출되면 몸에 좋은 항산화 성분이 분해되므로, 유리병에 든 제품을 구입한 경우에는 빛이 들지 않는 선반에 보관해야 한다.

- KFC 치킨: 13,500밀리그램
- 버거킹 어니언링: 10,500밀리그램
- 버거킹 더블치즈와퍼: 10,300밀리그램
- 도미노 피자: 한 조각에 약 3,000밀리그램
- 감자튀김: 약 4,000밀리그램
- 맥도날드 크리미 랜치 소스: 14그램에 약 10,700밀리그램

서브웨이 참치 샌드위치 정도면 오메가-3와 오메가-6의 비율이 건강한 수준일 거라고 생각하는 사람도 있으리라. 안타깝게도 서브웨이 참치 샌드위치는 패스트푸드 중에서도 1인분 기준 오메가-6가 가장 많이 함유된 식품에 속한다. 샌드위치 속에 든 참치 샐러드에 식물성 유지로 만든 마요네즈가 사용되기 때문이다.

시내 중심가에 줄지어 선 패스트푸드점만 조심한다고 되는 일도 아니다. 인도 음식, 중국 음식 등 배달 음식과 패스트푸드 형태로 간단히 식사할 수 있는 다른 음식에도 요리와 소스에 식물성 유지가 아주 많이 사용된다.

마찬가지로 간식에도 오메가-6가 가득 들어 있다. 감자칩(8,900밀리그램), 토르티야 칩(8,800밀리그램), 그래놀라 바(4,600밀리그램), 전자레인지용 팝콘(22,000밀리그램), 말린 감자로 만든 칩(18,000밀리그램)은 특히 해롭다.

요즘은 슈퍼마켓에 가면 요리에 바로 넣기만 하면 되는 소스 제품이 많다. 고기를 튀기고 소스를 붓기만 하면 끝이므로 손쉽게 맛

있는 한 끼 식사를 만들 수 있다. 그러나 이런 소스에는 식물성 유지가 상당하고 오메가-6도 그만큼 많으므로 주의해야 한다. 천연 재료를 활용해서 음식을 직접 만들어 먹는 편이 훨씬 건강에 좋은 이유도 바로 이런 점 때문이다. 버터, 우유, 올리브유로 집에서도 얼마든지 소스를 만들 수 있다. 물론 슈퍼마켓 제품처럼 한 번 만들어서 6개월간 보관할 수는 없지만, 바로 그렇기 때문에 신선한 재료로 만든 음식이야말로 제대로 된 진짜 음식인 것이다. 신선한 음식은 고작해야 며칠밖에 보관할 수 없지만, 오메가-6가 함유된 음식은 몇 개월씩 두고 먹을 수 있다는 사실을 기억하자. 두 가지 음식의 명확한 차이점이다.

규칙 3
오메가-6가 다량 함유된 음식은 멀리하라.

육류와 육류 대체품
오메가-6가 다량 함유되어 있으므로 주의해야 하는 그 밖의 음식으로는 절인 육류와 튀긴 두부가 있다. 예를 들면 아래와 같다.

- 치킨 소시지: 한 개에 5,900밀리그램
- 프랑크푸르트 소시지: 2,100밀리그램
- 살라미 소시지: 100그램에 3,600밀리그램
- 튀긴 두부: 100그램에 1만 밀리그램

견과류

견과류와 말린 씨앗 그리고 '몸에 좋은' 간식용 바 제품 중 견과와 씨앗이 주재료인 식품은 각별히 주의해야 한다. 작은 봉지에 든 견과류 50그램을 기준으로 오메가-6 함량은 다음과 같다.

- 해바라기씨: 18,000밀리그램
- 아몬드: 6,500밀리그램
- 캐슈넛: 4,200밀리그램
- 구운 땅콩: 8,500밀리그램

호두는 언론에서 오메가-3가 풍부한 식품으로 자주 언급된다. 호두 50그램에 몸에 좋은 오메가-3가 4,500밀리그램 정도 함유되어 있으니 연어 필렛 한 조각의 두 배 수준으로 많이 들어 있는 건 사실이다. 그러나 여기에 건강 기사에서 대부분 간과하는 한 가지 반전이 숨어 있다. 호두에는 오메가-6도 엄청나게 많이 들어 있다는 점이다. 그 양이 50그램 기준 19,000밀리그램이다. 따라서 건강에 유익한 오메가-3가 아무리 많아도 오메가-6 함량 때문에 소용이 없다.

규칙 4

육류와 생선은 오메가-3 함량이 높은 것으로 선택한다.

- 풀을 먹인 소에서 얻은 쇠고기. 라벨을 잘 확인하자.

건강한 삶을 위해

- 양고기. 대부분 100퍼센트 풀을 먹인 양에서 얻는다.
- 낚시로 잡은 생선. 양식장에서 키운 어류는 곡물을 먹어서 오메가-6 함량이 높다.
- 생선 통조림. '기름'이 아닌 소금물에 담긴 것은 몸에 좋은 오메가-3 함량이 매우 높다.
- 곡물을 먹인 닭으로 생산한 닭고기는 피할 것.

오메가-3는 푸른 잎이 돋는 식물과 바다에 사는 녹색 조류 그리고 풀과 조류를 먹고 사는 모든 동물과 어류에서 얻을 수 있다. 농장에서는 가축을 보다 빨리 더 크게 살찌우려고 오메가-6가 함유된, 동물이 자연에서는 원래 먹지 않는 곡물 기반의 사료를 먹이는 경우가 많다(이런 식단은 동물뿐만 아니라 사람에게도 같은 영향을 준다). 이러한 농장에서 자란 가축의 고기는 현재 우리의 상태처럼 오메가-3 함량은 낮고 오메가-6 함량은 높다. 그러므로 가축에게 곡물을 먹이는 농장에서 생산된 육류는 가급적 피해야 한다. 안타깝게도 이제는 곡물 사류가 흔해져서 육류를 구입할 때 풀을 먹인 동물에서 얻은 식육이 맞는지 신중하게 잘 살펴봐야 한다. 닭고기와 돼지고기, 쇠고기는 보통 곡물을 먹인 동물에게서 생산되므로 멀리해야 한다. 양고기는 대부분 양이 풀을 뜯어 먹도록 풀어놓고 키우기 때문에 더 나은 선택이라 할 수 있다.

양식장도 굉장히 흔해졌다. 육지 동물과 마찬가지로 곡물 사료를 먹인 연어는 바다에서 낚시로 잡은 연어보다 오메가-3 대비 오메가-6의 비율이 훨씬 높다.

규칙 5

생채소와 유제품은 원하는 만큼 많이 먹자.

채소와 유제품에 들어 있는 오메가 지방산은 얼마 안 되지만 함량 비율은 건강에 유익한 수준이므로 이러한 식품을 충분히 먹어야 한다.

요약

다음 몇 가지 간단한 규칙을 잘 지키면 오메가-3와 오메가-6의 비율을 적정 수준으로 맞출 수 있다. 녹색 채소를 많이 먹고 풀을 먹고 자란 동물의 식육과 생선을 많이 먹으면 된다. 유제품도 좋고 버터도 좋다. 그리고 식물성 유지와 곡류를 포함한 씨앗, 가공식품은 줄여라. 몸에 좋은 음식은 금방 상하는 특징이 있다. 그러므로 수시로 새로 구입하고 직접 만들어서 먹어야 한다.

마이클 폴란의 훌륭한 저서 『마이클 폴란의 행복한 밥상』에는 기억해두었다가 장을 볼 때 활용하면 좋은 간단한 규칙이 나와 있다.

• 증조할머니가 보셨다면 이건 먹는 게 아니라고 할 만한 식품은 아무것도 사지 말 것.

- 썩지 않는 식품은 사지 말 것.
- 포장된 식품은 사지 말 것. 특히 성분이 다섯 가지가 넘거나 라벨에 몸에 좋은 음식이라고 적힌 제품은 피할 것. '저지방', '무가당', '낮은 콜레스테롤'과 같은 문구가 건강 강조 표시로 많이 사용되므로 주의해야 한다.

청과물 가게, 정육점, 생선 가게를 이용하라

내가 제안한 간단한 식생활 규칙은 청과물 가게와 정육점, 생선 가게나 수산물 판매점을 이용하면 지킬 수 있다. 신선한 채소와 고기, 생선, 유제품을 자주 먹고 식물성 유지를 쓰지 않고 직접 요리를 해서 먹는다면, 세포 대사에서부터 건강해지는 올바른 길로 나아갈 수 있다.

4단계:
근육을 탄탄하게 만들자

규칙적으로 운동을 하면 체중 설정값을 낮추고 체중을 줄일 수 있을까?

들어오는 에너지에서 나가는 에너지를 빼는 공식을 중시하면 섭취 열량만큼이나 운동을 신경 쓰게 된다. 전부 이 계산식에 영향을 준다고 보기 때문이다. 현재 헬스장이 거대 산업이 된 이유도 이 때문이다. 그러나 하루에 수백 칼로리를 더 쓰느냐 덜 쓰느냐는 헬스장 회원권보다 대사 적응*이 훨씬 더 강력한 영향을 끼친다. 매일 일상적인 영향을 주는 것도 대사 쪽이다. 인체가 체중을 바꿔야 한다고 판단하지 않은 이상 운동을 하면 인체는 그 환경에 적응해서 에너지를 보존하는 모드로 전환된다. 게다가 운동을 너무 심하게 하면 식욕 호르몬이 늘어나 손실된 에너지를 다시 채우려고 할 가능성이 높다. 헬스장에 주스나 간식을 파는 매점이 함께 붙어 있는 경우가 많은 것도 이런 이유 때문이다.

사냥꾼 vs. 사무직 근로자

한 유명한 연구에서는 탄자니아에서 사냥과 채집으로 살아가는 하드자족과 서구 지역 도시 사람들의 에너지 소비량을 비교했다. 이 연구에는 '이중 표지된 물'이라는 가장 정확한 에너지 소비량 측정법이 적용됐다.[123] 하드자족은 하루 중 상당 시간을 걷거나 뛰면서 활동적으로 보내는 반면 평균적인 도시민은 주로 앉아서 생활한다. 차에서 내려서 또는 대중교통 정차역에서 사무실까지 잠시 걷는 정도가 전부다. 그런데 연구진이 30일 이상 이들의 총 에너지 소비량을 비교한 결과, 별 차이가 없는 것으로 나타났다! 한쪽은 신체 활동이 활발하고 다른 한쪽은 거의 앉아서 생활하는데도 하드자족과

---

* 대사 적응이란 다이어트나 과식에 반응하여 인체 대사가 감소하거나 증가하는 변화를 의미한다. 이 책 1부의 1장과 3장에서 설명했다.

건강한 삶을 위해

도시민이 쓰는 에너지의 양은 동일했다.* 연구진은 하드자족이 휴식할 때 대사 효율이 매우 높고 따라서 밤 시간에 소비되는 에너지가 도시 사람들보다 훨씬 적다고 밝혔다. 그러나 이 연구진은 도시 사람들이 하루 내내 전반적으로 대사율이 높고 따라서 과식을 해도 그 영향이 상쇄된다는 점은 언급하지 않았다. 추가 연구가 실시된다면, 3장에서 설명한 대로 도시 사람들의 대사율이 매우 높다는 사실이 밝혀지리라 생각한다. 즉 교감신경계가 활성화되고(고혈압으로 이어질 수 있다) 대사 적응으로 열 생산이 일어나 에너지를 열로 방출시켜 음식으로 섭취한 여분의 에너지가 연소된 것이다.

이 연구에서 얻을 수 있는 메시지는 운동이 다른 것으로 쉽게 대체된다는 것이다. 인체는 체중 설정값을 유지하기 위해 늘 노력한다. 그래서 과식하지 않고 신체 활동이 활발한 사람은 대사 효율성이 크게 높아지고, 주로 앉아서 생활하면서 과식하는 사람들은 대사 효율성이 떨어진다. 그러므로 핵심은 체중 설정값이다.

높은 스트레스, 고혈압, 과체중

해당 연구의 두 집단에서 충분히 예상되는 차이점은 바로 체격이다. 날씬한 하드자족과 뚱뚱한 뉴욕 사람들이 하루에 각각 섭취하는 총 열량과 운동으로 소비하는 총 열량을 계산해서 비교하는 것

---

* 두 집단의 상대적인 체구를 감안해야 이런 결과가 나온다. 이 요소를 제외하면, 하드자족의 체구가 더 작아서 에너지 소비량은 오히려 더 적은 것으로 나타난다.

3부 · 현실적인 프로젝트

은 지나치게 단순한 방식이다. 뉴욕 사람들은 체중 설정값을 높이는 환경 신호에 노출되며 살고 있다. 다들 알다시피 뉴욕에는 세계에서 가장 훌륭한 레스토랑이 많지만, 중요한 것은 음식의 질이다. 체중 설정값을 좌우하는 것은 총 섭취 열량이 아닌 음식의 품질이다. 뉴욕 사람들은 가공식품과 패스트푸드에 수시로 노출된다. 그 결과 세포막의 오메가-3 대비 오메가-6 비율에 극심한 불균형이 초래되고 인슐린이 만성적으로 더 많이 필요해진다. 여기에다 도시 생활에서 오는 스트레스에 짓눌리고 낮과 밤의 차이가 없어 멜라토닌 수치까지 교란되는 등 체중 설정값이 계속해서 높아질 수밖에 없는 요소가 주위에 가득하다.

운동은 얼마나 효과가 있을까?

여기서 우리는 딜레마에 부딪힌다. 활동적인 하드자족이 소비하는 에너지가 신체 활동이 거의 없는 뉴욕 사람들보다 많지 않다는 사실을 확인했다. 대사 적응이 규칙적인 운동을 대신할 수 있고, 운동을 하면 휴식할 때 대사 효율이 더 높아져서 연소되는 에너지가 크지 않다면 대체 운동은 무슨 효과가 있을까?

나는 운동이 체중 감량에 효과가 '있다'고 거의 확신한다. 그렇지 않다면 헬스장이 이렇게 인기를 얻지도 못했으리라. 단, 대다수가 생각하듯이 들어오는 에너지와 나가는 에너지를 계산하는 간단한 공식에 따라 체중이 줄어드는 것이 아니다. 운동을 해서 몸무게가 감소하는 이유는 운동을 하면 체중 설정값이 낮아지기 때문이다.

설정값이 감소해야만 인체가 에너지를 내보내고 체중이 줄어든다.

규칙적으로 강도 높은 운동을 하면 체중 설정값에 영향을 주는 두 가지 중요한 변화가 일어난다.

1. 스트레스 호르몬인 코르티솔이 감소한다.
2. 인슐린 민감도가 개선되어 인슐린 수치가 감소한다.

그러므로 아래와 같이 요약할 수 있다.

운동 → 코르티솔 감소 → 체중 설정값 감소
운동 → 인슐린 민감도 개선 → 인슐린 감소 → 체중 설정값 감소

체중 설정값이 낮아지면 체중이 줄어든다.

운동이 중요한 이유는 열량 소비를 늘릴 수 있어서가 아니라 코르티솔 농도를 낮추고 인슐린 민감도를 개선해서 대사 건강을 향상시킬 수 있기 때문이다. 시간을 내서 운동선수처럼 신체를 단련하면 운동이 체중에 끼치는 영향도 커진다. 하루 2시간씩, 일주일에 거의 매일 1,000킬로칼로리 정도 소비하는 강도 높은 운동을 하면 인체 대사에 도저히 무시할 수 없는 영향이 발생한다. 그러나 대부분은 이 정도 운동을 매일 실천하기에는 무리가 있다고 생각한다.

운동의 또 다른 중요한 이점은 '건강에 유익한 콜레스테롤'인 HDL의 생성량이 크게 는다는 점이다. 그 결과 건강에 해로운 다른 콜레스테롤의 영향이 줄고 심장질환 위험성도 크게 줄어든다.

신체 활동 규칙

- 즐겁게 할 수 있는 활동을 선택할 것
- 현실적으로 실행에 옮길 수 있는 활동을 선택할 것
- 일주일에 2~3회, 한 번에 최소 20분 이상 운동할 것
- 땀이 흐를 정도로 운동할 것(그래야 효과가 있다)
- 지구력 운동은 피할 것

신체 활동은 즐겁게 할 수 있는 것으로 선택해야 한다. 헬스장이 모두에게 즐거운 곳은 아니다. 나는 헬스장 탈의실에서 근육질의 남성들이 거의 헐벗고 돌아다니면서 내 몸을 흘금대는 상황을 썩 좋아하지 않는다. 아마 이런 환경이 불편한 사람이 많을 것이다. 얼른 하고 싶고 진심으로 즐겁게 할 수 있는 활동, 생활을 풍요롭게 만들어줄 활동을 찾아보자. 수영, 요가, 테니스, 스쿼시는 어떤가? 시간을 내기가 영 힘들고 자전거 타기를 좋아한다면 가끔 출퇴근을 자전거로 하는 방법도 있다. 팀 스포츠를 좋아하는 사람은 축구, 구기 운동, 하키를 선택할 수 있다. 그냥 걷는 게 좋은 사람은 약간 경사가 있는 야외에서 빨리 걷는 것이 즐거운 운동이 될 수 있다. 나처럼 조깅을 해도 된다. 걷다가 뛰다가 해도 상관없다. 운동에 영 소질이 없다면 강습을 받거나 동호회에 들어가서 하고 싶은 운동을 새

건강한 삶을 위해

로 배워보는 것도 좋다. 집에 로잉머신이나 러닝머신을 마련하고 TV를 보거나 음악을 들으면서 운동할 수도 있다. 핵심은 즐기면서 할 수 있어야 한다는 점이다. 그렇지 않으면 금세 그만두게 된다. 운동은 열량을 계산하려고 하는 활동이 아니라는 점도 기억해야 한다. 운동은 대사 건강을 향상시키고 인슐린과 코르티솔 농도를 낮추고 근육을 더 탄탄하게 만들기 위한 것이다. 바로 이어서 설명하겠지만 체중을 조절하려면 근육이 건강해야 한다.

근육을 탄탄하게 만들자

운동은 대사 건강을 향상시키는 효과와 더불어 근육 건강에 도움이 된다. 세계 일부 지역, 특히 중동 국가 중에는 문화 규범에 따라 여성의 신체 활동을 극단적인 수준까지 줄이는 곳이 있다. 이곳에서 여성들은 집안일을 하지 않아도 된다. 그리고 쇼핑몰을 걷는 것 외에 먼 거리를 다니는 것은 여자답지 않다고 여겨져 제한된다.

이런 환경에서 살면 시간이 갈수록 근육량이 줄고 결국 근육이 위축되는 근육감소증이 발생한다. 3장에서 설명했듯이 근육은 대사 적응을 위해 음식으로 섭취한 여분의 열량을 말 그대로 태워서 없앤다. 그러므로 근육량이 줄면 남는 에너지를 태우는 이러한 열 생성 기능에도 문제가 생긴다. 근육은 줄었지만 섭취하는 열량은 많아지면, 예를 들어 설탕이 듬뿍 들어간 간식을 먹으면 예상되는 결과는 딱 한 가지밖에 없다. 체중이 크게, 그것도 빨리 늘어난다. 이것이 현재 중동 지역 여성 인구의 비만율이 50퍼센트에 육박하게 된 원인이다.

여기서 유념해야 할 핵심은 근육의 힘과 근육량을 유지해야 한다는 것이다. 근육이라는 중요한 기관을 건강하게 지켜야 한다. 저녁마다 소파에 죽치고 앉아서 텔레비전만 보는 사람도 여유 시간에 근육을 쓰는 강도 높은 활동을 짧게 하는 것으로 큰 문제를 덜 수 있다. 헬스장에 갈 시간이 없거나 별로 가고 싶지 않다면 '7분 운동' 같은 애플리케이션을 활용하기 바란다. 근육 건강을 지키는 시간이자 나만을 위한 유익한 휴식 시간이 될 것이다.

5단계:
인슐린을 줄여라

이제 체중을 알맞게 조절하기 위한 마지막 단계에 왔다. 지금까지 잘 해왔다면 우선 축하한다! 이전보다 훨씬 건강해진 새로운 삶을 즐기고 있기를 바란다. 설탕과 고도로 정제된 탄수화물에서 벗어나 수면을 개선하고 세포 건강을 향상시키고 좋아하는 운동도 하고 있으리라. 체중 조절 프로그램의 마지막 단계에서는 탄수화물 섭취량을 조금 더 줄여서 인체에 필요한 인슐린의 양을 줄인다. 지금까지 살펴보았듯이 인슐린이 줄면 체중 설정값이 낮아진다.

탄수화물을 적게 먹는 다이어트는 다양하다. 12장에서 다룬 케톤체가 형성되는 극단적인 형태부터 '저 GI 다이어트'와 같은 덜 혹독한 방식까지 각양각색이다. 우리가 시도할 방식은 그 중간쯤에 해당한다. 효과가 있으면서도 식생활의 한 부분으로 오래 지속할 수 있을 만한 방법이다.

우사인 볼트 vs. 모 패러

혈당 지수glycaemic index(줄여서 GI)라는 용어를 들어본 적이 있을 것이다. 음식에 함유된 탄수화물 에너지가 혈류로 전달되는 속도를 나타내는 지수다. GI가 높은 식품일수록 그 음식에 함유된 당의 에너지가 빨리 방출된다. 따라서 GI로 10장에서 설명한 인슐린의 갑작스러운 폭등을 유발하는 식품을 구분할 수 있으며 이 지수는 저 GI 다이어트의 기본 바탕이 된다. 저 GI 다이어트에서는 혈당 지수가 높은 음식은 멀리하고 포도당이 천천히 방출되는 식품만 골라서 먹는다. 이를 통해 혈당의 급격한 변동을 정상 수준으로 맞출 수 있어 당뇨 환자의 인슐린 관리에 특히 유용하다. 저 GI 다이어트에서 권장하는 식품으로는 자몽(GI 25), 체리(22), 사과(28), 고구마(40) 등이 있다.

이 다이어트에서 권장하지 않는 식품은 흰 감자(85)와 흰 빵(70), 수박(72), 당근(47) 등이다.

그러나 혈당 지수로는 음식의 전체적인 영향을 알 수 없다.

한 가지 질문을 할 테니 생각해보자. 우사인 볼트와 모 패러가 경주를 하면 누가 이길까? 런던 올림픽 경기장, 눈부신 조명 아래 나란히 선 두 사람을 떠올려보라. 심판은 출발 신호를 보내기 위해 피스톨에 장전을 마치고 대기 중이다. 이 질문을 듣자마자 길게 생각할 것도 없이 "당연히 우사인이 이기죠"라고 대답하는 사람이 많을 것이다. 내가 말한 경주가 단거리 경주라 가정하고 누가 더 빠른지 답했으리라. 출발을 알리는 총소리가 울려 퍼지자 우사인 볼트가 번개처럼 엄청난 활력을 자랑하며 빠르게 돌진하고 저만치 앞서 나간다. 그런데 결승선이 보이지 않는다…. 이제 체력이 더 강한 선수가 기회를 잡는다. 우사인이 근육에 경련이 일기 시작할 때쯤, 모 패러가 미끄러지듯 우사인을 지나쳐 앞서간다. 승리는 모 패러의 차지가 된다.

혈당 부하

달리기 승패를 선수의 속도로만 확정할 수 없듯이 음식의 영향도 혈당 지수만으로는 알 수 없다. 음식에 포함된 포도당이 혈류로 방출되는 속도만 중요한 것이 아니라 방출되는 포도당의 총양도 중요하다. 이런 점에서 인슐린의 농도를 예측할 때 혈당 지수보다 '혈당 부하'가 훨씬 더 중요하다고 생각한다.

혈당 부하는 방출 속도뿐만 아니라 일정량의 음식이 혈당에 끼치는 전체적인 영향을 나타낸다. 혈당 부하 1유닛은 포도당 1그램(4킬로칼로리) 섭취 시 나타나는 영향과 동일하다. 섭취한 양에 따라 결정되므로 먹는 양이 두 배로 늘어나면 혈당 부하도 두 배가 된다. 예를 들어 혈당 지수를 낮추는 다이어트에서 수박은 포도당이 단시간

　　　　　　　　　　　　　건강한 삶을 위해

에 방출되는 식품으로 본다. 수박의 GI는 72로 먹으면 금방 혈류로 포도당이 유입되고 GI가 33인 저지방 요구르트는 그보다 포도당이 훨씬 더 천천히 유입된다. 그러나 모 페러에 비유할 수 있는 음식일 수록 그 안에 저장된 에너지가 훨씬 많다. 요구르트의 경우 혈당 부하는 한 통에 16이고 수박 한 조각은 그 절반인 8밖에 되지 않는다. 그러므로 혈당 지수는 수박이 훨씬 더 높지만, 장기적인 관점에서는 요구르트가 수박 한 컵보다 체내 인슐린을 두 배 더 높인다.

아래에 몇 가지 음식의 혈당 부하가 나와 있다.

주식으로 먹는 탄수화물		과일과 채소		육류와 유제품	
흰 감자	29	오렌지	4	쇠고기	0
고구마	20	사과	5	닭고기	0
백미	24	바나나	10	달걀	0
줄풀	16	포도	9	우유	9
흰 빵	16	깍지콩	4	치즈	1
흑빵	10	토마토	2	콩류	
쌀 파스타	21	시금치	2	콩류	12
쌀국수	21	당근	2	병아리콩	20

표16.1 일반 식품의 혈당 부하

참고사항: 1회 섭취량: 감자(큰 것), 쌀, 파스타, 국수(1인분 150g), 빵(두 조각), 과일(한 개), 포도(한 움큼), 채소(중간 크기 컵 기준 한 컵 분량), 우유(250ml), 치즈(잘게 다져서 반 컵), 콩류(반 캔, 200g).
출처: USDA 표준 참조용 국가 영양소 데이터베이스, 2018년 4월.

표에 나온 것처럼 육류와 생선, 달걀, 치즈는 혈당 부하가 0이고 과일과 채소는 대부분 이 값이 작다. 혈당은 대부분 감자, 파스타,

쌀, 국수 등 주식으로 섭취하는 탄수화물 식품에서 비롯된다. 그렇다고 이와 같은 주식을 딱 끊어버리고 먹고 싶은 욕구에 시달리거나 케톤체 생성 다이어트에 따르는 불쾌한 부작용에 시달리는 것은 부적절하다고 생각한다. 그보다는 매일 혈류로 유입되는 포도당의 전체적인 양을 천천히 줄여나가려고 노력하는 편이 좋다. 그러다 보면 인슐린 기능에 유익한 영향이 발생하고 체중 설정값과 궁극적으로는 체중 관리에 도움이 될 것이다. 총 혈당 부하를 줄이면 충분히 가능한 결과다. 이 책 전반에 걸쳐 설명했듯이 중요한 건 총 섭취 열량이 아닌 음식의 '질'이다. 주식으로 섭취하는 탄수화물의 1회 섭취량을 줄이는 경우 그 빈자리를 혈당 부하가 낮은 채소와 고단백, 고지방 식품으로 채워야 한다.

일일 혈당 부하 측정하기

혈당 부하를 낮추기에 앞서 먼저 현재 상태부터 알아야 한다. 스마트폰 애플리케이션을 활용하면 매일 섭취하는 탄수화물의 양을 계산할 수 있다. 중량 기준 1회 섭취량을 파악하려면 주방용 저울이 필요할 수도 있다. 이렇게 애플리케이션으로 각 식품의 값을 계산하고 모두 더하면 하루 총 혈당 부하를 구할 수 있다.

150, 100, 80, 60그램?

다이어트를 하지 않는 사람은 대부분 하루에 탄수화물을 300그램 정도 더 많이 섭취한다. 총 혈당 부하로 치면 300이 넘는 양이다.

처음에는 일일 혈당 부하 목표를 150그램으로 정하면 적절하다. 이미 아침 식사에서 탄수화물을 크게 줄였을 것이므로 이 정도는 쉽게 달성할 수 있다. 식단에서 고탄수화물 식품을 좀 더 줄이고 싶다면 하루 혈당 부하 목표를 100으로 더 낮춘다. 그러나 서두를 필요는 없다. 몇 주 간격으로 서서히 바꾸는 것이 훨씬 효과적이다.

최종 목표는 일일 총 혈당 부하를 80까지 낮추는 것이다. 단, 몸이 변화에 반응하는 방식과 이 과정에서 받는 느낌에 따라 스스로 결정해야 한다. 수월하게 이겨낼 수 있을 정도의 변화이자 건강에 유익한 변화라고 즐겁게 받아들일 수 있어야 한다. 이 책에서 소개하는 체중 조절 프로그램의 어떤 부분이든 진심으로 즐기지 못하면 일상생활의 한 부분으로 자리를 잡을 수 없고, 그러면 삶의 일부가 될 가능성이 크게 낮아진다.

배터리가 방전되지 않도록

5단계의 목표는 탄수화물의 총 섭취량을 줄여서 체내 인슐린 농도를 낮추는 것이다. 그러나 탄수화물을 극도로 줄여서 간에 저장된 양이 바닥나고 케톤체가 형성되는 상황에 이르면 안 된다. 운동과 탄수화물 섭취량을 줄이려는 노력을 병행할 때 이런 일이 종종 발생한다. 몸에 힘이 심하게 빠지거나 두통, 구역질, 구토 등 케톤체 형성 다이어트 특유의 증상이 나타나면 간에 저장된 탄수화물이 다 소진됐을 가능성이 있다. '배터리'가 방전된 것이다. 운동을 하면 간에 저장된 당이 바닥날 수 있고, 양을 보충하지 않으면 케톤체가 형성되는 지경에 이를 수 있다는 사실을 유념해야 한다.

여기서 한 가지 좋은 소식이 있다. 이렇게 운동으로 연소되는 탄수화물을 다른 것으로 대체하려면 매일 음식을 더 먹어야 한다. 조깅이나 헬스장에서 하는 운동, 축구, 테니스 등 강도가 중간 정도인 운동은 대부분 30분간 250~350킬로칼로리를 연소시킨다. 이 에너지는 간에서 빠져나간다. 300킬로칼로리는 탄수화물 75그램에 해당하고 이는 아주 큼직한 구운 감자 한 개와 쌀 1인분에 바나나 하나를 '추가'하면 채울 수 있는 양이다. 혈당 부하 목표에 맞게 정해둔 하루 식단에 이만큼을 더 먹으면 된다. 꽤 괜찮은 조건이고 운동한 대가도 있다. 최소한 스니커즈 초코바 하나(270킬로칼로리)로 그 열량을 채우는 것보다는 건강에 훨씬 유익할 것이다.

결승선

이 책에서 소개한 체중 조절 프로그램의 모든 단계를 즐겁게 실천하고 다이어트 전쟁에서 마침내 승리를 거머쥐기를 바란다. 그리고 그 결과가 영원히 지속되기를 바란다. 각 단계에서 인체에 나타나는 변화는 사람마다 다양하다. 몇 주가 걸려야 나타날 수도 있고 몇 달씩 걸릴 수도 있다. 그러나 이 책에 소개된 식생활과 생활방식을 꾸준히 실천하다 보면 곧 당신의 몸에 깊이 새겨질 것이다. 우리가 살아가는 방식은 몸에 그대로 나타난다. 체중 설정값은 낮아지고 그대로 지속될 것이다. 그렇게 되면 체중이 수월하게, 아무 문제 없이 조절되고 장기적으로 대사 건강이 향상될 것이다.

맺음말

우리는 왜 이렇게
많이 먹을까

:

내게 많은 도움을 준 펭귄 출판사의 편집자는 이 책 제목을 '우리는 왜 이렇게 많이 먹을까'로 붙이자고 제안했다. 나는 어떻게 해야 할지 몰라서 고민했다. '왜 남들과 달리 누군가는 에너지를 과도하게 저장하는가' 같은 제목이 더 적절할 것 같지만, 내가 봐도 너무 길고 장황해서 독자의 시선을 끌지 못할 것이 분명했다. 그런 제목으로는 일반 대중에게 전하고자 하는 메시지를 제대로 전하지 못할 것 같았다. 그것이 애초에 이 책을 쓴 목적인데 말이다.

이 질문에 대해서는 아마 대부분의 사람들이 "그거야 식탐이 많으니까"라던가 "요즘은 음식이 워낙 맛있잖아"라고 대답할 것이다. 하지만 지금까지 살펴보았듯이 이건 훨씬 더 복잡한 문제다.

1장에서 설명한 것처럼 현재 우리 대부분은 하루에 섭취하는 양이 30년 전보다 500킬로칼로리 더 늘었다. 이렇게 더 많이 먹지만 대사도 같이 활발해져서 체중은 생각만큼 크게 늘지 않는다. 인체는 과식에 적응하고 큰 힘을 들이지 않고도 남는 에너지를 태워서 없앨 수 있기 때문이다. 1장에서 인체 대사를 불 피우는 땔감에 비유한 설명을 기억하는가? 집에 배달된 땔감이 늘어나면 이전보다 불을 더 많이 피울 수 있다. 많이 먹으면 인체 대사도 그만큼 증가한다. 그러나 이것으로는 남는 땔감을 나중에 쓰려고 모아두는 사람이 왜 이토록 많아졌는지 설명할 수 없다.

땔감이 많은
세 집

어느 시골에 똑같이 생긴 집 세 채가 나란히 서 있다고 상상해보자. 세 집 모두 땔감을 태워서 난방을 하며 대문 밖에는 땔감을 보관하는 헛간이 하나씩 있다. 땔감은 매일 집 안을 훈훈하게 만들고도 남을 만큼 넉넉하게 배달된다.

첫 번째 집은 헛간에 보관된 땔감이 별로 없는데도 굴뚝에서 계속해서 연기가 피어오른다. 심지어 집 안의 열을 내보내려고 창문도 몇 개 열어놓았다.

두 번째 집은 헛간에 땔감이 많다. 그런데 굴뚝에서 나오는 연기는 첫 번째 집에서 나오는 양보다 적고 창문도 닫혀 있다. 집주인은 땔감을 더 받아서 헛간을 완전히 꽉 채울 때까지는 땔감을 아껴 쓸 생각이다.

우리는 왜 이렇게 많이 먹을까

세 번째 집은 헛간이 망가졌다. 땔감을 너무 많이 채워 넣다가 그 만 그렇게 됐다. 대신 집 한편에 땔감이 산더미처럼 쌓여 있다. 이런 상황이지만 집주인은 산처럼 쌓여 있는 땔감을 보지 못하고 배달되 는 땔감의 양을 두 배로 늘렸다.

똑같은 집인데 땔감을 저장하는 방식은 왜 이토록 다를까?

첫 번째 집은 바로 옆에 숲이 있다. 그래서 집주인은 불 피울 나무 가 떨어질 거라고 걱정하지 않는다. 굳이 많이 비축해둘 필요가 없 으니 남은 땔감은 수시로 다 태운다.

두 번째 집주인은 조심성이 많다. 지난 해 땔감 배달 업체가 파업 을 하는 바람에 땔감을 아껴 쓰느라 난방을 제대로 못했다. 게다가 얼마 전 라디오에서 곧 강추위가 찾아올 것이라고 한다. 두 번째 집 주인이 헛간을 왜 땔감으로 가득 채우기로 마음먹었는지 충분히 이 해할 수 있다.

세 번째 집에 배달을 갔다가 헛간이 무너진 것을 본 땔감 배달 직 원은 친절하게도 그 안에 있던 목재를 다 꺼내서 집 한편에 쌓아두 고 갔다. 그런데 집주인은 땔감이 다 떨어진 줄로만 알고 평소보다 주문량을 늘렸다. 그 바람에 그렇지 않아도 보이지 않는 곳에 산더 미처럼 쌓여 있던 땔감이 점점 더 늘어났다.

서로 이웃한 세 집의 주인들은 바깥세상을 아주 다른 시선으로 해석하고 그에 따라 땔감도 제각기 다른 방식으로 저장한다. 여기 서 주목할 점은 첫 번째 집과 두 번째 집에서 주문한 땔감의 양에 차 이가 없다는 것이다. 하지만 첫 번째 집은 배달된 땔감을 바로바로 사용하고 두 번째 집은 아껴서 추운 날을 대비해 모아둔다. 땔감을 더 많이 주문한 곳은 세 번째 집뿐이다. 집주인은 헛간이 거의 텅 비었다고 생각하지만 미처 보지 못한 곳에 땔감이 어마어마하게 쌓여 있다.

이 비유를 비만에 적용하면, 현재 전체 인구의 4분의 1에서 3분의 1이 시달리고 있음에도 불구하고 오해가 깊은 비만 문제를 보다 잘 이해할 수 있다. 세 명의 집주인은 뇌하수체의 체중 조절 센터이고 집 앞에 배달되는 땔감은 음식으로, 저장된 땔감은 지방으로 보면 된다. 땔감 배달 업체의 파업은 다이어트에 해당하고 강추위는 현대 사회의 식품이 인체에 보내는 신호와 같다. 이렇게 세 이웃을 사람에 비유한다면 첫 번째 집은 자연스럽게 날씬한 체형을 유지하는 사람이고 두 번째 집은 과체중인 사람, 세 번째 집은 렙틴 저항성이 발생하여 완전한 비만에 이른 사람이라 할 수 있다.

비만에 관한 해묵은 이해 방식에 문제가 있다는 사실이 서서히 드러나고 있다. 인구군 전체의 비만율에 영향을 주는 요소가 개개인이 구할 수 있는 식품에서 얻는 에너지의 '양'이 아님을 이제 많은 과학자들이 깨닫는 추세다. 비만을 유발하는 것은 식품의 '질'이다. 어떤 집단이든, 소 떼든 실험실 쥐든 같은 대륙에 사는 사람이든 곡류와 식용유지, 설탕이 식생활의 중심이 되면 똑같은 영향이 발생한다. 그 영향이란 바로 비만율 증가다. 비만이 각자 선택한 생활방식에서 비롯한다는 전통적인 생각은 산업계에 큰 수익과 권력을 안겨준 귀중한 바탕이 되었다. 다이어트 업체, 헬스장, 식품업계와 제약업계 모두의 이권이 걸려 있으므로 그들은 이러한 관점이 영원히 사라지지 않기를 바란다. 이 책에서 살펴본 것처럼 식품 업계는 비만을 유발하는 가공식품을 생산한다. 그리고 비만이 없었다면 헬스장과 다이어트 산업도 존재하지 않았을 것이다. 실제로 100년 전에는 없었다. 비만 문제가 대두되면서 제약업계는 수익성이 아주 좋은 여러 가지 약을 만들어냈다. 사실 전부 없어도 되는 약이다.

비만에 관한 전통적인 시각에 허점이 있다는 사실이 밝혀진다면, 사람들은 현대 사회 식품이 자신을 서서히 독살하고 있다는 사실을 금방 인지할 것이다. 그리고 음식의 열량을 계산하는 대신 자연식품을 즐겨 먹게 될 것이다. 하지만 이런 엄청난 변화가 일어날 가능성은 거의 없다. 지금처럼 먹는 열량을 계산하라는 섣부른 캠페인 대신, 가공식품에 세금을 부과하고 그렇게 거둔 돈으로 건강한 식생활을 알리는 공익 캠페인을 벌이는 날은 금방 오지 않을 것이다.* 지금은 가공식품 대신 자연식품을 먹고 요리를 하고 고유한 식문화를 포용하도록 독려하고 국민의 생각이 바뀔 수 있도록 대중매체가 대대적이고 전문적으로 활약해야 할 시점이다. 분명 효과를 얻을 수 있는 방법이자 해결책이 될 수 있지만 아직은 갈 길이 멀다.

그렇다고 이런 변화가 일어나기만을 기다리지 말고, 이 책에서 제시한 단계를 차근차근 따라하면서 스스로 삶과 체중을 변화시키

---

* 식품업계가 매년 제품 광고에 쏟아붓는 돈은 정부가 국민의 건강한 식생활을 위해 쓰는 돈보다 '100배' 더 많다.

기 위한 노력을 시작하기 바란다. 10주 만에 10킬로그램을 뺄 수 있다고 장담하지는 못하지만 2~3년이 지나면 20킬로그램 또는 30킬로그램까지 감량할 수 있다. 그리고 장기적으로 건강이 개선되고 더 행복해질 것이라고 확실히 보장할 수 있다. 게다가 이제 두 번 다시 기적의 다이어트 책을 구입할 일은 없을 것이다.

콜레스테롤
논쟁

•

이 책 감사의 말에 이 말을 꼭 써야 할 것 같다. "이 책은 콜레스테롤이 없었다면 나오지 못했을 것입니다." 콜레스테롤을 둘러싼 논쟁은 근본적으로 너무 중요하므로 관심 있는 독자들을 위해 몇 가지 과학적인 요점을 명확하게 따로 정리하는 편이 좋을 것 같다.

1960년대에 콜레스테롤과 심장질환을 연결시킨 섭식 심장 가설(8장에서 소개했다)이 등장하지 않았다면, 그리고 과학자들이 이 이론을 받아들여야 한다고 정부를 설득하지 않았다면 그래서 정부가 국민들에게 포화지방을 멀리하라고 권유하지 않았다면 이 책은 나올 필요도 없었을 것이다. 심장질환 증가세에 브레이크를 걸 수 있을 것으로 기대를 모았던 섭식 심장 가설은 여러 사태를 연쇄적으로 일으켰고 결국 비만이라는 또 다른 공중보건의 위기를 빚어냈다.

우리 모두가 공중보건 캠페인과 언론 기사를 통해 포화지방이 심장질환을 일으킨다는 메시지를 들었다. 이 메시지는 50년간 곳곳에서 들려왔다. 전체 인구 중 10~25퍼센트에 이를 것으로 추정되는 상당수가 이 생각을 진지하게 믿었고, 이어 나머지 국민들도 받아들였다.[124] 섭식 심장 가설은 이렇게 수용됐고 그 결과 전 국민이 지방을 끔찍이 두려워하게 됐다.

대부분의 사람들이 콜레스테롤이 심장질환을 일으킨다고 확신한다. 의사마저 그렇다. 적색육 등 포화지방이 들어간 음식을 먹으면 혈액에 콜레스테롤 방울이 늘어나고 이것이 혈관을 막아서 관상동맥이 좁아지면 심장 문제가 생길 위험이 커진다고 믿는다. 현재 사람들의 머릿속에 그와 같은 상황이 그림처럼 선명하게 새겨져 있다. 평소에 건강에 관해서 대화를 나눌 때도 이와 같은 생각이 드러나곤 한다. 기름이 잔뜩 낀 스테이크나 기름기 많은 내장이 듬뿍 들어 있는 소시지를 보면 저 번들거리는 기름이 혈관을 막을 것이라 생각한다. 그래서 사람들은(프랑스 사람들을 제외하고) 스테이크나 달걀, 치즈, 지방이 제거되지 않은 우유를 굉장히 경계한다. 그 가설을 믿는 사람이 늘어나고 콜레스테롤에 관한 이 같은 메시지가 계속해서 강화되어 전달될수록 수천 년간 인간의 식생활에서 큰 부분을 차지했던 적색육, 유제품과 같은 자연식품은 몸에 나쁜 음식이 돼버린다.

정부는 포화지방을 줄이고 곡류와 식물성 유지로 대체하는 것이 건강에 더 이롭다고 권고했다. 식품업계는 정부의 권고를 따랐다. 그렇게 생겨난 저지방 가공식품을 더 맛있게 만들고 더 큰 매출을 올리려면 정제된 밀과 설탕을 더 많이 넣어야 했다. 정제된 탄수화물이 큰 비중을 차지하는 새로운 식생활은 식사를 하고도 다음 식사 전에 급변하는 혈당을 잠재우기 위해 간식을 먹어야만 하는 문화를 낳았다.

이와 같은 변화에 따라 식물성 유지로 섭취하는 오메가-6가 크게 늘었고 설탕과 간식을 먹는 문화로 인해 체내 인슐린이 증가했다. 더불어 인슐린과 렙틴 저항성 증가하는 등 세포 대사에도 변화를 가져와 체중 증가가 촉진됐다(9장과 10장에서 다뤘다). 다이어트와 섭식 심장 가설이 없었다면 포화지방을 물리쳐야 할 대상으로 여기지 않았을 것이고 그랬다면 이런 변화도 없었을 것이다.

포화지방이 심장질환을 일으킨다는 생각은 흡연이 폐암을 일으킨다는 상식처럼 사람들의 머릿속에 각인되었다. 흡연과 암의 연관성의 경우 과학적으로 반박할 수 없는 근거가 밝혀졌지만 섭식 심장 가설은 이와 달리 계속해서 신빙성이 흔들리고 있다. 앤셀 키스는 포화지방을 섭취한 집단에서 심장질환 발생율이 높았다는 연구 결과를 최초로 발표했으나, 가설과 일치하는 결과가 나온 국가의 데이터만 골라서 도출한 편향된 결과였다. 예를 들어 프랑스와 독일은 지방을 많이 섭취하지만 심장질환 발생률은 높지 않았는데 이 두 국가 모두 연구 데이터에서 제외됐다.[125] 포화지방을 많이 섭취하는 국가는 설탕 섭취량도 높다는 사실 등 여러 혼란요인 역시 간과됐다. 최근에는 과학자들이 설탕업계로부터 막대한 돈을 받고 심장질환을 일으킨 식생활 요인을 설탕이 아닌 지방으로 돌렸다는 사실이 드러났다.[126] 과거에 이 영향력 있는 과학자들의 의견은 섭식 심장 가설을 키우는 탄탄한 밑거름이 되었고 이 가설이 보편적인 사실로 받아들여지도록 힘을 보탰다.

최근에는 이 가설의 신뢰도에 의문이 제기되기 시작했다. 적색육과 유제품 등 신선식품에 포함된 포화지방이 심장질환과 큰 연관성이 '없다'는 증거도 계속 드러나고 있다.[127] 하지만 안타깝게도 최근 연구에서 밝혀진 이러한 정보가 아직 정책 입안자들에게는 닿지 않은 모양이다. 이 책에서 살펴보았듯이 최고 자리에 오른 연구자와 과학자, 영향력 있는 의사들은 기득권 세력이다. 오랫동안 강조해온 중요한 공중보건 메시지가 근거 없는 사실로 드러나면 이들의 명성도 흔들리고 연구비는 뚝 끊길 것이다. 국민들에게 전달되는 공중보건 메시지가 이렇게 더디게 바뀌는 것도 그런 이유에서다. 섭식 심장 가설에는 너무나 많은 사람들의 명성과 생계가 달려 있다.

최근에 밝혀진 사실을 토대로 이 가설을 파헤치면 현재 우리가 어디까지 와 있는지 알 수 있을 것이다. 포화지방은 먹어도 될까, 먹으면 안 될까?

섭식 심장 가설에 가속이 붙기 시작했을 때 사람들이 이 가설을 확인해볼 수 있는 검사는 '총' 콜레스테롤 수치가 나오는 혈액검사가 전부였다. 심장질환 위험성을 평가할 때 중요한 것은 혈액의 총 콜레스테롤이 아니라 혈액 내에서 콜레스테롤을 옮기는 운반체다. 콜레스테롤은 지방이고 따라서 혈액에 용해되지 않는다. 발사믹 식초와 올리브유가 서로 섞이지 않는 것과 같다. 그래서 콜레스테롤은 친수성 운반체 내부에 실린 형태로 혈액을 통해 옮겨진다. 저밀도 지질단백인 LDL과 고밀도 지질단백인 HDL이 그러한 운반체이고 LDL은 입자가 작고 밀도가 높은 A타입과 입자가 크고 밀도가 낮은 B타입으로 나뉜다.

무엇이 콜레스테롤을 운반할까

혈액에서 운반되는 콜레스테롤 분자는 일터로 출근하는 사람들과 비슷한 특징이 있다. 출근길에 이동수단을 반드시 선택해야한다고 해보자. 어떤 사람은 크고 내부도 넓은 버스를 선택할 것이고 어떤 사람은 승객들끼리 촘촘하게 앉아야 하는 미니밴을 택할 것이다. 버스는 숙련된 버스 운전사가 안전하게 운전하고 미니밴은 프리랜서 운전자가 난폭하게 운전한다. 이 비유에서 심장질환의 위험성은 교통사고가 날 위험성으로 볼 수 있다. 모두가 안전한 버스로 출근한다면 교통사고는 거의 날 일이 없겠지만 미니밴 이용자가 많아지면 사고 발생률도 증가한다. 이때 사고 건수에 영향을 주는 것은 이동하는 사람의 '숫자'가 아니라 이들이 선택하는 교통수단의 '종류'다. 심장질환이 발생할 위험성도 마찬가지다. 혈액에 존재하는 콜레스테롤의 '총' 양이 아니라 이 콜레스테롤이 운반되는 수단의 '종류'가 핵심이다. B타입 LDL(버스)로 옮겨지는 콜레스테롤이 많으면 심장질환 위험성은 증가하지 않는다. 그러나 A타입 LDL(미니밴)로 운반되는 콜레스테롤이 늘어나면 심장질환이 발생할 위험성도 높아진다. 혈중 콜레스테롤의 '총' 양은 유전적으로 체내 콜레스테롤 수치가 높은 사람에게만 중요하게 작용한다. 500명당 한 명꼴로 그러한 문제를 겪고 생애 중 매우 이른 시기인 30대 또는 40대에 심장질환이 시작된다. 이러한 유전적인 문제를 잘못 해석한 학자들은 마치 체내 콜레스테롤 수치가 누구에게나 심장질환을 일으킬 수 있는 중요한 요인인 것으로 착각했다.

콜레스테롤을 옮기는 운반체가 하나 더 있다. 출근길에 여기저기 흩어진 버스와 미니밴 사이로 경찰 순찰차가 보인다. 경찰차가 근처에 나타나기만 하면 가장 무모하게 내달리는 운전자도 얌전해진다. 이것은 HDL이 심장질환 위험성과 관련하여 발휘하는 영향과 같다. 도로에 나와 있는 경찰차가 많을수록 사고 발생 확률 줄어드는 것처럼 혈액에 HDL이 많을수록 심장질환 위험성은 줄어든다. 사고율에 '가장 큰' 영향을 주는 변수는 경찰 순찰차의 대수다. 이 수가 줄면 사고율은 대폭 증가한다. 같은 이치로 건강에 도움이 되는 HDL이 많을수록 다른 어떤 요소보다 심장질환으로부터 인체를 보호하는 효과를 가장 크게 얻을 수 있다.

그렇다면 이런 의문이 떠오른다. 콜레스테롤을 옮기는 운반체는 어떻게 결정될까? 섭식 심장 가설대로 정말로 포화지방이 심장질환을 일으킨다면, 포화지방 섭취량이 늘수록 콜레스테롤이 A타입

LDL(미니밴)에 실려서 옮겨질 가능성이 높아질 것이다. 이 가설이 처음 제기됐을 때는 콜레스테롤이 옮겨지는 운반체의 종류가 밝혀지지 않았고 혈중 콜레스테롤의 총량만 측정할 수 있었다. 당시에 실시된 초기 연구 결과를 보면 식생활에서 콜레스테롤 섭취량이 늘면 혈중 총 콜레스테롤의 양도 약간 늘어나는 것으로 나타났다. 위의 비유에서라면 출근하는 사람이 많아진 것이다. 그만큼 콜레스테롤을 옮기는 운반체도 더 많이 필요해질 것으로 짐작할 수 있다. 그런데 여기에 한 가지 문제점이 숨어 있다. 포화지방을 섭취하고 콜레스테롤이 증가한다고 해서 B타입 LDL(버스)보다 A타입 LDL(미니밴)이 더 많아지지는 '않는다.' LDL의 총 숫자(버스와 미니밴의 총합)는 증가하지만, 이 가운데 건강에 이로운 B타입(버스)은 늘어나고 해로운 A타입(미니밴)은 오히려 '감소'한다. 또한 포화지방을 섭취하면 심장질환으로부터 인체를 보호하는 '유익한' HDL 콜레스테롤(경찰 순찰차)도 늘어난다. 이 모든 증거를 종합하면, 포화지방 섭취가 심장질환을 유발하지 '않는다'는 사실을 알 수 있다. 섭식 심장 가설이 잘못됐다는 의미다.

혈액의 콜레스테롤 운반에 영향을 줄 수 있는 다른 요인으로는 무엇이 있을까? 출근길 비유를 좀 더 확장해보자. 버스를 타려면 버스 정류장까지 걸어가야 하지만 미니밴은 집 앞까지 데리러 온다. 장대비가 쏟아지는 날에는 회사에 도착하기도 전에 흠뻑 젖고 싶지 않으니 미니밴 이용자가 늘어나고, 그만큼 교통사고 발생률도 증가한다. 식생활에서 이 장대비는 트랜스 지방으로 알려진 지방이 인체에 끼치는 영향과 같다. 앞서 설명한 것처럼(8장 참고) 트랜스 지방은 케이크, 비스킷, 가공육 등 수많은 가공식품에 함유되어 있다. 또한 식물성 유지를 고온으로 가열할 때 생성된다. 포화지방이 심장질환과 관련이 있다고 주장한 일부 초기 연구에서는 트랜스 지방이 혈중 콜레스테롤에 끼치는 영향을 고려하지 않았고, 이로 인해 포화지방이 위험한 물질이라는 오해가 가중됐다.[128]

눈이 쏟아지는 날은 어떨까? 마찬가지로 미끄러운 길을 걸어서 버스 정류장까지 가는 위험을 감수하기보다는 더 편리한 미니밴을 이용하는 사람이 많아질 것이다. 그런 날에는 도로에 위험하게 질주하는 미니밴이 많아지고 사고율은 높아진다. 아마 예상했겠지만 쏟아지는 눈은 인체에서 설탕을 의미한다.[129]

영국 날씨처럼 드물게 해가 모습을 드러내면 어떨까? 사람들은 버스 정류장까지 기꺼이 걸어갈 것이고 굳이 승객들로 꽉 찬 답답한 미니밴에 타지 않으려고 할 것이다. 게다가 도로 이곳저곳을 순찰하는 경찰차도 많아진다. 경찰도 햇살 좋은 날엔 병가를 낼 확률이 줄어들기 때문이다. 그 결과 도로는 안전해지고 사고도 없다. 이와 같은 이상적인 교통 상황을 돈 한 푼 들이지 않고 혈류에 그대로 옮겨올 수 있는 방법이 있다. 바로 운동이다.[130]

정리하면, 콜레스테롤을 운반하는 방식에 영향을 주고 궁극적으로 심장질환 위험성에 영향을 주는 식생활과 생활 속 요인은 다양하다. 그중에서 가장 위험한 요소는 가공식품에 함유된 설탕과 트랜스 지방(눈과 폭우)이다. 최근에 실시된 여러 연구에 따르면 자연

식품에 함유된 포화지방은 이와 반대로 중대한 위험요소가 '아니며' 운동(햇살이 쨍쨍한 날씨)은 심장을 보호하는 효과가 있다.

착한
콜레스테롤

지난 10년간 총 콜레스테롤이 심장질환의 위험성을 좌우하는 요소가 아니라는 사실이 점점 널리 수용되면서 새로운 표현이 등장했다. 바로 '좋은 콜레스테롤'과 '나쁜 콜레스테롤'이다. 좋은 콜레스테롤이란 HDL(경찰 순찰차)을 가리키고 나쁜 콜레스테롤은 A타입과 B타입 LDL을 통칭하는 말로 쓰인다. 즉 위험하게 달리는 미니밴과 안전한 버스가 하나로 묶여서 나쁘다고 손가락질을 받고 있다. 이것이 식생활에서 포화지방의 위험성을 분석할 때 결과를 교란시키는 요인으로 작용하여 연구 결과를 뿌옇게 흐려놓았다. 일부 과학자들은 한 치 앞도 보이지 않는 뿌연 안개 속에서 이동 수단을 찾아 헤매는 사람들처럼 연구하고 있다. 공중보건에 이토록 중요한 진실을 가리는 뿌연 안개는 왜 생겼을까? 확신할 수는 없지만, 기득권 세력인 유명 과학 연구기관이 개입됐다는 의심이 든다. 안타깝게도 과학계의 연구 방향이 후원 업체의 영향력에 휘둘리는 일이 지금도 여전하고 우리 모두가 이런 사실을 잘 알고 있다. 이제는 연구비를 누가 지원했는지 공개해야 하지만, 이런 조치도 연구 방향을 정하는 데 걸림돌이 되지는 않는다. 정보 공개 요건으로 연구가 편향됐는지 여부를 더 쉽게 파악할 수 있게 되었을 뿐이다.

전 세계에서 가장 많이 팔리는 약은 스타틴이다. 최근 정보 의학 통계IMS 보고서에 따르면 2010년에 스타틴을 포함한 콜레스테롤 저하 약물로 발생한 수익은 350억 달러 규모로 집계됐다. 이러한 약물은 간의 콜레스테롤 생산을 일부 차단하여 혈액의 총 콜레스테롤 수치를 낮추는 것으로 밝혀졌다. 스타틴은 일부 환자의 총 콜레스테롤 수치와 함께 심장 문제 위험성을 낮춘다. 그러나 스타틴이 심장질환에 끼치는 영향이 콜레스테롤과 관련된 결과가 맞는지 의심하는 학자가 많다.

즉 스타틴은 심장 혈관 속 염증을 줄이는 데 효과가 있다는 근거가 점차 늘어나고 있다. 이것이 사실이라면, 전 세계 사람들에게 지침을 제공하는 전문가 집단인 미국 심장학회AHA는 왜 지금도 섭식 심장 가설을 지지하고 LDL 콜레스테롤 두 종류가 모두 심장질환의 위험성을 나타내는 가장 중요한 지표라고 주장할까? 포화지방 섭취량을 줄여야 한다고 계속해서 주장하는 이유는 무엇일까? AHA가 내놓은 최신 지침에는 스타틴 치료가 혈중 콜레스테롤 농도의 최대값을 낮추는 적절한 방법이라고 권고하고 있는데,[131] 이 내용의 바탕이 된 메타분석(이전에 실시된 여러 연구 결과를 요약하는 것)에는 LDL의 하위분류에 관한 중요한 연구가 포함되지 않았다.[132] 마치 그러한 연구가 이전에 없었던 것처럼 분석되었고 따라서 편향된 결과가 도출되었다. 전 세계 많은 의사들이 스타틴을 처방해야 하는지

콜레스테롤 논쟁

판단하기 위해 AHA의 지침을 참고한다. 그러니 섭식 심장 가설이 유효한 주장으로 여겨지는 한, 스타틴도 베스트셀러 자리를 유지할 것이다.

포화지방 중에서도 '팔미트산'에 관한 우려가 제기되고 있다. WHO 보고서[133]에는 팔미트산 섭취 시 심장질환이 발생할 수 있다는 확정적 근거가 확인됐다는 내용이 담겨 있다. 모든 종류의 육류와 유제품에는 팔미트산이 존재하나, 그 양은 소량이다. 팜유를 매우 높은 온도로 가열하기만 해도 순수한 형태의 팔미트산이 만들어진다. 불을 피워 가열하는 경우에도 마찬가지다. 팜유는 아프리카 여러 마을에서 요리에 주로 사용하는 기름이다. 음식에 팜유를 넣으면 저렴한 비용으로 식감과 맛을 향상시킬 수 있다. 그래서 가공식품에 많이 사용된다. 이러한 점을 감안할 때, 나는 팔미트산과 심장질환 증가의 관련성이 적색육과 치즈, 우유와 같은 식품의 천연지방에 포함된 소량에서가 아니라 가공식품에 쓰인 팜유에서 비롯된다고 생각한다.

과거의 '모든' 연구 결과를 독자적으로 메타분석한 최근 연구 결과를 보면 식생활에서 섭취하는 포화지방은 사망 위험률을 높이지 않으며, 특히 포화지방 섭취로 심장질환 위험이 높아지거나 뇌졸중, 당뇨 발생 위험이 높아지지 않는 것으로 확인됐다.[134]

일부 경우에는 스타틴이 분명 효과가 있다. 그러나 LDL 수치가 높고 총 콜레스테롤 수치가 약간 높다고 해서 과연 이 약을 처방하는 것이 적절한지 의심스럽다. 다시 말해 현재 스타틴은 과잉 처방되고 있다는 것이 내 입장이다. 연구 결과는 분명히 스타틴 제약업계에게 맞춘 내용인데, 왜 일부 의학계 단체는 유효성이 입증된 과학적인 연구 결과를 무시할까? 그런다고 해서 무슨 이득이 있을까? 그 판단은 당신에게 맡기겠다. 상충되는 연구 결과가 공존하는 가운데 섭식 심장 가설이 지금처럼 변함없이 그 영향력을 유지한다면, 자연식품에 함유된 포화지방 대신 곡류와 인공 식용유지를 섭취하라는 권고도 사라지지 않을 것이다. 이 문제가 해결되지 않는 한 비만을 유발하는 식생활을 계속 이어가라는 안내가 제공될 것이고, 비만은 공중보건의 중대한 문제로 계속 남을 것이다.

용어

ATP 배터리: ATP 분자는 세포에서 소형 배터리처럼 기능한다. 음식으로 충전되고 체내 다양한 세포에 그 에너지를 전달한다.

TNF-알파: 종양괴사인자-알파의 줄임말이다. 염증 유발 세포가 공격 위협을 인지하면, 실제 위협이든 그저 생각이든 그에 대한 반응으로 TNF-알파 단백질이 분비된다. 감염질환이나 자가면역질환에서 나타나는 염증 반응을 촉진한다.

교감신경계(SNS): 자율신경계의 한 부분으로 위험한 일이 생겼을 때 싸움 또는 도주 반응을 촉발한다. 근육과 뇌로 공급되는 혈액과 산소의 양을 늘려서 힘과 반응 속도를 향상시키고 보다 명료한 사고가 가능하게 한다.

그렐린: 위와 위장관 상부에서 분비되어 시상하부를 통해 식욕을 왕성하게 만들고 음식을 찾아다니는 행동을 유발하는 호르몬이다. 다이어트를 하는 등 굶주리면 그렐린 분비량이 증가하고 음식을 먹고 나면 감소한다.

글루카곤 유사 펩타이드-1(GLP-1): 음식이 소화될 때 소장에서 분비되는 호르몬이다. 시상하부를 통해 포만감을 높이는 기능을 수행하며 음식 섭취를 중단시키는 신호전달체계의 한 부분을 차지한다. 또한 인슐린 효율을 높인다.

기초대사율(BMR): 인체가 휴식할 때 사용하는 에너지의 양을 의미한다. 세포를 만들고 수선하는 세포의 화학 반응과 체온 조절, 호흡, 심장 박동 등에 필요한 에너지다.

대사율: 이 책에서 대사율은 인체가 휴식할 때의 대사율을 가리킨다. 즉 쉬고 있을 때 인체 기능에 필요한 에너지의 양이다.

대사 적응: 인체가 체중 설정값을 지키고 극심한 체중 변동을 막기 위해 섭취한 에너지의 양에 따라 소비되는 에너지의 양을 조정하는 과정이다. 섭취 열량을 줄이면 극심한 체중 감소를 막기 위해 대사율이 감소하고, 섭취 열량이 과도하게 늘면 극심한 체중 증가를 막기 위해 대사율이 증가한다.

디니트로페놀(DNP): ATP로 저장된 에너지를 화학 에너지가 아닌 열로 방출하도록 유도하는 화학물질이다.

렙틴: 지방 세포에서 만들어지는 호르몬으로 체중을 조절하는 핵심 역할을 한다. 지방이 축적되면 렙틴 농도가 높아지고, 이는 시상하부에 비축된 에너지가 충분하다고 알리는 신호로 작용한다. 그 결과 인체 대사가 증가하고 식욕이 감소한다. 몸에 지방이 줄면 렙틴 농도도 감소하므로 시상하부는 식욕을 높이고 인체 대사를 줄인다.

렙틴 저항성: 체내 렙틴 농도가 매우 높지만 시상하부가 이를 감지하지 못하는 상태를 의미한다. 인슐린과 염증 반응을 일으키는 TNF-알파가 렙틴 신호를 차단하면 이러한 문제가 발생한다. 몸에 지방이 많은데도 시상하부는 감지하지 못하므로 상황을 바로잡지 않는다.

미세 배터리: 이 책에서 미세 배터리라는 표현은 자그마한 세포 화학물질인 ATP의 기능을 설명할 때 쓰인다. ATP는 휴대용 전자기기의 배터리처럼 금방 충전된 후 충전된 에너지를 방출한다.

부교감신경계(PNS): 자율신경계의 한 부분으로 맥박과 혈압을 낮춰서 인체 에너지가 보존되도록 이끈다.

비만 유발성: 비만을 촉진하는 특성을 말한다.

시상하부: 뇌 안쪽에 위치한 완두콩만한 크기의 분비샘이다. 몸의 수분과 영양 상태 등 인체로 유입되는 감각 정보를 처리한다. 유입된 신호에 따라 갈증, 허기 반응이 나타나고 대사율이 변한다.

아데노신삼인산(ATP): ATP는 지구상에 존재하는 모든 살아 있는 유기체의 세포에서 발견되는 화학물질이다. 세포가 인식하고 이용하는 에너지 단위가 ATP다. 음식이 분해되면서 방출되는 에너지가 ATP로 저장되어 있다가 무언가를 만들거나 수선하기 위해 에너지가 필요한 세포로 옮겨진다.

열 생성: ATP의 형태로 저장된 세포 에너지가 화학 에너지나 물리 에너지가 아닌 열에너지로 전환되는 과정이다.

오메가 지방산: 다중불포화 지방산의 두 종류인 오메가-3와 오메가-6를 가리킨다. 오메가 지방산은 세포 건강에 반드시 필요하지만 인체가 직접 만들어낼 수 없으므로 건강을 생각한다면 오메가 지방산이 함유된 식품을 섭취해야 한다.

음성 피드백 시스템: 미리 정해진 적정 상태에서 벗어나는 인체 변화가 발생하면 이를 자동으로 바로잡도록 고안된 시스템이다.

인슐린: 음식, 특히 탄수화물 섭취 시 췌장에서 만들어진다. 포도당을 빨아들이는 세포 내 경로를 개방하여 혈액에 과도하게 존재하는 당을 제거한다.

자율신경계(ANS): 의식적으로 조절할 수 없고 자동으로 조절되는 신경계를 가리킨다. 자율신경계는 교감신경계와 부교감신경계로 나뉜다. 이 두 시스템은 각각 위험이 닥쳤을 때 신체 활동을 최적 수준으로 끌어올리는 기능과 인체 에너지를 보존하는 기능을 수행한다.

체중 설정값: 인체가 생존과 번식을 수행하기에 가장 안전하다고 판단한 체중이다. 체중 설정값은 유전적 요소와 후생적 요소, 환경 요소에 따라 결정된다.

체중 조절 센터: 이 책에서 체중 조절 센터는 시상하부를 가리킨다.

펩타이드 YY(PYY): 소장에서 만들어진 후 장 내부에 음식이 들어온 것이 감지되면 분비된다. 시상하부에 작용하여 포만감이나 배부른 기분을 강화하고, 음식 섭취를 중단시키는 신호 체계의 한 부분으로 기능한다.

후생유전학: DNA를 통해 유전된 형질이 임신 기간과 아동기 초기 환경에 따라 바뀌는 방식을 연구하는 학문이다.

01. 대사학의 두 가지 법칙

1   USDH (1998). Clinical guidelines on the identification, evaluation, and treatment of overweight and obesity in adults: the evidence report. National Institute of Health (NIH) Publication, No. 98-4083, September.

2   R. Bailey (2018). *Evaluating Calorie Intake for Population Statistical Estimates (ECLIPSE) Project*, February. Office for National Statistics, Data Science Campus.

3   P. Miller (2015). The United States food supply is not consistent with dietary guidance: evidence from an evaluation using the Healthy Eating Index-2010. *J Acad Nutr Diet*, 115(1), January, 95-100.

4   J. Speakerman (2004). The functional signifcance of individual variation in basal metabolic rate. *Physiol Biochem Zool*, 77(6), 900-915.

5   G. Koepp (2016). Chair-based fidgeting and energy expenditure. *BMJ Open Sport Exerc Med*, 2(1).

6   E. Sims and E.Horton (1968). Endocrine and metabolic adaptation to obesity and starvation. *Am J Clin Nutr*, 21(12), December, 1455-70.

7   R. Leibel et al. (2000). Effects of changes in body weight on carbohydrate metabolism, catecholamine excretion, and thyroid function. *Am J Clin Nutr*, 71(6), June, 1421-32.

8   A. Harris et al. (2006). Weekly changes in basal metabolic rate with eight weeks of overfeeding. *Obesity (Silver Spring)*, 14(4), April, 690-95.

9   C. Weyer et al. (2001). Changes in energy metabolism in response to 48 h of overfeeding and fasting in Caucasians and Pima Indians. *Int J Obes Relat Metab Disord*, 25(5), May, 593-600.

10   A. Keys et al. (1950). *The Biology of Human Starvation*, Vol. 1. Minneapolis, University of Minnesota Press.

11   R. Leibel et al. (1995). Changes in energy expenditure resulting from altered body weight. *N Eng J Med*, 332(10), March, 621-8; S.Roberts and I.Rosenberg (2006). Nutrition and aging: changes in the regulation of energy metabolism with aging. *Physiol Rev*, 86(2), April, 651-67.

12   A. Evans et al. (2016). Drivers of hibernation in the brown bear. *Frontiers in Zoology*, 13, February, article no. 7.

13   R. Keesey (1997). Body weight setpoints: determination and adjustment. *J Nutr*, 127(9), September, 1875S-1883S.

02. 신성불가침의 영역

14   B. Levin et al. (1989). Initiation and perpetuation of obesity and obesity resistance in rats. *Am J Physiol Regul Integr*, 256 (3, Pt 2), R766-71.

15   M. Butovskaya et al. (2017). Waist-to-hip ratio, body-mass index, age and numberof-childreninseventraditionalsocieties. *Sci Rep*, 7(1), May, 1622.

16   M. Ashwell et al. (2014). Waist-to-height ratio is more predictive of years of life lost

than body mass index. *PLoS One*, 9(9), September.

17 V. Eshed et al. (2010). Paleopathology and the origin of agriculture in the Levant. *Am J Phys Anthropol*, 143(1), September, 121- 33.

18 World Health Organization (2016). *Global Health Observatory Data*.

19 J. Wardle and D.Boniface (2008). Changes in the distributions of body mass index and waist circumference in English adults, 1993/1994 to 2002/2003. *Int J Obes (Lond)*, 32(3), March, 527-32.

20 Reuters/Ipsos (2012). Ipsos online poll of 1,143 adults, 7-10 May. Reuters.

21 C. Haworth et al. (2008). Childhood *obesity*: genetic and environmental overlap with normal-rangeBMI. *Obesity*, 16(7), July, 1585- 90.

22 Q. Xia and S.F. Grant (2013). The genetics of human obesity. *Ann N Y Acad Sci*, 1281, April, 178- 90.

23 B. Gascoigne (2001). Retrieved 2018, from HistoryWorld: www.history world.net.

24 J. Terrell (ed.) (1988). *Von den Steinen's Marquesan Myths*, translated by Marta Langridge. Canberra: Target Oceania/*Journal of Pacific History*.

25 R. O'Rourke (2015). Metabolic thrift and the genetic basis of human obesity. *Ann Surg*, 259(4), April, 642- 8.

26 J. Neel (1962). Diabetes mellitus: a 'thrifty' genotype rendered detrimental by 'progress'? *Am J Hum Genet*, 14, December, 353- 62.

27 World Health Organization (2016). *Global Health Observatory Data*.

28 P. Manning (1992). 'The Slave Trade: The Formal Demography of a Global System', in J.E. Inikori and S.L. Engerman (eds), *The Atlantic Slave Trade*. Durham, NC: Duke University Press.

29 A. Quasim et al. (2018). On the origin of obesity: identifying the biological, environmental and cultural drivers of genetic risk among human populations. *Obes Rev*, 19(2), February, 121- 49.

30 Y. Wang and M. Beydoun (2007). The obesity epidemic in the United States-gender, age, socioeconomic, racial/ethnic, and geographic characteristics: a systematic review and meta-regression analysis. *Epidemiol Rev*, 29, 6- 28; Centers for Disease Control and Prevention (CDC) (2012). *National Health and Nutrition Examination Survey, NHANES 2011-2012 Overview*. National Center for Health Statistics.

31 S. van Dijk et al. (2015). Epigenetics and human obesity. *Int J Obes*, 39(1), 85- 97.

32 Z. Stein and M. Susser (1975). The Dutch famine, 1944-1945, and the reproductive process. I. Effects on six indices at birth, *Pediatric Research*, 9, February 70-76.

33 M. Hult et al. (2010). Hypertension, diabetes and overweight: looming legaciesof the Biafranfamine. *PLoS One*, 5(10), October, e13582.

34 B. Weinhold (2006). Epigenetics: the science of change. *Environ Health Perspect*, 114(3), March, A160- A167.

35 I. Ehrenreich and D. Pfennig (2016). Genetic assimilation: a review of its potential proximate causes and evolutionary consequences. *Ann Bot*, 117(5), April, 769- 79.

36 A. Samuelsson et al. (2008). Diet-in-

duced obesity in female mice leads to off-spring hyperphagia, adiposity, *hypertension*, and insulin resistance: a novel murine model of developmental programming. *Hypertension*, 51(2), February, 383- 92.

37 A. Kubo et al. (2014). Maternal hyperglycemia during pregnancy predicts adiposity of the offspring. *Diabetes Care*, 37(11), November, 2996- 3002.

38 A. Sharma et al. (2005). The association between pregnancy weight gain and childhood overweight is modified by mother's pre-pregnancy BMI. *Pediatr Res*, 58, 1038.

39 F. Guenard et al. (2013). Differential methylation in glucoregulatory genes of offspring born before vs. after maternal gastrointestinal bypass surgery. *Proc Natl Acad Sci USA*, 110(28), July, 11439- 44.

40 R. Waterland and R.Jirtle (2003). Transposable elements: targets for early nutritional effects on epigenetic gene regulation. *Mol Cell Biol*, 23(15), August, 5293- 300.

41 Waterland and Jirtle (2003). Transposable elements.

03. 다이어트와 리얼리티쇼

42 E. Fothergill et al. (2016). Persistent metabolic adaptation for 6 years after 'The Biggest Loser' competition. *Obesity (Silver Spring)*, 24(8), August, 1612- 19.

43 H. Yoo et al. (2010). Difference of body compositional changes according to the presence of weight cycling in a community-based weight control program. *J Korean Med Sci*, 25(1), January, 49- 53.

44 S. Dankel et al. (2014). Weight cycling promotes fat gain and altered clock gene

expression in adipose tissue in C57BL/6J mice. *Am J Physiol Endocrinol Metab*, 306(2), January, E210- 24.

45 J. Speakerman et al. (2004). The functional significance of individual variation in basal metabolic rate. *Physiol Biochem Zool*, 77(6), November-December, 900-915.

46 L. Arone et al. (1995). Autonomic nervous system activity in weight gain and weight loss. *Am J Physiol*, 269(1, Pt 2), R222-5.

47 K. O'Dea et al. (1982). Noradrenaline turnover during under- and overeating in normal weight subjects. *Metabolism*, 31(9), September, 896- 9; S.Welle et al. (1991). Reduced metabolic rate during beta-adrenergic blockade in humans. *Metabolism*, 40(6), June, 619- 22; A.Thorp and M.Schlaich (2015). Relevance of sympathetic nervous system activation in obesity and metabolic syndrome. *J Diabetes Res*, 2015, 341583.

48 J. Grundlingh et al. (2011). 2, 4-dinitrophenol (DNP): a weight loss agent with significant acute toxicity and risk of death. *J Med Toxicol*, 7(3), September, 205-12.

04. 우리는 왜 먹을까

49 D. Cummings et al. (2002). Plasma ghrelin levels after diet-induced weight loss or gastric bypass surgery. *N Eng J Med*, 346(21), May, 1623-30.

50 P. Sumithran et al. (2011). Long-term persistence of hormonal adaptations to weight loss. *N Eng J Med*, 365(17), October, 1597-1604.

51 J. Cirello and J. Moreau (2013). Systemic administration of leptin potentiates the response of neurons in the nucleus of the

solitary tract to chemoreceptor activation in the rat. *Neuroscience*, 229, January, 89-99.

52 Y. Zhang et al. (1994). Positional cloning of the mouse obese gene and its human homologue. *Nature*, 372(6505), December, 425-32.

53 C. Montague et al. (1997). Congenital leptin deficiency is associated with severe early-onset obesity in humans. *Nature*, 387(6636), June, 903-8.

54 S. Heymsfield et al. (1999). Recombinant leptin for weight loss in obese and lean adults: a randomized, controlled, dose-escalation trial. *JAMA*, 282(16), October, 1568-75

05. 대식가의 비밀

55 F. Chehab (2014). 20 years of leptin: leptin and reproduction: past milestones, present undertakings, and future endeavours. *J Endocrinol*, 223(1), October, T37-48.

56 Chehab (2014). 20 years of leptin.

57 R. Lustig (2013). *Fat Chance: Beating the odds against sugar, processed food, obesity and disease.* New York: Hudson Street Press.

58 S. Ramirez and M. Claret (2015). Hypothalamic ER stress: a bridge between leptin resistance and obesity. *FEBS Lett*, 589(14), June, 1678-87.

59 R. Lustig et al. (2004). Obesity, leptin resistance and the effects of insulin reduction. *Int J Obes Relat Metab Discord*, 28(10), October, 1344-8.

60 B. Wisse and M. Schwartz (2009). Does hypothalamic inflammation cause obesity? *Cell Metab*, 10(4), October, 241-2.

61 I. Nieto-Vazquez et al. (2008). Insulin resistance associated to obesity: the link TNF-alpha. *Arch Physiol Biochem*, 114(3), July, 183-94.

62 Chehab (2014). 20 years of leptin.

63 J. Wang et al. (2001). Overfeeding rapidly induces leptin and insulin resistance. *Diabetes*, 50(12), December, 2786-91.

07. 요리와 인간

64 R. Dawkins (1989). *The Selfish Gene*, 2nd edn. Oxford: Oxford University Press.

65 L. C. Aiello and P. Wheeler (1995). The expensive-tissue hypothesis: the brain and the digestive system in human and primate evolution. *Current Anthropology*, 36(2), April, 199-221.

66 F. Berna et al. (2012). Microstratigraphic evidence of in situ fire in the Acheulean strata of Wonderwerk Cave, Northern Cape province, South Africa. *PNAS*, 109(20), May, E1215-20.

67 C. Koebnick et al. (1999). Consequences of a long-term raw food diet on body weight and menstruation: results of a questionnaire survey. *Ann Nutr Metab*, 43(2), 69-79.

68 I. Olalde et al. (2014). Derived immune and ancestral pigmentation alleles in a 7,000-year-old Mesolithic European. *Nature*, 507(7491), March, 225-8.

69 D. Bramble and D. Lieberman (2004). Endurance running and the evolution of *Homo*. *Nature*, 432 (7015), November, 345-52.

70 P. Williams (2007). Nutritional composition of red meat. *Nutrition and Dietetics*, 64(4), August, 113-19.

71 P. Clayton (2009). How the mid-Victorians worked, ate and died. *Int J Environ Res Public Health*, 6(3), March, 1235-53.

08. 문제의 근원

72 US Department of Agriculture Economic Research Service - Food Availability; Statistical Abstract of the United States. US Government Printing Office, 763.

73 J. Yudkin (1972). *Pure, White and Deadly: How sugar is killing us and what we can do to stop it.* London: Davis-Poynter; reissue London: Penguin Books, 2012.

74 R. McGandy et al. (1967). Dietary fats, carbohydrates and atherosclerotic vascular disease. *N Eng J Med*, 277(4), July, 186-92.

75 C. Kearns (2016). Sugar industry and coronary heart disease research: a historical analysis of internal industry documents. *JAMA Intern Med*, 176(11), November, 1680-85.

76 A. Keys (1980). *Seven Countries: A multivariate analysis of death and coronary heart disease.* Cambridge, MA: Harvard University Press.

77 Keys (1980). Seven Countries.

78 N. Teicholz (2014). *The Big Fat Surprise: Why butter, meat and cheese belong in a healthy diet.* New York: Simon & Schuster.

79 R. H. Lustig (2013). *Fat Chance: The hidden truth about sugar, obesity and disease.* London: Fourth Estate.

80 Teicholz (2014). *The Big Fat Surprise*, p. 101.

81 E. Steele et al. (2016). Ultra-processed foods and added sugars in the US diet: evidence from a nationally representative cross-sectional study. *BMJ Open*, 6(3), March.

82 P. Clayton (2009). How the mid-Victorians worked, ate and died. *Int J Environ Res Public Health*, 6(3), March, 1235-53; J. E. Bennett et al. (2015). The future of life expectancy and life expectancy inequalities in England and Wales: Bayesian spatiotemporal forecasting. *The Lancet*, 386(9989), July, 163-70.

09. 오메가 코드

83 D. Arnold (2010). British India and the 'Beriberi Problem', 1798-1942. *Med Hist*, 54(3), July, 295-314.

84 A. Hawk (2006). The great disease enemy, Kak'ke (beriberi) and the Imperial Japanese Army. *Military Medicine*, 171(4), 333-9.

85 N. Raizman (2004). Review of S. R. Bown, *Scurvy: How a Surgeon, a Mariner, and a Gentleman Solved the Greatest Medical Mystery of the Age of Sail* (New York: St Martin's Press, 2003). *J Clin Invest*, 114(12), December, 1690.

86 J. Lind (1753). *A Treatise of the Scurvy.* Edinburgh: A. Kincaid and A. Donaldson.

87 S. Allport (2006). *The Queen of Fats.* Berkeley, CA: University of California Press.

88 C. E. Ramsden et al. (2013). Use of dietary linoleic acid for secondary prevention of coronary heart disease and death: evaluation of recovered data from the Sydney Diet Heart Study and updated meta-analysis. *BMJ*, 346, February, e8707.

89 A. P. Simopoulos (2004). Omega-6/

omega-3 essential fatty acid ratio and chronic diseases. *Food Reviews International*, 20(1), 77-90.

90 H. Freitas et al. (2017). Polyunsaturated fatty acids and endocannabinoids in health and disease. *Nutr Neurosci*, 21(1), July, 1-20.

91 A. P. Simopoulos (2016). An increase in the omega-6/omega-3 fatty acid ratio increases the risk for obesity. *Nutrients*, 8(3), March, 128.

92 S. Banni and V. Di Marzo (2010). Effect of dietary fat on endocannabinoids and related mediators: consequences on energy homeostasis, inflammation and mood. *Mol Nutr Food Res*, 54(1), January, 82-92; I. Matias and V. Di Marzo (2007). Endocannabinoids and the control of energy balance. *Trends Endocrinol. Metab*, 18(1), January-February, 27-37.

93 Allport (2006). *The Queen of Fats*.

94 A. Evans (2016). Drivers of hibernation in the brown bear. *Frontiers in Zoology*, 13, February, article no. 7.

95 T. Ruf and W. Arnold (2008). Effects of polyunsaturated fatty acids on hibernation and torpor: a review and hypothesis. *Am J Physiol Regul Integr Comp Physiol*, 294(3), March, R1044-52; D. Munro and D. W. Thomas (2004). The role of polyunsaturated fatty acids in the expression of torpor by mammals: a review. *Zoology*, 107(1), 29-48.

96 G. L. Florant (1998). Lipid metabolism in hibernators: the importance of essential fatty acids. *Amer Zool*, 38, 331-40.

97 V. Hill and G. L. Florant (2000). The effect of a linseed oil diet on hibernation in yellow-bellied marmots *(Marmota flaviventris). Physiol Behav*, 68(4), February, 431-7.

98 Allport (2006). *The Queen of Fats*.

10. 설탕 롤러코스터

99 P. Evans and R. Lynch (2003). Insulin as a drug of abuse in body building. *Br J Sports Med*, 37(4), August, 356-7.

100 R. Henry et al. (1993). Intensive conventional insulin therapy for type II diabetes. Metabolic effects during a 6-mo outpatient trial. *Diabetes Care*, 16(1), January, 21-31.

101 R. H. Lustig et al. (2003). Suppression of insulin secretion is associated with weight loss and altered macronutrient intake and preference in a subset of obese adults. *Int J Obes Relat Metab Disord*, 27(2), February, 219-26.

102 C. S. Lieber et al. (1991). Perspectives: do alcohol calories count? *Am J Clin Nutr*, 54(6), 976-82.

103 P. Suter (2005). Is alcohol consumption a risk factor for weight gain and obesity? *Crit Rev Clin Lab Sci*, 42(3), 197-227.

104 L. Cordain et al. (1997). Influence of moderate daily wine consumption on body weight regulation and metabolism in healthy free-living males. *J Am Coll Nutr*, 16(2), April, 134-9.

105 A. Arif and J. Rohrer (2005). Patterns of alcohol drinking and its association with obesity: data from the Third National Health and Nutrition Survey 1988-1994. *BMC Public Health*, 5, December, 126.

106 T. Stalder et al. (2010). Use of hair cortisol analysis to detect hypercortisolism during active drinking phase in alcohol-dependent individuals. *Biol Psychol*, 85(3), December, 357- 60.

11. 프랑스의 역설

107   P. MacLean and R. Batterham et al. (2017). Biological control of appetite: a daunting complexity. *Obesity (Silver Spring)*, 25(1), March, S8-S16.

108   D. Treit and M. L. Spetch (1986). Caloric regulation in the rat: control by two factors. *Physiology & Behavior*, 36(2), 311-17.

13. 살찌는 터전

109   M. Sladek et al. (2016). Perceived stress, coping, and cortisol reactivity in daily life: a study of adolescents during the first year of college. *Biol Psychol*, 117, May, 8-15; A. Bhende et al. (2010). Evaluation of physiological stress in college students during examination. *Biosc Biotech Res Comm*, 3(2), December, 213-16.

110   S. Gropper et al. (2012). Changes in body weight, composition, and shape: a 4-year study of college students. *Appl Physiol Nutr Metab*, 37(6), 1118-23.

111   L. Dinour et al. (2012). The association between marital transitions, body mass index, and weight: a review of the literature. *J Obes*, 2012(294974), May.

112   T. Robles and J. Kiecolt-Glaser (2003). The physiology of marriage: pathways to health. *Physiol Behav*, 79(3), August, 409-16.

113   P. B. Gray et al (2004). Social variables predict between-subject but not day-to-day variation in the testosterone of US men. *Psychoneuroendocrinology*, 29(9), October, 1153-62; E. Barrett et al. (2015). Women who are married or living as married have higher salivary estradiol and progesterone than unmarried women. *Am J Hum Biol*, 27(4), July-August, 501-7.

114   B. Leeners et al. (2017). Ovarian hormones and obesity. *Hum Reprod Update*, 23(3), May, 300-321.

115   J. Cipolla-Neto et al. (2014). Melatonin, energy metabolism, and obesity: a review. *J Pineal Res*, 56(4), May, 371-81.

116   Cipolla-Neto et al. Melatonin, energy metabolism, and obesity.

117   M. Mankowska et al. (2017). Confirmation that a deletion in the POMC gene is associated with body weight of Labrador Retriever dogs. *Res Vet Sci*, 112, June, 116-18.

118   H. Eicher-Miller et al. (2012). Contributions of processed foods to dietary intake in the US from 2003-2008: a report of the Food and Nutrition Science Solutions Joint Task Force of the Academy of Nutrition and Dietetics, American Society for Nutrition, Institute of Food Technologists, and International Food Information Council. *J Nutr*, 142(11), November, 2065S-2072S.

119   C. Monteiro et al. (2018). Household availability of ultra-processed foods and obesity in nineteen European countries. *Public Health Nutr*, 21(1), January, 18-26.

14. 준비 단계

120   Z. T. Segal et al. (2012). *Mindfulness-Based Cognitive Therapy for Depression*, 2nd edn. New York: The Guilford Press.

15. 많이 먹고, 많이 쉬기

121   M. Walker (2017). *Why We Sleep: Unlocking the power of sleep and dreams*. London: Penguin Books.

16. 자기만의 블루존

122 R. De Souza et al. (2015). Intake of saturated and trans unsaturated fatty acids and risk of all cause mortality, cardiovascular disease, and type 2 diabetes: systematic review and meta-analysis of observational studies. *BMJ*, 351, August, h3978.

123 H. Pontzer et al. (2012). Hunter-gatherer energetics and human obesity. *PLoS One*, 7(7), July, e40503.

부록: 콜레스테롤 논쟁

124 M. Gladwell (2000). *The Tipping Point: How little things can make a big difference.* London: Little, Brown.

125 A. Keys (1980). *Seven Countries: A multivariate analysis of death and coronary heart disease.* Cambridge, MA: Harvard University Press.

126 C. Kearns et al. (2016). Sugar industry and coronary heart disease research: a historical analysis of internal industry documents. *JAMA Intern Med*, 176(11), November, 1680-85.

127 S. Hamley (2017). The effect of replacing saturated fat with mostly n-6 polyunsaturated fat on coronary heart disease: a meta-analysis of randomised controlled trials. *Nutr J*, 16(1), May, article no. 30; S. Berger et al. (2015). Dietary cholesterol and cardiovascular disease: a systematic review and meta-analysis. *Am J Clin Nutr*, 102(2), August, 276-94.

128 R. De Souza et al. (2015). Intake of saturated and trans unsaturated fatty acids and risk of all cause mortality, cardiovascular disease, and type 2 diabetes: systematic review and meta-analysis of observational studies.

BMJ, 351, August, h3978.

129 P. Siri and R. Krauss (2005). Influence of dietary carbohydrate and fat on LDL and HDL particle distributions. *Curr Atheroscler Rep*, 7(6), November, 455-9; P. Siri-Tarino et al. (2010). Saturated fat, carbohydrate, and cardiovascular disease. *Am J Clin Nutr*, 91(3), March, 502-9.

130 J. Durstine et al. (2002). Lipids, lipoproteins, and exercise. *J Cardiopulm Rehabil*, 22(6), November-December, 385-98.

131 F. Sacks et al. (2017). Dietary fats and cardiovascular disease: a presidential advisory from the American Heart Association. *Circulation*, 136(3), July, e1-e23.

132 R. Krauss (1995). Dense low density lipoproteins and coronary artery disease. *Am J Cardiol*, 75(6), February, 53B-57B.

133 World Health Organization (2003). *Diet, Nutrition and the Prevention of Chronic Diseases.* WHO Technical Report Series, 916, 10, 88.

134 De Souza et al. (2015). Intake of saturated and trans unsaturated fatty acids.

참고문헌

Allport, Susan, *The Queen of Fats* (Berkeley, CA: University of California Press, 2006)

Briffa, John, *Escape the Diet Trap* (London: Fourth Estate, 2012)

Buettner, Dan, *The Blue Zones* (Washington DC: National Geographic, 2008)

Davis, William, *Wheat Belly* (London: HarperThorsons, 2014)

Guyenet, Stephan, *The Hungry Brain* (London: Vermilion, 2017)

Hoffmann, Peter, *Life's Ratchet* (New York: Basic Books, 2012)

Lewis, David, and Margaret Leitch, *Fat Planet* (London: Random House Books, 2015)

Lustig, Robert, *Fat Chance* (London: Fourth Estate, 2014)

Moalem, Sharon, *Survival of the Sickest* (London: HarperCollins, 2008)

Nesse, Randolph, and George Williams, *Why We Get Sick* (New York: Vintage Books, 1996)

Pollan, Michael, *In Defence of Food* (London: Allen Lane, 2008)

Sisson, Mark, *The Primal Blueprint* (London: Ebury Press, 2012)

Taubes, Gary, *The Case against Sugar* (London: Portobello Books, 2017)

Teicholz, Nina, *The Big Fat Surprise* (London: Scribe, 2014)

Wrangham, Richard, *Catching Fire* (London: Profile Books, 2009)

식욕의 과학

초판 1쇄 발행 2021년 8월 18일
초판 7쇄 발행 2023년 3월 20일

지은이 | 앤드루 젠킨슨
옮긴이 | 제효영
펴낸이 | 조미현

책임편집 | 박이랑
교정교열 | 최지은
표지 디자인 | 지완
본문 디자인 | 윤설란

펴낸곳 | 현암사
등록 | 1951년 12월 24일 (제10-126호)
주소 | 04029 서울시 마포구 동교로12안길 35
전화 | 02-365-5051 | 팩스 02-313-2729
전자우편 | editor@hyeonamsa.com
홈페이지 | www.hyeonamsa.com

ISBN 978-89-323-2157-8 03510